国际卫生人力
管理与实践

主　编　张光鹏
副主编　陈红艺　武　宁　张　敏　赵世奎
编　者（以姓氏笔画为序）

任　静　国家卫生健康委卫生发展研究中心 　　张盛林　潍坊医学院

任之光　国家自然科学基金委员会 　　陈红艺　深圳市卫生健康人才协会

刘梦荃　山东大学公共卫生学院 　　武　宁　国家卫生健康委卫生发展研究中心

闫丽娜　国家卫生健康委卫生发展研究中心 　　赵世奎　北京航空航天大学

李　艳　昆明市延安医院 　　胡　丹　北京大学中国卫生发展研究中心

李晓燕　国家卫生健康委人才交流服务中心 　　侯建林　北京大学全国医学教育发展中心

肖采璐　青岛市中心医院 　　贾瑶瑶　国家卫生健康委卫生发展研究中心

张　敏　中国医学科学院/北京协和医学院 　　徐李卉　世界卫生组织卫生人力资源司

张　颖　中国医学装备协会 　　崔志胜　潍坊市益都中心医院

张光鹏　国家卫生健康委卫生发展研究中心 　　简伟研　北京大学公共卫生学院

人民卫生出版社
·北京·

图书在版编目（CIP）数据

国际卫生人力管理与实践 / 张光鹏主编. -- 北京：
人民卫生出版社，2021.1
ISBN 978-7-117-30971-4

Ⅰ.①国…　Ⅱ.①张…　Ⅲ.①卫生经济学 – 人力资源
管理 – 研究　Ⅳ.① R1-9

中国版本图书馆 CIP 数据核字（2020）第 264579 号

人卫智网	www.ipmph.com	医学教育、学术、考试、健康，购书智慧智能综合服务平台
人卫官网	www.pmph.com	人卫官方资讯发布平台

国际卫生人力管理与实践
Guoji Weisheng Renli Guanli yu Shijian

主　　编：张光鹏
出版发行：人民卫生出版社（中继线 010-59780011）
地　　址：北京市朝阳区潘家园南里 19 号
邮　　编：100021
E - mail：pmph @ pmph.com
购书热线：010-59787592　010-59787584　010-65264830
印　　刷：北京顶佳世纪印刷有限公司
经　　销：新华书店
开　　本：787 × 1092　1/16　印张：19
字　　数：439 千字
版　　次：2021 年 1 月第 1 版
印　　次：2021 年 1 月第 1 次印刷
标准书号：ISBN 978-7-117-30971-4
定　　价：80.00 元

打击盗版举报电话：010-59787491　E-mail：WQ @ pmph.com
质量问题联系电话：010-59787234　E-mail：zhiliang @ pmph.com

前　言

卫生人力资源是卫生系统的基石和第一资源,有很多例子表明,那些成功应对了卫生人力挑战的国家都改善了健康结局。在全球和国家层面,人们越来越认识到卫生人力资源对于实现卫生和更广泛发展目标至关重要,这在政府间机构的众多决议和联合国认可的全球行动计划中均得到体现,大多数国家卫生人力的可获得性正得到改善,卫生人力资源建设已经取得重要进展。但总体上,这些进展的速度和程度还不够快也不够深,卫生人力数量短缺、技能结构不平衡、分布不均、跨专业合作存在障碍、资源利用效率不高、工作条件差等问题仍然存在,不同社会经济发展水平的国家在不同程度上均面临着卫生人力难题,需要进一步积聚政治意愿和财政资源,加强卫生人力。

对我国而言,卫生人才是我国人才队伍的重要组成部分,加强卫生人才队伍建设是我国人才工作的重要领域和实现人才强国战略的必然要求,推进卫生人事制度改革是医药卫生体制改革以及事业单位人事制度改革的重要内容,需要遵循卫生人力资源管理和发展的一般规律,充分借鉴国际上卫生人力资源建设和管理的经验。

长期以来,编者及其团队一直致力于卫生人力资源研究,一方面,围绕卫生人才队伍建设,研究各类人才队伍建设与发展中存在的问题、原因、机制及建设策略;另一方面,围绕人才管理制度机制,分析卫生人才培养开发、评价使用、激励保障、流动配置的政策与技术。基于近些年研究中积累的一些国际卫生人力相关资料,本书一是对国际卫生人力资源的现状、范畴与分类、政策指南及热点议题进行了梳理,明确国际卫生人力的发展状况与总体趋势。二是选取医师、护士和助产士、药师、社区卫生工作者、卫生管理者等五类卫生人员,比较分析各类人员的角色定位、职责任务、发展趋势以及配备和管理情况。三是围绕卫生人力规划、教育、薪酬、流动以及职业发展五个环节,比较分析卫生人力管理的理论、政策和各国管理实践,探寻卫生人力管理的普遍性做法。希望通过这些分析和比较,反映各类卫生人力的发展进程和卫生人力管理的一般规律,为卫生人力政策和实践提供一些参考借鉴。在此一并感谢为此作出努力的各位编者、老师和同学!

书中对各国卫生人力资源信息的收集主要来自相关的网站、文献、报告等,鉴于各国卫生事业多处于快速发展之中,加之编者水平有限,所收集到的资料信息的准确性、实时性可能存在片面、滞后甚至错误,欢迎给予批评指正。我们将继续专注,把卫生人力资源研究做好。

编者

2020 年 9 月

目　录

第一章

卫生人力概述

卫生人力资源是一个国家、地区卫生系统的重要组成部分,是卫生系统维持和强化自身功能的关键。他们是资金、设备、技术和信息等其他资源的管理者和使用者,是提供卫生服务、改善健康结果的核心力量。各个国家在实现全民健康覆盖目标的过程中,对"充足、技能熟练、训练有素和工作热情高的人力"需求成为普遍共识。只有通过在全球卫生人力方面进行实质性和战略性投资并且大幅度转变与卫生人力有关的规划制定、教育、配置、留用、管理和薪酬,才能实现可持续发展卫生目标。

第一节　卫生人力的范畴与分类

世界卫生组织(World Health Organization,WHO)将卫生人力定义为"从事旨在提高健康水平的所有行动的所有人"。广义上,卫生人力资源包括所有从事以增进健康为主要目的的活动的人,这意味着照顾生病孩子的母亲和其他无报酬的看护者均属于这一范畴。狭义上,卫生人力资源包括所有以增进健康为主要目的、受雇于各类医疗卫生机构的有报酬的工作人员,和以增进健康为目的、受雇于其他各类组织机构的人员(如工厂中的医生等)。基于国际职业分类标准(ISCO,2008 年修订),WHO 提出了卫生人力的职业分类,将卫生人力分为五大类,分别为卫生专业人员、卫生助理专业人员、卫生服务中的个人护理工作者、卫生管理和支持人员、其他未分类的卫生服务提供者。

一、卫生专业人员

卫生专业人员指在疾病和其他健康问题诊断和治疗方面具有广泛的理论和实践知识,并在此基础上进行研究和咨询工作,为患者提供预防、治疗、康复等工作的人员。卫生专业人员对人类疾病和治疗方法进行研究,并对其他卫生人员进行监督,其所需的专业知识和技能通常是在健康相关领域的高等教育机构学习 3～6 年后获得的。从职业上,卫生专业人员可分为全科医生、专科医生、牙医、护理专业人员、助产士、传统和辅助医学专业人员、辅助医师、环境和职业健康专业人员、理疗师、营养师和营养学家、听力学家和语言治疗师、验光师、其他未分类的卫生专业人员等。

1. 全科医生　全科医生(包括家庭医生和初级保健医生)是运用现代医学的原理和程序,对疾病、伤害和其他身心障碍进行预防、诊断和治疗,保持人类一般健康的卫生专业人员,可以向个人、家庭和社区提供持续和全面的医疗保健。全科医生一般包括全科医学博士、全科医务官、全科医师、家庭医生、初级保健医师、地区医生、从事全科事务的住院医师等。

2. 专科医生　专科医生运用现代医学的原理和程序,使用专门的测试、诊断、外科、物理和精神技术对疾病、伤害和其他身心障碍进行预防、诊断和治疗,他们专攻于某些疾病类别、患者类型或治疗方法,并在其选定的专业领域开展医学教育和研究活动。专科医生一般包括内科医生、外科医生、麻醉医生、心脏病学家、急诊医学专家、眼科医生、妇科医生、产科医生、儿科医生、病理学家、预防医学专家、精神科医生、放射科医生、接受各类专科培训的住院医师等。

其中,外科专业组和相关分支的医生,专注于外科治疗,包括普外科、事故与急救医学、麻醉学、重症监护、神经外科、眼科、骨科、耳鼻喉科、儿科、整形外科、胸外科和血管外科的专科医生;妇产科医生专注于妇女生殖系统的护理,包括孕前、孕期和分娩后;儿科医生专注于婴幼儿和青少年健康问题的预防、诊断和治疗;精神科医生专注于精神疾病和行为障碍的研究和治疗,包括精神病医生、儿童精神病医生、老年精神病医生、神经精神病学家;专业医学组和相关分支机构(未分类)的医生,主要专注于健康问题的诊断、管理和非手术治疗,包括心脏病学、皮肤性病学、法医学、胃肠病学、血液学、免疫学、传染病、内科学、神经学、职业医学、肿瘤学、放射学、康复医学、呼吸医学、泌尿学等医生;其他未分类的专科医生一般指处在实践阶段(规范化培训阶段)的未分类的专科医生。

3. 牙医　牙医是指应用现代牙科学原理和程序,对牙齿、口腔、颌骨和相关的疾病、损伤和异常进行预防、诊断和治疗的人员,牙医使用专业诊断、外科手术和其他技术来促进和恢复口腔健康。牙医一般包括牙科医生、牙髓病医生、口腔颌面外科医生、口腔病理学家、牙齿矫正医生、牙周病学家、口腔修复医师等。

4. 护理专业人员　护理专业人员根据现代护理实践和标准,为因年龄、伤害、疾病或其他身心障碍而产生的健康潜在风险进行治疗、支持和护理服务。护理专业人员负责对患者的护理进行规划和管理,在临床和社区环境中,护理专业人员自主与医生及其他人员进行合作,实施预防和相关治疗措施。护理专业人员一般包括专业护士、专科护士、执业护士、临床护士、地区护士、手术室护士、公共卫生护士、麻醉护士和教育护士等。

5. 助产士　助产士指对助产护理服务进行计划、管理、提供和评估的人员,以及对妇女孕前、孕期和分娩后提供助产护理服务的人员。助产士根据现代助产实践和标准提供分娩护理,以降低妇女和新生儿的健康风险。助产士自主或与其他卫生保健提供者合作提供服务,助产士可以对助产实践和程序进行研究,并在临床和社区开展助产教育活动。

6. 传统和辅助医学专业人员　传统和辅助医学专业人员通过运用源自特定文化的理论和经验,运用源自广泛研究所获得的知识、技能和实践,对患者的疾病、伤害和其他生理、心理等社会疾病进行检查、预防和治疗,如利用针灸、草药等来实施治疗计划。传统和辅助医学专业人员一般包括针灸师、阿育吠陀实践者、中草药医生、顺势疗法医师、自然疗法医师、UNNAI 从业者等。

7.药剂师　药剂师负责储存、保存、合成和分配药品,根据医生和其他医疗保健人员的处方,就药物的正确使用和不良反应提供咨询。药剂师对于提升人体健康的药物进行研究、实验、合成和监测。药剂师一般包括医院药师、工业药师、零售药师和配药师等。

8.物理治疗师　物理治疗师应用广泛的物理疗法和技术,如运动、超声波、加热、激光和其他技术,对康复活动进行计划、实施和评估,以改善或恢复人体的运动功能,最大限度地提高运动能力,缓解疼痛综合征,治疗或预防与伤害、疾病和其他损害有关的身体挑战。

9.听力学家和语言治疗师　听力学家和语言治疗师是对影响人们听力、语言交流和吞咽的生理障碍进行管理、治疗和评估的人员,为丧失听力、语言障碍以及相关感觉和神经问题患者进行装置矫正和康复治疗。

10.辅助医师　辅助医师提供的咨询、预防、诊断和治疗等医疗服务在范围和复杂性上比医生体提供的有限,他们在医生的监督下工作或自主工作,并执行临床、治疗和外科手术,以治疗、预防特定社区常见的疾病、伤害和身心障碍。这类人员一般包括临床官、初级护理人员、高级护理人员、外科技术人员等。

11.环境和职业健康人员　环境和职业健康人员负责对相关环境及职业健康项目进行计划、实施和评估,用以识别、监测和控制可能影响人类健康的环境因素,确保安全和健康的工作条件,并预防由化学、物理、放射、生物制剂或人体工程学因素引起的疾病或伤害。环境和职业健康人员一般包括环境卫生官员、职业健康及安全顾问、职业环境卫生师、辐射防护顾问等。

12.营养师　营养师负责对营养项目进行计划、实施和评估,以增强食品和营养对人类健康的影响。营养师可以进行研究、评估和相关教育,以提高个人和社区的营养水平,一般包括临床营养师、食品服务营养师、公共健康营养师、运动营养师等。

13.验光师　验光师为眼睛和视觉系统的疾病提供诊断、管理和治疗服务,为眼部护理和眼部安全提供咨询和建议,并为视力障碍患者提供光学辅助或开具治疗处方。

14.其他未分类的卫生专业人员　包括如足病医生、职业治疗师、康乐治疗师,以及其他提供诊断、预防、治疗及康复等服务的卫生专业人员。

二、卫生助理专业人员

卫生助理专业人员指执行技术和实际任务,以支持疾病、伤害、损伤的诊断和治疗,并对医疗、护理和卫生专业人员制订的卫生保健、治疗和转诊计划实施的人员。

1.医疗影像及治疗设备技术人员　医疗影像及治疗设备技术人员是检测和操作放射、超声等医学影像设备,制作人体结构图像,用于损伤、疾病等损害的诊断和治疗,可以在放射科医生和其他卫生专业人员的监督下进行放射治疗,并对病人的情况进行监测的人员。医疗影像及治疗设备技术员一般包括放射诊断技师、放射治疗师、磁共振成像技师、核医学技师、乳房X线检查技师、超声波技师等。

2.医学和病理学实验室技术人员　医学和病理学实验室技术人员使用分光光度计、量热计、火焰光度计等设备,对血液、尿液、脊髓液等体液和组织标本进行临床检验,以便获得有关病人的信息。医学和病理学实验室技术人员一般包括化验师、化验助理、血库技术员、细胞学技术员、病理学技术员等。

3. 药物技术员及助理药师 药物技术员及助理药师在药师或其他卫生专业人员的指导下，清点、准备和储存药物和其他药物化合物和用品，执行与配药有关的各种任务，并根据处方向患者分发药品并指导其使用。药物技术员及助理药师一般包括制药技师、制药助理、配药技师等。

4. 医疗和牙科修复技术人员 医疗和牙科修复技术人员按照卫生专业人员制定的处方或指示，设计、安装、修理医疗和牙科设备，可以通过颈托、矫形夹板、假肢、助听器、拱形支架、假牙、牙冠和牙桥等支持工具，纠正物理医学或牙科问题。医疗和牙科修复技术人员一般包括医疗器械技师、矫形师、义肢师、义齿师、牙科技师等。

5. 助理护士 助理护士为因年老、疾病、受伤或其他身体或精神损伤而需要护理的人士提供基本护理和个人护理，为病人和家属提供健康建议，对病人进行监测，并实施由医疗、护理和其他卫生专业人员制订的护理、治疗和转诊计划。

6. 助产士助理 助产士助理是在怀孕之前、孕期和分娩后提供基本保健和建议，向妇女、家庭和社区提供关于计划生育、生育、母乳喂养、婴儿保健和有关内容的咨询意见，并对怀孕和分娩期间的健康状况进行监测，实施由医疗、助产士和其他卫生专业人员制订的护理、治疗和转诊计划。

7. 传统医学和辅助医学助理 传统医学和辅助医学助理主要使用特定文化理论和经验的草药和疗法，预防、护理和治疗身体和精神疾病、失调和损伤等，并执行传统医学和辅助医学专业人员制订的治疗和护理计划。

8. 牙科及治疗师助理 牙科及治疗师助理根据牙医或其他口腔健康专业人士所制订的护理计划及程序，为预防及治疗牙齿和口腔疾病，提供基本的牙科护理服务。同时检查病人的口腔、牙齿及相关组织，以评估口腔健康状况，就牙齿卫生提供意见，执行基本或例行的牙科临床程序，协助牙医完成复杂的牙科程序。

9. 医疗记录和健康信息技术人员 医疗记录和健康信息技术人员是开发、实施和评估医疗设施和其他卫生保健机构的健康记录，处理、存储和检索系统，以满足卫生服务提供的法律、专业、伦理和行政记录保存要求的人员。医疗记录和健康信息技术人员一般包括病案技术员、健康咨询员、病案组主管、临床编码员、疾病登记处技术员等。

10. 社区健康工作者 社区健康工作者向特定社区提供健康教育、转诊和随访、病例管理、基本预防保健和上门服务，并向个人和家庭提供支持和援助，帮助他们适应卫生和社区服务系统。社区健康工作者一般包括社区卫生助理、社区卫生促进者、村级卫生工作者等。

11. 配镜技师 配镜技师根据眼科医生或验光师的处方设计、佩戴和配镜，以矫正视力下降，为患者提供矫正眼镜、隐形眼镜、低视力辅助设备和其他光学设备服务。

12. 理疗技师及助理 理疗技师及助理根据理疗师或其他卫生专业人员制订的康复计划，为运动功能受到损伤威胁、损伤或疾病的患者提供物理治疗，为患者提供物理支持设备，并对人工治疗、电疗、超声波和其他物理疗法进行管理和监测。理疗技师及助理一般包括理疗技师、物理康复师、穴位按摩师、电按摩师、水按摩师、日式按摩师等。

13. 医疗助理 医疗助理在医生或其他卫生专业人员的监督下，执行日常基本的任务和程序,如测量病人生命体征、用药和注射、在医疗记录系统中记录信息、准备和处理医疗器械和用品、收集及准备体液和组织标本供实验室检测等。

14. 环境和职业健康检查员　环境和职业健康检查员指调查与环境因素有关的规章制度的执行情况,对可能影响人类健康、工作场所的健康和安全,以及商品和服务生产过程中的安全因素进行监督,实施和评估恢复或改善安全和卫生条件的计划的人员。环境和职业健康检查员一般包括卫生监督员、食品卫生安全监督员、职业卫生安全监督员、卫生保健员、卫生监督员等。

15. 救护人员　救护人员是将患者送往医疗、康复和其他卫生机构之前和期间,为受伤、生病、身体虚弱、其他身体或精神受损的病人提供紧急保健服务的人员,他们负责对患者运送过程中健康状况进行监测,并根据实际情况执行紧急医疗处理程序。同时,他们负责在大型公共集会和其他有可能发生突发卫生事件的场合巡逻提供急救信息。救护人员一般包括救护主任、救护人员、紧急医疗技术员、紧急救护人员等。

16. 其他未分类的卫生助理人员　包括脊医、骨疗师、呼吸和麻醉技术人员、艾滋病咨询师和其他执行技术人员,并为诊断、预防、治疗、宣传和康复卫生服务提供支持的人员。

三、个人护理工作者

个人护理工作者指在卫生保健和居住环境中提供直接个人护理服务、协助办理卫生保健手续,并提供简单和日常性质的卫生服务的人员,通常需要较高的读写和计算能力,较高的手工熟练程度,以及良好的人际沟通技能。

1. 卫生护理助理　卫生护理助理指在医疗、护理或其他卫生专业人员或助理人员的直接监督下,按照既定的护理计划和做法,在医院、诊所和护理院等各种卫生保健机构为居民和患者提供日常个人护理、支持和日常协助活动的人员,同时协助病人处理个人、身体活动和治疗护理需求等。卫生护理助理一般包括护理助理、病人护理助理、出生助理员、精神病学助理等。

2. 家庭护理工作者　家庭护理工作者根据专业人员制订的护理计划,为因年老、疾病、受伤或其他身体或精神状况而需要家居护理的人士,以及其他独立居住环境的人士,提供日常的个人护理、支援及协助。家庭护理工作者一般包括家庭护理助理、家庭分娩助理、个人护理提供者等。

3. 其他未分类的个人护理人员。

四、卫生管理和支持人员

卫生管理和支持人员包括卫生管理人员、卫生经济学家、卫生政策学家、生物医学工程师、医疗物理学家、临床心理学家、社会工作者、医学秘书、救护车司机、建筑维修人员和其他综合管理、专业、技术和支持人员。

1. 卫生管理人员　卫生管理人员负责计划、指导、协调和评估医院、诊所、公共卫生机构和类似组织提供的临床和社区卫生服务,为所管理的单位提供全面的指导、政策和业务标准等,对人员的聘用、培训和工作进行监督和评价,对卫生服务和资源的使用进行监测,并与其他卫生服务提供者、委员会及资助机构联络和协调。卫生服务管理者一般包括卫生设施管理员、医疗管理员、临床主任、护理主任、医院护士长、社区卫生协调员、公共卫生官员等。

2. 其他未分类的卫生管理人员　包括如卫生行政部门管理者、人力资源经理、供应链经理、区域卫生政策和规划人员等。

3. 生命科学专业人员　生命科学专业人员利用专门设备和技术,在实验室和实地收集、检查和分析人类、动物、昆虫、植物、土壤、水和空气样本,并对活的有机体及其环境的相互作用进行研究,并将这些知识应用于解决人类健康和环境问题。生命科学专业人员一般包括细菌学家、生化学家、分子遗传学家、免疫学家、病理学家、毒理学家、微生物学家、水质分析师、空气污染分析师等。

4. 社会工作和咨询人员　社会工作和咨询人员指为个人、家庭、团体及社区提供辅导、治疗及调解服务,以应付社会及个人面临的困难,帮助服务对象发展技能、获取资源,以应对由健康问题、生活转变、药物成瘾引起的问题,社会工作和咨询人员与其他社会服务机构、教育机构和卫生提供者保持联系,挖掘客户和社区需求。社会工作和咨询人员一般包括成瘾顾问、福利主任、性侵犯顾问、妇女福利顾问等。

5. 其他未分类的非卫生专业人员　包括在卫生系统中工作的其他专业人员(不包括卫生、生命科学和社会工作者),主要指物理、数学、工程科学、教学、工商管理、信息、通信技术、法律专业、社会科学等专业人员,如会计、生物医学工程师、临床心理学家、环境工程师、卫生经济学家、卫生政策分析师、卫生统计学家、卫生职业教师、医药产品销售代表、医学物理学家、运营研究分析师、光学工程师、安全工程师、软件开发人员、员工培训人员等。

6. 生命科学技术人员　生命科学技术人员通常在生命科学专业人员的指导下收集、制备标本和样本、校准和操作实验仪器和设备,进行常规现场和实验室测试,并监测实验,以确保遵守质量控制程序和健康安全指南。生命科学技术人员一般包括细菌学技术员、生物化学技术员、药理学技术员、血清学技术员、组织培养技术员等。

7. 医务秘书　医务秘书指利用专业知识,履行各种沟通、文件、行政和内部协调职能,为医疗设施和其他医疗相关组织的卫生工作者提供支持,如安排医疗预约、记录和审查医疗图标和信件、病人回访、准备健康保险索赔和订单购买,监督其他支持人员的工作。医务秘书一般包括医疗秘书、医务室行政助理、医院病房秘书、病人护理秘书、医疗保险账单秘书等。

8. 文书支持人员　包括如客服、材料记录员、信息检索员、预约登记员等在卫生系统工作的行政支持人员。

9. 服务及销售人员　包括如大楼管理员、医疗产品销售员、殡仪员、药品零售点收银员等在卫生系统工作的服务和销售人员。

10. 工人　指在卫生系统应用知识和技能来建造和维护建筑物、制造和控制医疗设备或工具的人员,如救护车机械师、建筑外墙清洁工、计算机硬件技术员、疟疾控制喷雾器人员、光学镜片模具师、制冷机械师等。

11. 机器操作员和装配工　包括救护车司机、眼镜架装配工、洗衣机操作员、医药设备操作员等在卫生系统中工作的机器操作员和装配工。

12. 非技术工人 包括医院园艺工人、厨房帮工、厕所清洁工、医疗用品仓库管理员、垃圾收集员等在卫生系统中从事基本职业的人员。

五、其他

1. 武装部队人员 指以增进健康为主要目的而采取行动的武装部队成员（未列入其他类别），包括军医、战斗医务人员、海军护士长等委任的医疗、护理人员以及战斗医疗技术人员。

2. 其他未分类的卫生服务提供者 指不属于正式或非正式卫生人力，但提供卫生服务的人员，如提供临床服务的实习生和志愿者等。

第二节 国际卫生人力现状

根据 WHO 统计，2018 年可统计到的卫生人力总量为 4820 万人。其中，护士和助产士最多，占 52.7%；其次是医生占 23.0%。按人口密度统计，平均每万人口拥有卫生人员 64.62 个，其中每万人口医生 14.85 个、护士 31.81 个、助产士 2.0 个、牙医 2.6 个、药师 4.27 个，具体见表 1-1。

表 1-1 2018 年世界卫生人力构成

类别	占比/%	密度/万人$^{-1}$	类别	占比/%	密度/万人$^{-1}$
医生	22.98	14.85	环境及职业健康卫生专业人员	0.63	0.41
护士和助产士	52.71	34.07	环境及职业健康督察及助理	0.53	0.34
其中：护士	49.22	31.81	医学及病理学家	1.27	0.82
助产士	3.09	2.00	医学及病理学化验师	1.14	0.74
牙医	4.03	2.60	物理治疗师	2.54	1.64
牙科助理及治疗师	0.22	0.14	物理治疗技术员及助理	0.32	0.21
牙科假肢技术员	0.02	0.01	传统及辅助医学人员	2.69	1.74
药师	6.60	4.27	社区卫生工作者	3.83	2.48
制药技术及助理	0.48	0.31	合计	100.0	64.62

一、卫生人力区域分布

按照 WHO 的六大区域，卫生人力占比高于人口占比的是欧洲区、美洲区，西太区卫生人力占比与人口占比持平，卫生人力占比低于人口占比的是非洲区、东南亚区、东地中海区。其中,非洲区 13.18% 的世界人口仅拥有 4.20% 的卫生人力,美洲区 13.54% 的人口拥有 23.79% 的卫生人力,东南亚区 26.66% 的人口拥有 16.20% 的卫生人力,东地中海区 8.76% 的人口拥有 4.98% 的卫生人力,欧洲区 12.37% 的人口拥有 25.54% 的卫生人力,西太区 25.49% 的人口拥有 25.29% 的卫生人力。

卫生人力密度最高的是欧洲区,每万人口拥有 133.47 个卫生人力,其次从高到低依次是美洲区(113.50 个)、西太区(64.12 个)、东南亚区(39.27 个)、东地中海区(36.74 个)和非洲区(20.59 个)。其中,卫生人力密度最高的国家是摩纳哥,每万人口拥有卫生人员 289.50 人;最低的国家为索马里,每万人口仅有卫生人员 0.88 人。我国所在的西太区卫生人力密度最高的国家是澳大利亚,每万人口拥有卫生人员 183.38 人。

卫生人力资源中,医生、护士密度最高的均是欧洲区,而非洲区各类卫生人员均最为匮乏。其中,医生密度最高的国家是古巴,每万人口拥有 81.86 名医生;最低的国家为卡塔尔,每万人口仅有 0.01 人。我国所在的西太区医生密度最高的国家是澳大利亚,每万人口拥有 34.94 名医生(表 1-2)。

表 1-2　各区域卫生人力密度 / 人·万人口 $^{-1}$

卫生人力类别	非洲区	美洲区	东南亚区	欧洲区	东地中海区	西太平洋区
医生	2.77	22.73	7.36	33.39	9.97	17.41
护士和助产士	10.75	59.31	19.68	79.84	15.29	32.00
其中:护士	8.48	59.29	14.12	77.23	15.03	31.49
助产士	0.32	0.02	5.55	2.60	0.26	0.50
牙医	0.33	6.26	1.53	5.46	2.24	1.70
牙科助理及治疗师	0.12	0.79	0.02	0.02	0.07	0.02
牙科假肢技术员	0.01	0.00	0.01	0.00	0.05	0.01
药师	0.54	5.51	5.16	5.81	2.89	4.33
制药技术员及助理	0.23	0.40	0.03	0.08	1.86	0.17
环境及职业健康卫生专业人员	0.40	0.18	0.49	1.07	0.60	0.07
环境及职业健康督察及助理	0.11	1.97	0.04	0.03	0.46	0.03
医学及病理学家	0.25	5.70	0.00	0.00	0.11	0.03
医学及病理学化验师	0.44	1.02	0.10	0.44	1.09	1.43
物理治疗师	0.32	4.39	0.06	6.43	0.22	0.67

续表

卫生人力类别	非洲区	美洲区	东南亚区	欧洲区	东地中海区	西太平洋区
物理治疗技术员及助理	0.01	0.67	0.23	0.45	0.01	0.00
传统及辅助医学人员	3.38	0.11	4.03	0.25	1.17	0.28
社区卫生工作者	0.93	4.47	0.53	0.19	0.71	5.96
合计	20.59	113.50	39.27	133.47	36.74	64.12

二、卫生人力结构

(一)专业结构

卫生人力配备中,平均的医生护士(含助产士)比例为 1∶2.29。其中,非洲区医护比最高,为 1∶3.88,可能是由于医生培养成本高、流失多,在长期缺乏医生情况下,培养和雇佣大量护士以部分代替或缓解医生的不足。其次医护比例由高到低依次为东南亚区(1∶2.67)、美洲区(1∶2.61)、欧洲区(1∶2.39)、东地中海区(1∶1.53)、西太平洋区(1∶1.84)。按照 2018 年世界卫生报告数据,中国医护比例为 1∶1.29,是西太平洋区最低的国家。

另外,在医生配备比例较低的地区,如非洲区、东南亚区,其传统及辅助医学人员所占比例较高,分别达到该地区医生数量的 1.22 倍、0.55 倍。此外,非洲区、美洲区、西太平洋区的社区卫生工作者所占比例相对较高(表 1-3)。

表 1-3　各类卫生人员与医生的比例关系(医生 / 各类)

卫生人力类别	非洲区	美洲区	东南亚区	欧洲区	东地中海区	西太平洋区
医生	1.000	1.000	1.000	1.000	1.000	1.000
护士和助产士	3.881	2.609	2.674	2.391	1.534	1.838
其中:护士	3.061	2.608	1.918	2.313	1.508	1.809
助产士	0.116	0.001	0.754	0.078	0.026	0.029
牙医	0.119	0.275	0.208	0.164	0.225	0.098
牙科助理及治疗师	0.043	0.035	0.003	0.001	0.007	0.001
牙科假肢技术员	0.004	0.000	0.001	0.000	0.005	0.001
药师	0.195	0.242	0.701	0.174	0.290	0.249
制药技术员及助理	0.083	0.018	0.004	0.002	0.187	0.010
环境及职业健康卫生专业人员	0.144	0.008	0.067	0.032	0.060	0.004

续表

卫生人力类别	非洲区	美洲区	东南亚区	欧洲区	东地中海区	西太平洋区
环境及职业健康督察及助理	0.040	0.087	0.005	0.001	0.046	0.002
医学及病理学家	0.090	0.251	0.000	0.000	0.011	0.002
医学及病理学化验师	0.159	0.045	0.014	0.013	0.109	0.082
物理治疗师	0.116	0.193	0.008	0.193	0.022	0.038
物理治疗技术员及助理	0.004	0.029	0.031	0.013	0.001	0.000
传统及辅助医学人员	1.220	0.005	0.548	0.007	0.117	0.016
社区卫生工作者	0.336	0.197	0.072	0.006	0.071	0.342

(二)性别结构

根据 2019 年 WHO 的 *Gender Equity in the Health Workforce: Analysis of 104 Countries*，104 个国家的卫生人力中女性占比达到 70%。表 1-4 列出了各区域医生和护士中男、女性别比例，除欧洲区外，其他地区医生中男性占比明显高于女性；而护士中，女性比例明显高于男性。

此外，根据其中 21 个国家卫生人力工资数据，女性卫生工作者的平均收入比男性低 28%。其中，6.9% 是由于工作时长不同而产生的，9.9% 是由于具体职业不同而产生的，其他 11.2% 的差距尚无法解释。在医生队伍中，女性收入比男性收入低 13%；护士和助产士队伍中，女性收入比男性低 12%（表 1-4）。

表 1-4 卫生人力性别结构

区域	医生		护士	
	男性占比 /%	女性占比 /%	男性占比 /%	女性占比 /%
非洲区	72	28	35	65
美洲区	54	46	14	86
东南亚区	61	39	21	79
欧洲区	47	53	16	84
东地中海区	65	35	21	79
西太平洋区	59	41	19	81

三、OECD 国家医护人力资源

根据 OECD 卫生资源统计,有近三年(2016—2018 年)最新数据的 OECD 国家平均每千人口医生数为 3.365 人(28 个国家)、每千人口护士数为 8.8 人(36 个国家),各国具体情况见表 1-5。

表 1-5 部分 OECD 国家医生、护士情况(2016—2018 年)

国家	千人口医生数 / 人	千人口护士数 / 人
比利时	3.08	11.0
西班牙	3.88	5.7
冰岛	3.94	14.5
意大利	3.99	5.8
爱尔兰	3.18	12.2
斯洛伐克	3.42	5.7
日本	2.43	11.3
法国	3.37	10.5
加拿大	2.76	10.0
美国	2.61	11.7
英国	2.85	7.8
澳大利亚	3.68	11.7
以色列	3.14	5.1
瑞典	4.12	10.9
挪威	4.82	17.7
波兰	2.38	5.1
爱沙尼亚	3.47	6.2
奥地利	5.18	6.9
匈牙利	3.32	6.5
卢森堡	2.98	11.7
新西兰	3.33	10.2
韩国	2.34	6.9
德国	4.25	12.9
斯洛文尼亚	3.10	9.9
瑞士	4.30	17.2

国家	千人口医生数 / 人	千人口护士数 / 人
丹麦	4.00	10.0
土耳其	1.87	2.1
墨西哥	2.43	2.9

四、卫生人力需求

根据 WHO 的 *Health Workforce Requirments for Universal Health Coverage and the Sustainable Development Goals* 报告，要实现全民健康覆盖和可持续发展目标，到 2030 年世界卫生人力的数量应达到 5497 万人。其中医生 1055 万人，护士和助产士 2656 万人。各区域卫生人力需求见表 1-6。

表 1-6　2030 年各地区卫生人力需求 / 万人

类别	非洲区	美洲区	东南亚区	欧洲区	东地中海区	西太平洋区	合计
医生	163.0	141.2	281.2	117.6	106.8	245.3	1055.0
护士和助产士	410.3	355.4	707.9	296.0	268.9	617.5	2655.9
其他人员	319.0	200.7	545.0	165.4	191.2	365.0	1786.2
合计	892.2	697.3	1534.1	579.0	566.9	1227.7	5497.2

与此发展目标相比，各区域之间卫生人力分布极不均衡，在总体不足的基础上，美洲区、欧洲区各类卫生人力资源相对"富余"，非洲区、东南亚区、东地中海区卫生人力不足。考虑"富余"和"不足"的抵消，则目前卫生人力缺口大约为 676.7 万人；如果不考虑"抵消"情况，卫生人力缺口则达到 1864.2 万人，其中医生缺口为 312.2 万人、护士和助产士缺口为 799.1 万人，其他人员缺口为 752.9 万人。各区域卫生人力缺口情况见表 1-7。

表 1-7　2030 年各地区卫生人力缺口 / 万人

类别	非洲区	美洲区	东南亚区	欧洲区	东地中海区	西太平洋区	合计
医生	135.8	−88.5	134.8	−190.4	41.7	−85.8	−52.5
护士和助产士	304.5	−243.8	316.5	−440.4	169.0	8.9	114.8
其他人员	249.5	−117.2	301.8	−21.3	116.2	85.4	614.4
合计	689.8	−449.5	753.1	−652.2	326.9	8.5	676.7

注：负值表示该地区为"富余"。

第三节 国际卫生人力管理的主要内容

总体上,卫生人力理论和实践的相关内容大致可概括为两方面,一是卫生人力发展状况,包括卫生人力的总体数量、质量、结构、分布以及各类卫生人员的职责任务与建设发展;二是卫生人力理论和管理实践,包括卫生人力的需求与规划、教育培养、薪酬激励、职业发展、流动配备等。

一、卫生人力队伍

遵循国际卫生人力的一般性分类,选取医师、护士和助产士、药师、社区卫生工作者、卫生管理者等五类卫生人员,比较分析各类人员的角色定位、职责任务、发展趋势以及配备和管理情况。

(一)执业医师

医生运用现代医学的原理和程序,对疾病进行预防、诊断和治疗,是卫生人力资源的重要组成部分和核心技术力量。世界各国医生的平均配备水平为每千人口 1.49 人,部分 OECD 国家平均每千人口医生数为 3.365 人,但医生的老龄化趋势是一个值得关注的问题。总体上,医生的配备标准随着经济发展和医疗服务需求的增加而提高,但区域之间的不均衡是长期存在的问题。

多数国家对医生有全科医生和专科医生之分,并且在许多国家,全科医生对于保障卫生服务的可及性至关重要。绝大多数国家均建立并实行严格的医生培养和准入制度,包括"4+4"、5 年制、6 年制等不同的学制模式,并且在不同的教育阶段须参加不同的考试,经所有阶段的考试合格并注册后,方可成为全科或专科医生。各国医生的执业模式和监管方式各有不同,包括独立执业、受雇佣于医疗卫生机构等,专业性行业组织在对医生的管理中发挥重要作用,"合约"往往是对医生服务、监管以及薪酬支付的基本依据。

(二)护士和助产士

护士和助产士是卫生人力中数量最多的职业群体,约占卫生人员总量的 59%。他们直接面对病人,为患者提供护理相关的服务,并协助进行诊断治疗,同时对患者进行健康指导和相关的协调沟通。随着疾病和医疗服务模式的转变,护士和助产士对于维护健康的重要性愈发凸显,护士的工作范畴从单纯执行医嘱、规范操作逐渐转变为健康照顾、管理协调、教育培训、研究等多种角色,工作地点从医院扩展到社区、学校、老人院及家庭等场所。

目前,世界各国护士和助产士的平均配备水平为每千人口 3.41 人,OECD 国家平均每千人口护士数为 8.8 人。全球存在的卫生人力短缺问题中,护士和助产士短缺问题尤为突出,2030 年全世界将需要增加 800 万名护士和助产士。

多数国家逐步建立和完善了护士的培养和准入制度,并且结合不同的护理服务需求和服务内容,对护士实行岗位分类管理。同时,一些国家加强了对护士的利用和开发,出现"开业护士"等新的角色。

(三)药师与药学人员

药学人力资源包括药学服务、药品研发、使用及销售等人员,其中,药师负责储存、保存、合成和分配药品,就药物的正确使用和不良反应提供咨询;药学技术人员和药学助理清点、准备和储存药物和其他药物化合物和用品,执行与配药有关的各种任务。

药师对于患者药物的分配和安全有效使用起到保障作用,各国药师的机构分布不同,有些国家主要是通过医院药房来为门诊患者发放药物,而另一些国家是通过医生来为病人发放药物。OECD 国家平均每万人口拥有药师 8.3 人,并且 2000—2017 年药师的人口配备密度增长了 33%。大多数药师工作在社区零售药店,除了配药,开始越来越多的直接为病人提供服务。针对分布和需求不均、培养不规范等问题,多数国家注重并加强了对药师的规范化培养,制订药学人力资源发展计划。

(四)社区健康工作者

社区健康工作者向特定社区提供健康教育、转诊和随访、病例管理、基本预防保健和上门服务,并向个人和家庭提供支持,致力于为所在社区居民改善健康,越来越多的国家和地区开始承认社区健康工作者成为一种独特的职业。发展社区健康工作者,有助于改善卫生健康服务的覆盖面及持续性,有助于加强医患沟通、提高服务质量,有助于增强疾病预防、节约医疗成本,有助于开展人文关怀、提供社会支持。

目前,社区健康工作者在卫生系统中还处于十分模糊的边界,各国对其界定标准不一,尚未形成广泛的国际共识,如何界定及认识社区健康工作者在卫生系统中的作用仍需要进一步探讨。WHO 呼吁将这类人员纳入卫生体系,并制定了优化社区健康工作者方案的卫生政策和系统支持指南,从社区健康工作者的选择、培训、管理、监督、职业发展、系统支持等方面提出了建设策略。美国、巴西等国家均实施了社区健康工作者的项目和计划,逐步完善人员的标准和要求,并成为公共卫生事业的一支重要力量。

(五)卫生管理人员

卫生管理者是卫生人力的重要组成部分,承担医疗卫生服务的计划、指导、协调和评估等职责,是卫生改革的推动者和改革利益相关方的协调者。卫生管理者的管理实践包括为社区服务、高效的领导团队和组织、努力实现目标、以身作则,WHO 建议要实现好的卫生管理,必须确保卫生系统中卫生管理人员充足、确保管理者具有适当的能力、具有必要的管理支撑系统、为管理者提供便利的工作环境。

在一些低收入国家,专业卫生管理人员数量不足、管理能力普遍欠缺、卫生管理支持系统不完善,建议坚持实践原则,强调卫生领导和管理是卫生目标的一部分,明确管理者数量需求、制定和使用国家能力框架,加强支持系统建设,优化工作环境,并加强对管理效果的监测。随着欧洲医疗体系的快速变化,卫生管理人员既要面对本国的相关政策,也要面对欧洲和全球相关政策的附带影响。报告围绕"谁是卫生管理者""卫生管理者的工作内容"等框架,对卫生管理人员面临的挑战和机会进行了描述。围绕效率驱动、精简与分权、追求卓越、公共服务导向,分析欧洲卫生管理新模式。

最后,在对院长胜任力进行介绍的基础上,围绕医院院长的职责、职业化培养、聘任、薪酬、退出等内容,对美国、英国、日本、澳大利亚、法国等国家的院长管理情况进行介绍。

二、卫生人力管理

遵循卫生人力管理的一般性框架,围绕卫生人力规划、教育、薪酬、流动以及职业发展五个环节,比较分析卫生人力管理的理论、政策和管理实践,探寻卫生人力管理的普遍规律。

(一)卫生人力资源规划

从 20 世纪 70 年代的"为确保当前和未来一段时期卫生人力充分满足人群健康服务需求,明确卫生人力发展愿景、目标、优先事项和具体活动等的过程"到近 10 年来的"有足够具备适宜技能的人员,能在对的时间、对的地点,以正确的态度,做该做的工作,以合理的成本实现既定的效果",不同的时期,国际上对卫生人力规划提出不同的理解。但无论哪一时期,一个好的卫生人力规划,应该具备实操性、适宜性、创造性,要通盘考虑人力状况和配备,考虑不同类别人才如何组合,将适宜技能的人配备到合适的工作岗位上。

卫生人力规划通常包括卫生人力资源现状与环境调查分析、需求与供给预测、供需情况比较分析、政策与策略、执行、监督和评价等步骤。除了传统的卫生服务需求等测算方法,近年来 WHO 开发了 WWPT、IHTP、WISN 等一些预测模型和工具适用于不同场景的人力供需分析。

不同的历史时期,国际卫生人力的重点和策略不同。20 世纪 50—80 年代,卫生人力重点是恢复与发展医学教育、增加卫生人力供给;20 世纪 80—90 年代,主要是优先加强卫生人力政策,改善职业发展和激励手段,提高卫生人力利用率;进入 21 世纪,更加强调全球通力合作,共同解决卫生人力危机,促进所有卫生工作者在教育、发展、管理和晋升等方面的平等机会,推动卫生人力可持续发展,并通过创新管理和激励措施,提高卫生人员绩效。

2016 年,第 69 届世界卫生大会审议通过《卫生人力资源全球战略:卫生人力 2030》,再次强调卫生人力在促进卫生系统良性运转、实现全民健康覆盖和联合国可持续发展目标中的决定性作用,提出四项具体目标,即优化卫生人力绩效、质量和效果;依据卫生系统和人口当前和未来需求、劳动力市场与教育政策等加强卫生人力投资;在地方、国家、区域和全球层面增强管理能力;加强卫生人力数据以监测和确保国家和全球战略的问责。各成员国根据国情、人口、卫生系统等情况作出调整。

目前,世界各国普遍认识到卫生人力规划的重要性,逐步建立完善卫生人力数据信息系统,开展卫生人力规划活动,包括针对整个卫生人力资源发展作出的综合性战略规划,以及覆盖不同职业类别的专项行动计划。

(二)卫生人力教育培养

健全的教育培训体系是提供充足卫生人力的基础。目前,国际上高等医学教育模式主要包括"4+4"的美式学制、五年一贯制的英式学制、六年一贯制的德式学制、六年一贯制的俄式学制等,报告对每种模式的发展历程、招生和培养、组织和管理进行了系统介绍。

培养足够的卫生人力需要两个条件:一是完善培训设施,这需要大量投资,几乎 50% 的国家只有一所甚至没有一所医学院;二是充足的师资,师资短缺会进一步加剧卫生人力的短缺。

加强医学教育系统建设,需要遵循协同原则和创新原则,着力解决国家卫生需求,增加医学教育的公平性和效率。具体策略包括，一是降低卫生人力流失，提高医学教育可及性；二是整合院校教育、毕业后教育和继续医学教育；三是开发适用于各类卫生人力的公共教育平台；四是以社区为基础，使用模块化教育方式；五是增加信息和通信技术的应用；六是通过质量保证体系改进医学教育质量；七是完善卫生人力教育和培养机构能力。

在医学教育师资方面，目前教学往往被当作是临床和科研的附属工作而不被重视，对教学的激励较低，师资缺乏教学准备。需要对师资进行培训，加强师资能力，协助建立以循证为基础的教学方式；改进教学管理和激励，支持师资发展的体制机制变革。

卫生人力教育培训投入的社会价值大，但其经济价值往往不能保证投资回报。因此，卫生人力教育和培训属于公共福利而非私人福利，仅靠市场机制不能有效的生产和分配医学教育资源。目前，卫生人力教育与培训经费的筹集面临着重大挑战，各国普遍鼓励加强卫生人力教育培训的投入。公立卫生教育机构资金来源，一是通过提供有偿服务而产生的收入，如附属医院的医疗收入；二是学生学费，东南亚、美国和西太平洋地区35%～41%的医学院的收入来源是学生学费；三是其他投资者，如银行、多边捐赠者、基金会、外籍人员、校友和专业人士进行的捐赠等。

（三）国际卫生人员流动

卫生人力流动是卫生人力在地区、行业、岗位等方面的变动，既包括在空间位置上的迁移，也包括在职业地位或状态上的变动。从社会层面，卫生人员流动可看作是卫生人力资源的再配置；从个人层面，可以看作是卫生人员为了满足自己的生活、工作、职业发展需要等作出的职业选择。卫生人力流动与劳动力市场的供需关系和开放程度密切相关，受到经济激励、工作环境和条件、职业发展机遇、管理制度以及社会认可等因素的影响。

监测卫生人力资源的流动往往缺乏详细的数据，围绕着国内卫生人力市场的流动、国外移民、死亡导致的人员流失、退休和其他原因导致的卫生人力流失等不同的人员流动形式，可采用不同的策略和技术予以监测。

卫生工作者的供给和需求是卫生劳动力市场紧密相关的变量，与其他行业劳动力市场有所不同，除了财政因素以外，国民保健也是卫生劳动力市场的重要决定因素。就卫生劳动力市场而言，卫生行业是一个"人力密集型"行业，对于促进就业贡献巨大。依照世界银行估计，在2030年前，全球范围内对于卫生工作者的总市场需求将达到8000万，全球范围内的卫生人力移徙正在不断加速。

WHO国际卫生人员招聘守则旨在通过更好的数据、信息和国际合作，增强各国对国际卫生人力流动和移徙的认识程度和管理水平，强调国际卫生人力流动中的道德性原则。近10多年来，国际卫生人力流动的形式和本质均发生了较大的变化，正在从如何补偿不发达国家，转变为如何通过资源的转移获得互利共赢；国际流动的方向也从单一的发展中国家到发达国家流动，到存在着更加复杂的流动形式。

（四）卫生人员薪酬激励

卫生人力资源的激励措施大致分为经济性激励和非经济性激励，经济性激励主要包括工资、奖金等直接货币，不同国家做法不一，报告列举了英国、法国、日本、德国、美国、西班牙等国家的做法。非经济性激励主要包括职业发展、工作量管理、工作安排、工作环境等措施。

薪酬水平是卫生人力薪酬制度的核心和难点,国家或地方层面的谈判是确定公立医院人员工资的主要手段。根据对部分国家制定医务人员工资的做法,集体谈判、集中化和协调是三个主要特征,政策、市场、机构、个体等是影响薪酬水平的主要方面的因素。根据对美国、英国、日本、澳大利亚、德国等国家医务人员薪酬水平的统计,作为预期的高学历专业技术人员,医务人员工资水平一般高于当地社会平均水平,且医生的收入更高。

各国医务人员薪酬经费来源与国家的卫生体制尤其卫生筹资制度密切相关,主要有一般财政预算、社会保险和商业保险等几种方式,高税率的财政投入机制、完善的医保支付制度、健全的慈善公益制度为医疗卫生行业提供了良好的财政支持和保障。其中,英国公立医院薪酬主要来源于医院服务收入,NHS患者和商业医疗保险患者的自付费用也是重要来源。德国对医院采用投入成本和运营成本的双重补偿办法,医院薪酬主要来源于医疗保险机构支付给医院的医疗费用补偿和患者共付费用。美国医院拥有比较完善的医护人员薪酬支付体系,医护人员的薪水主要由第三方(政府或医疗保险公司)支付,不与医院业务收入挂钩。日本公立医院医务人员属于国家公务员,其工资由财政包干发放。澳大利亚公立医院医生的工资由政府保障。

(五)卫生人员职业发展

各国对医师、护士、药师等卫生专业技术人员均实行严格的准入制度,获取相应的执业资格后,实行不同的岗位和专业技术职务晋升制度。其中,执业医师资格是医师从业的门槛性准入资格,随着临床专业领域的细分,可在特定专业领域成为专科医师。各国护士资格可分为协助注册护士工作的护士(具体名称不一)、注册护士、专科护士或高级注册护士等三个层次。各国对药师普遍实行严格、统一的执业资格准入制度,有些国家设有检验技师资格,但对专业、学历要求相对较低。大多数国家和地区的卫生技术人员没有专业技术职称,部分国家的大学医院或普通医院对医生设有不同的职业阶梯。在职业晋升路径上,部分国家将"职称"资格与岗位聘用结合,医院岗位设置实行动态调整,根据实际情况进行岗位数量、比例增减。

卫生人员良好的健康意识、健康行为以及职业健康意识、职业健康行为是促进全民健康和劳动者健康的有力保障,报告列举了卫生人员在从事医疗服务活动中,经常会接触一些毒、菌、害等职业性有害因素,可通过标准防范、工程控制、操作规程控制、环境控制和加强个人防护等几个环节进行针对性防控。尤其在公共卫生突发事件中,常见的职业安全和健康风险包括高度传染性的病原体、传染病和地方病感染、社会心理压力和疲劳暴力、热应激以及人体工学方面的风险等,针对每种风险,报告详细列举了相应的防控措施。同时,一些国际组织也制定了一系列卫生人员职业性风险及防控的相关公约、技术指南和技术工具。

近年来,卫生工作中的暴力急剧增加,可能会影响超过一半的医护人员,相关国际组织提出解决卫生部门工作场所暴力框架指南,提出预防、处理工作场所暴力,管理和缓解工作场所暴力的建议,关心和帮助工作场所暴力受影响的员工,主动实施可持续的长期策略。

三、国际卫生人力热点议题和共识

每年世界卫生大会关于卫生人力相关的议题一定程度上反映了当年国际卫生人力领域

的热点,通过对近十余年来相关议题的梳理,卫生人员的国际移徙、卫生人力规划、卫生人力培养和教育以及加强护理与助产服务等是大会讨论较多的热点议题。

(一)卫生人力国际移徙

1. 议题背景　发展中国家在培训和开发卫生人力资源方面作出了重大的努力和投资,但是发展中国家训练有素、技术熟练的卫生人员正持续移民到其他国家,削弱了输出国的卫生系统。同时,许多发展中国家缺少对本国卫生人员外流的规模、特征等情况的适当评估。因此,联合国各组织及其他国家组织需要在国家和国际层面解决经培训的卫生人员国际移徙问题。

2. 策略和共识

(1)输出国制定相关战略以减轻卫生人员移徙对本国卫生系统的负面影响,输入国加强卫生人力培训以便卫生人力满足本国需求。

(2)输出国通过增加薪酬、实施奖励、改善条件、加强计划和管理等方式,制定并加强卫生人员留用的政策和战略。

(3)输出国和输入国通过政府间协议建立卫生人员交流规划和机制。

(4)通过补偿、卫生人力培训等方式加强输入国对输出国卫生系统的建设,减轻因移徙对发展中国家造成的不良影响。

(5)与有关国家、机构与组织合作,建立和维持信息系统,使相关国际机构能够独立监测卫生人力的流向。

(6)开展卫生人员国际移徙方面的研究,确定卫生人员移徙带来的不良影响以及应对这些影响的措施。

(7)制定并实施《全球卫生人员国际招聘行为守则》,使得卫生人员输入国和输出国从国际移徙中获益,并对实施效果进行监测。

(二)卫生人力规划

1. 议题背景　人口结构、经济社会、环境、流行病学和技术变化等需要能够胜任的卫生人力队伍,有必要改革卫生供给以及卫生人力队伍的招聘、发展、教育和培训、分布和留用等问题,提升各种环境下对卫生人力的保护及其安全。

2. 策略和共识　需要重视和加强对卫生人力资源的规划,通过拟定规范性指导文件、提供技术合作以及促进有效的跨国协调、结盟和问责加强卫生人力资源治理和领导:

(1)加强和优化现有卫生人力并预测和响应未来卫生人力需要。

(2)促进卫生人力资源信息和最佳实践的交流和合作,建立卫生人力的跨机构数据交换和在线知识平台,推进卫生劳动力市场的分析、监测和跟踪。

(3)改革专业、技术和职业教育。

(4)建立卫生工作者国际平台,促进合乎伦理的招聘行为,建立可持续的卫生和社会人力队伍。

(5)建立国家卫生人力账户并加快其监测进度,确保卫生工作者的数量和质量。

(三)卫生人员教育和培养

1. 议题背景　卫生人力教育培养的自给自足至关重要,卫生人力短缺会阻碍实现卫生系统相关目标任务的实现,许多国家缺少资金、设施和足够的教育者以培训足够的卫生人力。

2. 策略和共识

(1)加强卫生、教育部门之间,公共和私立培训机构之间的合作,支持为全面健康覆盖培养合格的卫生人力。

(2)对卫生人力教育培训系统进行评估,制定改进策略以适应国家卫生需求,包括但不限于促进跨专业的、以社区和卫生系统为基础的教育,将院校教育、毕业后教育与继续教育联系起来等。

(3)建立资格认证系统以确保培训机构的质量和卫生人力的能力。

(4)加强各类认证机构对社区健康工作者、公共卫生工作和准专业人员的培训。

(5)鼓励全球卫生伙伴为发展中国家卫生培训机构提供财政支持。

(6)支持发达国家利用信息和通信技术推广最新教学材料和发展继续教育。

(7)将卫生人力教育作为卫生人力规划的重要组成部分。

(四)加强护理与助产服务

1. 议题背景　大部分国家存在护士和助产士短缺且分布不均的问题,并且护士和助产士在减少死亡率、发病率、致残率和促进健康生活方面的作用没有被充分地发挥。

2. 策略和共识

(1)调查护士和助产人员短缺机制,评估护理和助产服务需求,制订发展护士和助产士的指标和行动计划,充分发挥护士和助产士在促进人群健康方面的贡献。

(2)促进护理和助产服务相关机构和组织之间的有效协调,为护士和助产士提供健康的工作场所及工作环境。

(3)加强护士和助产士数据库建设,并将其作为国家卫生人力信息系统的必要组成部分,同时将该信息作为相关决策的重要基础。

(4)鉴于护士和助产士流失严重,在国家和次国家级层面实施《全球卫生人员国际招聘行为守则》。

(5)制定相关绩效考核指标,并在国家、区域和全球范围实施监测。

四、整合型卫生服务对卫生人力的新要求

整合型卫生服务指调整卫生服务提供体系,构建由相互联系的各层级供方组成的功能完备、为居民健康负责的医疗服务网络,根据居民不同阶段的健康需求,提供疾病预防、诊断、治疗、康复等连续性、综合性健康管理服务。

(一)整合型卫生服务对卫生人力带来的挑战

全民健康覆盖的基础是建立有抵御力的强大卫生系统,而卫生人力是卫生系统的基石和驱动因素。卫生人力的配备必须适应新形势、新需求,同时,也要将人口学和流行病学变化、技术变化、移民流动、气候变化、获得卫生服务方面的不公平、技术进步和社会经济变迁考虑在内。

以患者为本、以社区为基础的整合型卫生服务对全球卫生人力带来新的挑战,一是,是

否有足够的卫生人力参与整合型卫生服务。除了传统的数量短缺、分布不均、培养培训不平衡、工作条件差等卫生人力问题,适应新需求、新模式的新型人才培养和使用制度还比较滞后,跨专业合作存在障碍、技能组合不合理、资源利用率不高,卫生人力的老龄化在很多情况下又都使情况进一步复杂化。二是,如何吸引卫生人员参与整合型卫生服务。在卫生人力数量难以短期内提供时,盘活并充分利用现有卫生人力尤显重要,需要提高卫生人力的工作满意度、使工作量更为平衡并减少工作人员筋疲力尽的情况以及增加学习新技能的教育和培训机会,确保通过投资实现在适当地点为适当岗位配备适当技能。

实现可持续的卫生人力发展是跨部门努力的目标,需要政府发挥核心作用,包括制定政策和规划、组织卫生系统、监管服务、筹集资金、提供人力资源和技术。需要负责财政、劳动、教育、卫生、社会事务和外交的政府部门相互协调地发挥领导作用和采取行动,也需要雇主与卫生工作者组织、专业协会和其他重要利益攸关方之间密切协作。

(二)依据技能组合的卫生人力配备

卫生服务提供取决于是否有技能熟练、积极性高的卫生人力。能够应对健康服务需求的强大、有效卫生人力的基础在于实现卫生人力的供给和技能与现在和未来的人口需求、服务模式相匹配。整合型卫生服务更强调特定卫生人力的适宜技能组合,即由合适的人提供合适的服务。

1. 重新定位卫生人力　通过适合的卫生人力技能组合,为居民提供公平、可持续的卫生服务,满足健康需求。有必要调整专科医生、全科医生、护理和助产人员以及其他卫生工作者的配备和供应,需要考虑新的人力资源类别、新的职业发展路径以及扩大现有卫生人力作用的选择方案。同时,也需要考虑卫生人力的老龄化问题。

2. 重新定位卫生保健服务模式　确保将初级和社区保健服务作为重点,创新服务模式设计、购买和提供高效的卫生保健服务,也意味着需要进行角色的重新划分,为各级卫生服务机构制定人力资源方案或规划。

3. 确保具有经过适当培训的卫生人力　需要确定这种能力的性质、数量和特征,并将其纳入所有卫生专业人员的学习课程。现有服务提供者可能需要专业发展以便获得这种能力,以更好地提供以社区为基础、以人为本的、持续公平综合的服务。

4. 卫生人力的配备依赖于团队合作　团队合作更多适用于特定领域,如慢性病管理,而且已经被证明是有效的。实现整合型卫生服务需要具备多样且可持续的技能结构,团队是这种技能结构的有效实现方式。因此,在团队服务中需要进行充分的工作流程设计、明确的职责任务分工以及相应的激励措施,扩大以社区为基础的执业人员或跨专业的服务团队的潜能。

参考文献

[1] 世界银行,世界卫生组织,等. 深化中国医药卫生体制改革:建设基于价值的优质服务提供体系. 北京:中国财政经济出版社,2019.

[2] Classifying health workers: Mapping occupatins to the international standard classification.

Geneva: World Health Organization, 2008. Availble from: https://www.who.int/hrh/statistics/Health_workers_classification.pdf

[3] Gender Equity in the Health Workforce: Analysis of 104 Countries. Geneva: World Health Organization, 2019. Availble from: https://apps.who.int/iris/bitstream/handle/10665/311314/WHO-HIS-HWF-Gender-WP1-2019.1-eng.pdf

[4] Handbook on monitoring and evaluation of human resources for health. Geneva: World Health Organization, 2009.Availble from: https://www.who.int/hrh/resources/handbook/en/

[5] Organization for Economic Co-operation and Development. OECD Health Statistics. https://www.oecd-ilibrary.org [2020-04-30].

[6] World Health Organization. Global Health Observatory date repository. https://apps.who.int/gho/data/node.main.HWFGRP?lang=en [2019-06-25].

[7] World Health Organization. Health workforce benchmarks for universal health coverage and sustainable development. https://www.who.int/bulletin/volumes/91/11/13-126953/en/

（武 宁 李晓燕 张光鹏）

第二章

卫生人力规划

本章对不同时期卫生人力规划进行梳理,分析在规划内涵、思想认识、实践应用、工具方法、部门合作及监测评估等方面的进展与举措,介绍制定和实施卫生人力规划应遵循的基本程序、规划工具。在此基础上,对部分国家的卫生人力规划和国际卫生人力发展策略进行介绍。

第一节　卫生人力规划理念与内涵

一、卫生人力规划的内涵与意义

(一)卫生人力规划的内涵

不同的历史时期,国际上对卫生人力规划提出不同的理解。1978 年,WHO 在 *Health Manpower Planning* 报告中提出,卫生人力规划是"为确保当前和未来一段时期卫生人力充分满足人群健康服务需求,明确卫生人力发展愿景、目标、优先事项和具体活动等的过程"。即卫生人力规划不仅要预测未来所需的人员数量,还要对卫生人员可提供的卫生服务进行规划。制定和执行卫生人力规划,需要把握以下几点:①充分考虑规划所处的社会、经济尤其是政治环境;②卫生人力规划是卫生规划的重要组成部分,离开卫生规划,卫生人力规划无从谈起;③卫生人力规划、培养、管理三部分工作紧密联系,相互关联。

2006 年,WHO 在其报告中指出,有效的卫生人力规划应被界定为"挖掘卫生人力供给和需求未来可能出现的潜在的不平衡,并将其转化为实际行动","系统评估未来人力资源需求情况,并对其所需行动的决定因素进行评估"。这些理念强调将卫生人力规划的愿景和目标转化为实际行动的重要性和严峻性。卫生人力规划的重要任务之一,是要在"可获得的卫生人力"与"实际需求的卫生人力"间寻找平衡。因此,卫生人力规划的基本框架,应包括供给、需求、差距和方案四个方面。

2010 年,WHO 将卫生人力发展与规划界定为"有足够具备适宜技能的人员,能在对的时间、对的地点,以正确的态度,做该做的工作,以合理的成本实现既定的效果"。这一理念明确卫生人力规划有四个特点:一是着眼于人群健康产出,二是规划必须是连续的、统一的,三是卫生人力必须具有岗位胜任力,四是规划必须强调规模和技能组合的适宜性。

一个好的卫生人力规划,应该具备以下特征:

1. 实操性 不管规划目标如何远大,行动策略必须具有可操作性,实施路径必须清晰合理。

2. 适宜性 规划方法须适应本国本地区实际情况,规划目标要与本地资源及所处阶段相匹配。

3. 创造性 弥补现有人力与所需人力的差距,不仅仅是增加人员数量,更可能是对现有人员的创造性组合利用。

4. 与其他规划相衔接 确保人力规划与其他领域人才规划、卫生服务规划、财务管理规划、培训发展规划等相衔接。

5. 通盘考虑人力状况 医疗卫生服务的有效提供,离不开对卫生人力素质要求及服务提供方式的周全考虑,这对人力供给匮乏国家尤为重要。规划中,要充分考虑不同类别人才如何组合,以及如何有效开展工作。

6. 考虑配备情况 人力规划不仅是对人力数量的谋划,更要考虑将适宜技能的人配备到合适的工作岗位上,以确保他们在自己的岗位上提供适宜的卫生服务。

7. 过程与产出同样重要 规划是实现健康结果的工具,制定规划不是目的,促进健康才是终极结果。因此,在制定规划中,既要注重过程,也要注重实际产出。

8. 充分利用自身优势 对现有人员进行开发利用,是解决人力短缺的有效途径。加大力气、采取有效措施,提升现有人员的能力水平,强化人员激励,提升人员利用率、促进其发展。

9. 监测与评估 人才规划与预测不是终点,也不是一劳永逸。随着外界环境变化,卫生人才规划需作出动态调整。

(二)卫生人力规划的意义

卫生人力规划是卫生服务体系和资源配置的重要内容之一。在许多国家,由于缺乏有效的卫生人力规划,导致卫生人力配置不均衡现象严重,并最终影响到卫生服务体系建设及健康目标的达成。

1. 卫生人力规划是确保卫生人力资源合理配置的重要手段 卫生人力资源的发展需要在不确定的环境变化中对数量、结构等进行相应调整,规划是实现卫生人力发展战略的基础。制定和实施卫生人力规划,是预测人力需求、寻找现有人力与所需人力差距的过程,是审视岗位角色、明确岗位所需技能的过程,是反省现有配置情况、监督文化差异的过程,也是分析内外形势、预测机遇风险的过程。有效的卫生人力规划,可以保证其人员配置标准和能力要求符合实际需要,为卫生事业发展提供动态的人力资源支持。

2. 卫生人力规划是实现医疗卫生服务有效提供的重要保证 公平有效的医疗卫生服务,在很大从程度上依赖于卫生人力的有效配置和合理利用。而人力合理配置的决定性因素之一,就是"制定长期或短期的卫生人力规划、培训适宜的卫生人员来满足人群健康服务需求"。通过人力规划,将卫生人力有机统一到国家整体卫生服务体系中来,以确保卫生服务体系的有序有效运转。许多国家通过成功的人力规划,促进了人才发展、提升了本国卫生服务水平。例如加拿大利用"泛加拿大标准方法"明确其服务体系、服务需求和服务模式，准确预测其人力需求，极大满足了服务需要。相反，在缺失人力规划或规划不恰当的国家或地区，则出现严重的卫生服务短缺或过剩或不平衡问题。

3. 卫生人力规划是实现劳动力市场均衡发展的重要保证　卫生行业是劳动力密集行业，利用卫生人力市场的增长，可以实现创造就业和经济增长的最大化。未来卫生服务需求的大幅增加，必将吸引越来越多的人力资源进入卫生行业。通过实施人力资源规划，使人力资源在数量、质量、结构等与人口需求相匹配，确保卫生人力市场保持动态平衡。在荷兰，自2002年开始采用卫生人力规划模型，充分考虑人力供需间的平衡，成功实现劳动力市场的均衡，其采用的卫生人力规划模型也被政策制定者和利益相关者普遍接纳。

二、卫生人力规划理念与发展

1969年，卫生人力规划在第22届世界卫生大会上被首次提出，即大会列及卫生领域的优先发展事项时，提出"通过对卫生系统和服务体系的规划、组织和操作，卫生人员可依据人口服务需求提供各种形式的服务，这对满足发展中国家绝大多数的人口服务需求尤为重要"。自此开始，卫生人力规划逐步引起各国关注和重视，在卫生规划及卫生人力发展中凸显作用。

其实，在1969年世界卫生大会召开之初，卫生人力规划并未引起世界卫生大会及各成员国重视。在当时列出的23项关键问题中，卫生人力规划仅位列第22位。到1971年，WHO对卫生人力规划重要性的认识逐步提高，并在1971年的世界卫生大会上明确提出"依据本国实际需求及现存的社会与经济资源，对当前和未来一段时间卫生人力培训数量进行规划"。1987年，第40届世界卫生大会上，针对人力配置不均衡现象，WHO督促各成员国将加强各国卫生人力政策与体系，包括卫生人力规划，作为优先发展事项，确保实现"人人享有健康服务"的发展目标。可以看出，这一时期，WHO对卫生人力规划重要性逐步认知，越加强调其在卫生系统发展中的重要作用。但从成员国实施情况看，部分国家开展了卫生人力规划实践，以实现不同职业类别的卫生工作者在不同时期达到供需适当平衡的状态。如20世纪60年代美国随着老人和伤残人群保险及低收入家庭保险覆盖面的扩大，预见到会有医务人员短缺现象的发生。法国、荷兰等在20世纪70年代面临医生可能过剩的现象，对医学教育招生实施入学限制。但总体来看，这一时期卫生人力规划并未引起各成员国的极大兴趣。各成员国列出的1973—1980年间世界卫生大会干预措施清单中，卫生人力规划的需求仅位列第15位。并且，已开展的各种人力规划对政策制定和实施产生的影响有限，规划方法的不适宜、人力规划与整个卫生系统规划的割裂，也影响到其在实践中的具体应用。

这一时期，国际上卫生工作的总体目标是"人人享有健康服务"，卫生服务体系更加关注初级卫生保健，卫生人力策略更加关注社区、更加注重人员培训。因此，卫生人力规划的重点侧重于两方面：一是开展规划实践，强调对不同类别的人员进行规划；二是培训制定规划的人员。其中，WHO美洲区域投入大量资金，采用PAHO-CENDES法培训了约2500名卫生规划者，但收效甚微。1976年，WHO在总结卫生人力规划的经验教训时提出，"目前开展的人力规划,更关注政策制定和实施过程而非预测人力供需情况。缺乏对经济、社会、政治等影响因素分析的规划,是不可能有效的"。归根到底,卫生人力规划的政治性和社会性应高于其方法性。因此,1976年以后,WHO在其决议中不再将卫生人力规划单独列出,而将其作为卫生人力发展过程的重要组成部分。即将卫生人力发展过程分为规划(planning)、教育培训(production)、管理(management)三部分,并督促各成员国根据本国卫生服务需求,制定相应的健康政策,在社会经济背景下,加强卫生人力规划,强调与卫生系统规划的联系。1978年第31届世界卫生大会审议通过的《卫生人力发展中期项目计划》中,将卫生人力规划作为三个项目领域的子领域,督促各成员国"提升卫生人力规划能力、加强人力需求预测"。

卫生人力规划的有效实施,离不开监测评估机制予以保障。到20世纪80年代,WHO开始强调监测评估的重要性。1984年,第37届世界卫生大会决议提出,各国应建立并加强卫生人力规划的协调、反思与持续监测机制,促进卫生人力全面可持续发展。

进入21世纪,WHO及其合作伙伴更加强调卫生人力在卫生系统中的核心作用,并将卫生人力问题列入重要发展议程,呼吁各国都应制定一套卫生人力资源发展规划,通过规划指导并加大本国在卫生人力资源方面的长期投入,从而加强国家卫生系统建设。卫生人力规划发展呈现以下特点:

1. 卫生人力规划在国家卫生和社会发展战略中的地位愈加凸显 应对21世纪不断变化的疾病模式、健康服务模式、人口结构、劳动力市场等宏观环境,以及普遍存在的数量短缺、技能组合不合理、配置不均衡等卫生人力挑战,急需调整卫生人力规划、教育、配置、管理等各方面范式,设计实施更为有效的人力策略。WHO"卫生人力2030"明确要求将卫生人力规划作为国家长期卫生战略和更广泛发展战略的一部分,确保卫生与教育、就业、流动、发展合作、财政等政策保持连贯性。

2. 提高规划能力,适应不同形势下卫生人力规划的需要 卫生人力规划不能按照人口或设备数量进行简单配比,须从承担的工作量出发,充分考虑以下情况:一是常规和突发事件情况下,实现公共卫生目标、满足健康需求所需的卫生人力资源数量及类别;二是培养足够卫生工作者的能力和教育政策;三是劳动力市场招聘、配置和留用的能力。规划中,应考虑整体卫生人力需求,而非各专业分开规划,以确保其在调整人力配置数量、教育培养政策及劳动力市场供需平衡中发挥正确的引导作用。同时,加强卫生人力信息系统,开展劳动力市场分析,将人力规划预测与国家需要和创新性变革有效衔接起来。

3. 强调跨部门合作、利益相关者充分参与的重要性 累西腓卫生人力政治宣言提出,政府尤其是教育和卫生管理部门,在卫生人力规划制定和执行中起到主导作用,承担基本责任。实现可持续的卫生和社会人力发展是跨部门努力的目标,需要负责财政、劳动、教育、卫生、社会事务和外交的政府部门相互协调地发挥领导作用和采取行动,也需要雇主与卫生工作者组织、专业协会和其他重要利益相关方之间密切协作。卫生人力规划的制定与执行,不能仅仅局限于卫生部门内,应该多部门联合行动,各自提供所需的支持,确保不同部门、利益团体与国家卫生人力战略和规划保持一致。同时,公共部门、私营部门以及各利益相关者,包括卫生服务提供者等要充分参与进来,如第64届世界卫生大会关于"加强护理和助产服务"决议中提出,将护士和助产士纳入人力规划的制定中,以支持关于招聘和留用的鼓励措施和改进人力问题的战略。

4.强调基于劳动力市场分析来规划和配置人才   实现全民健康覆盖的宏伟目标,需要在卫生人力培养与管理中采取创新性战略,大胆变革、促进卫生人力可持续发展。劳动力市场方法充分考虑教育、卫生、其他相关部门的各种动态和驱动因素,包括对照当前和未来人口卫生和社会医疗服务需求分析教育部门、入职前教育系统、可获得人力资源池(例如人口学特征、技能和分布)、终身学习系统(例如持续专业发展和持续教育)、就业和人力投资等,以便制定一整套适当政策、改革、监管框架和激励措施来处理通过劳动力市场分析发现的劳动力市场和公共政策失灵现象(图2-1)。

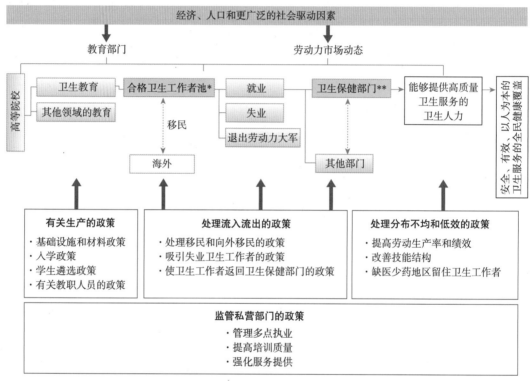

* 卫生工作者的供应–愿意在卫生保健部门工作的合格卫生工作者处
**对卫生工作者的需求–构成卫生保健部门的公共和私营机构
来源:Sousa A, Scheffler M R, NyoniJ, BocrmaT. 实现全民健康覆盖的全面卫生人力市场框架.
        世界卫生组织简报, 2013, 91: 892–894.

图2-1 卫生人力资源劳动力市场分析框架

5.更加注重对卫生人力规划的监测与评估   卫生人力规划与开发是一个持续过程,需要定期评估反馈,及时了解情况,研究解决规划执行中出现的新问题、新情况,便于作出调整。WHO 相关决议中多次呼吁成员国考虑基于国家和国家级以下卫生责任,制订或维持国家卫生人力计划,作为切实的国家卫生计划的组成部分,并视国家具体情况,加强、努力进行有效实施和监测。

第二节　卫生人力规划程序与方法

一、卫生人力规划的程序

卫生人力规划通常包括六个步骤：

1. 卫生人力资源现状与环境调查分析　规划前,应充分评估经济发展、人口数量、年龄结构及卫生服务需要量的变化,充分把握卫生工作的重点以及现有的卫生人力资源状况。为此,须收集以下数据资料:①经济社会发展状况;②人口规模;③人口结构;④居民卫生服务需求;⑤卫生服务利用;⑥卫生人力资源现状;⑦卫生人力资源管理情况等。

2. 卫生人力需求与供给预测　一方面,对未来卫生人力需求作出准确的预测,包括卫生人力的整体数量、专业、类别及分布比例等,找出未来期望的人力资源状况与现况的差距。另一方面,对未来卫生人力供给量进行预测,确定未来医学教育和培养培训机构等能否为卫生系统提供适宜数量和质量的人力资源。

3. 卫生人力资源供需情况比较分析　比较未来卫生人力资源需求量和供给量,从而判断出未来一段时期卫生人力资源短缺或过剩情况。包括不同机构、不同专业、不同类别卫生人员数量配置是否适宜,各类卫生人员在学历、能力、地理位置等分配是否适当。

4. 制定有关卫生人力供需方面的政策与策略　在对卫生人力供需情况进行准确判断的基础上,找出影响卫生人力配置的关键因素,包括相关的组织与管理问题,探索解决卫生人力配置问题的长期和短期方法,制定卫生人力发展策略。

5. 制定卫生人力资源发展规划　包括卫生人力发展面临的形势,卫生人力发展中面临的问题及影响因素,促进卫生人力发展的解决方法及策略;各项发展策略所需资源;关于监督、评价以及重新计划的准则等。

6. 卫生人力规划的执行、监督和评价　包括选择卫生人力规划实施过程中的关键环节,设置关键的监督与评估指标,确立评估原则与方法,监测评估这些关键环节和指标的实际变化及变化趋势,必要时作出适当调整,确保卫生人力规划发展目标的顺利实现。

二、卫生人力规划的方法

传统用于预测卫生人力需求的方法,包括人力人口比值法、卫生服务需要法、卫生服务需求法、服务目标法等;供给预测方法包括对未来医学毕业生的预测、人员流入流出分析、存量人力工作量和工作活动分析等。在此基础上,WHO开发了一些预测模型和工具,简单介绍以下几种:

(一)卫生人力需求和供给预测模型

WHO组织 Hall 等专家于 1998 年研制提出 WHO 卫生人力需求和供给预测模型(The World Health Organization's Workforce Supply and Requirements Projection Model),并开发了软件包。该模型需求预测中设计了中心模块(包含 15 个输入和输出表格)、经济分析模块、服务分析模块和人力分布模块,供给预测采用详细的流入 - 流出分析,同时对需求和供给进行经济可行性分析。模型根据不同国家技术条件和政策程序不同,提供了不同的选项。

Lexomboon 等人 1997 年利用该预测模型对泰国口腔医生未来的需求和供给进行了研究。有学者认为该方法比较适合一个国家或地区内某一个部门或某一个卫生子系统的卫生人力规划,但不太适合做微观机构及范围太小的规划。另外,在实践中需要在是否引入更多重要变量和模型的简化程度之间权衡。

(二)WWPT 模型

WWPT(WPRO Workforce Projection Tool)模型是 WHO 西太平洋区开发的卫生人力预测模型,主要适用于人口数量较少、预测的卫生人力类别较为简单的国家或地区,是对某类卫生人力总体需要量进行规划的工具。通过该模型,可以找出特定类别卫生人力的缺口及弥补该缺口的成本,并方便地进行不同种类卫生人力间的比较,辅助决策。

WWPT 工具的步骤包括:第一步参数设定,输入地区及预测职业等背景信息。其中依据不同国家或地区的特点设定了公平性因子(即权重),一般参考人类发展指数(贫困线)、民族或种族因素(少数民族人口占比)及经济统计数据(GDP 实际增长率)来确定。第二步输入职业种类、基年存量、损耗率、人力 - 人口比值、当前工资和培训成本等。第三步输入年毕业医学生情况和往年经费增长情况。最后形成某一类卫生人力预测报告、不同卫生人力间预测比较分析报告和总体预测报告。

(三)综合健康模型(IHTP 模型)

IHTP(Integrated Healthcare Technology Package)模型是 WHO 基于卫生服务目标法,确保某个国家或地区实现特定的卫生干预项目所需要的卫生资源而开发的一种综合性规划工具。该模型充分考虑卫生服务需要、疾病情况、患者人口学和临床特征,以及卫生人力资源需要、可得性和限制因素,相关资本条件和技术管理能力等,形成既定资源的成本 - 效果框架,从而对干预项目所需要的卫生人力、医疗设备、药品等卫生资源进行规划、配置。在吉尔吉斯斯坦、莫桑比克和纳米比亚等国的前期试验基础上,IHTP 方法在刚果、墨西哥、南非、乌克兰及法国等国家也得到了应用。

(四)基于工作量分析的 WISN 工具

WISN(Workload Indicators of Staff Need)工具是基于某个国家或地区某一类(或某个)卫生机构中不同种类卫生人力实际工作量大小,定义标准工作量,以此来判断各类卫生人力的配置情况和需求量的一种方法。与传统的卫生人力规划方法不同,该方法以卫生工作者实际工作量调查数据为基础进行核算。WISN 工具软件可以计算出不同职业类别的卫生工作者完成现有的工作其人员的短缺或富余情况(WISN 差值),同时可以判断出该类卫生工作者的工作量压力大小(WISN 比值)。这一方法在孟加拉、土耳其、乌干达、印度尼西亚等国卫生人力规划中进行了应用,提升了人力规划和管理水平。

需要注意的是,不论何种模型或工具,本质上都是基于某一种理论方法,不同预测方法的适用情景不同,预测时必须厘清其适用范围。同时,卫生人力预测不能单独存在,在很大程度上依赖于卫生系统其他部分的发展甚至更广泛的经济社会发展。

第三节　卫生人力规划案例

世界各国普遍认识到卫生人力规划的重要性,逐步成立专门的规划研究机构,建立完善卫生人力数据信息系统,开展卫生人力规划活动。据截至 2011 年的统计,在 2006 年尚未达到最低人员推荐标准的 57 个国家中,86% 的国家已制定了卫生人力资源规划。各国制定的人力规划,既有针对整个卫生人力资源发展作出的综合性战略规划,又有覆盖不同职业类别设计的专项规划。既有短期规划,又有中长期规划。当然,卫生系统越复杂,开展长期规划的难度越大。

一、国家卫生人力战略规划

国家卫生人力战略规划是在分析评估本国卫生人力发展现状、问题及需求的基础上,围绕卫生人力培养、招聘、留用、绩效、激励、配置、流动等环节作出的战略部署,是对未来一段时期卫生人力发展愿景、总体目标、发展策略、主要任务等作出的统一部署。战略规划应与国家总体健康优先领域保持一致,规划周期应与卫生系统或经济社会规划保持同步。战略规划的有效实施,应与针对某一具体干预措施的行动计划相结合。目前,多数国家均遵循人力规划的制定程序,制定了中长期人力发展战略规划。

自 2001 年开始,印度尼西亚的分权化改革使地方政府被赋予更多经济社会发展权力,各地方政府卫生投入不同,人力发展水平存在较大差异,导致国内卫生人力配置不公平现象严重。此外,邻国卫生人力需求的增加对本国人力吸引、稳定和规划带来冲击,私立部门卫生人力无执照行医、公立部门卫生人力在私立部门大量兼职等问题,影响到国家卫生人力的开发与管理。在此情况下,印度尼西亚参照 WHO “协调与促进”框架(Country Coordination and Facilitation),制定了《印度尼西亚卫生人力资源发展规划(2011—2025 年)》以及《卫生人力开发与激励行动计划(2010—2014 年)》,旨在集聚各方力量,共同为未来卫生人力发展贡献力量。

印度尼西亚卫生人力资源发展规划以实现“人人可以获得合格的卫生人力”为愿景,提出四项目标和宗旨,即①加强卫生人力规制和规划;②促进卫生人力培养和教育;③确保卫生人力公平配置、有效利用和合理开发;④加强卫生人力服务的监督和质量控制。规划覆盖 13 支卫生人力队伍,包括专科医师、全科医生、牙医、护士、助产士、口腔科护士、药师、制药助理、环境卫生从业人员、营养师、公共卫生人员、理疗师和卫生技术人员等,明确了各支队伍 2019 年和 2025 年的数量发展目标,并提出六项实现目标的策略建议,包括:①加强卫生人力资源开发与激励的规范性。通过国家和地区层面利益相关者的整合与实施,加快推进这一进程;②科学开展卫生人力资源规划。包括规划公立部门和私立部门的人力需求,预判卫生紧急形势、卫生服务的自由化等问题;③完善卫生人力教育体系,加大卫生人力培养力度。包括提高教育标准、改善教育机构配置、教育质量控制体系管理等;④提升人力资源管理水平。包括招聘卫生人力为公务员、合同制人员、特殊安排官员、私营雇员、使用外国人力资源等,为提高农村边远地区人员可及性,政府提供经济和非经济激励手段,奖学金计划、职业发展路径,继续教育和培训,提高工作环境的安全性、确保体面劳动等;⑤加强对卫生人力资源的监管和质量监督,包括职业辅导、职业道德要求和专业发展等;⑥加强人力资源开发支持系统,包括人力资源能力建设、加强人力信息系统、增加财政投入和提供其他支持性资源等。

二、卫生人力行动计划

除综合性人力战略规划外,在多数发达国家如美国、日本、加拿大、瑞士、澳大利亚、新西兰等,基于其完善的卫生人力数据信息系统,针对不同职业类别的人力资源,制订更为详尽、具体的行动计划。如澳大利亚2014年发布的系列卫生人力规划,涉及医生、护士、口腔医生、精神病医生、麻醉师、皮肤科医生、急诊科医生等均有其独立的专项行动计划。2017年,新西兰针对精神卫生与成瘾人员制定了《精神卫生与成瘾人力资源行动计划(2017—2021)》,旨在厘清精神卫生与成瘾人力资源优先发展事项,推进建立一支协调有序、素质结构合理、激励手段有效的人力队伍,提高与改善健康产出。

新西兰精神卫生与成瘾人力资源行动计划以WHO提出的卫生人力规划与发展的内涵(即有足够具备适宜技能的人员,能在对的时间、对的地点,以正确的态度,做该做的工作,以合理的成本实现既定的效果)为核心,界定当前和未来人们对精神卫生与成瘾医疗服务的期望与需求是什么、应该是什么,外界环境和优先事项发生哪些变化,明确精神卫生与成瘾人力资源优先发展的领域有哪些,需采取哪些具体行动。为确保实施,提出要加强对规划的监测与评估。

新西兰精神卫生与成瘾人力资源行动计划按照"既定的健康产出,对的时间、地点和该做的工作,适宜的技能、正确的态度,适度的规模、合理的成本"四个维度,明确该类人力资源应该具备何种特征,在每个特征下细化具体内容和行动计划(表2-1)。为便于实施,将每一项优先行动计划按照不同年度予以分解,明确行动步骤(以优先领域1为例,见表2-2)。

表2-1　新西兰精神卫生与成瘾人力规划基本框架

维度	既定的健康产出	对的时间、地点和该做的工作	适宜的技能、正确的态度	适度的规模、合理的成本
目标	1. 以人为中心、着力改善健康的人力资源	2. 协调有序、连续整合的人力资源	3. 有效胜任、才干突出的人力资源	4. 规模适宜、技能组合合理的人力资源
产出	到2021年,我们需要什么样的卫生人力资源?			
特征	• 人力中心与计划应与"健康新西兰战略"相一致; • 强有力的领导力; • 持续有效监测规划实施效果,并及时作出修订完善	• 协调有序的工作方式,在国家、地区和基层各层面保持畅通;	• 人力资源要充分理解"以人为中心""以强度为基础的实践",该理念是所有培训项目和人力发展计划的重要组成部分;	• 基于对未来需求和健康模式的预测,决定人力的规模和技能组合情况;

续表

	• 人力资源是可流动的,与社区、各种机构保持密切联系,注重技能、知识和资源的分享; • 精神卫生与成瘾人力与社会福利、法庭、惩戒、教育人员一起工作,了解如何更好增进精神健康; • 利益团体相互协作,共同努力改善健康结果	• 人力是能胜任的,胜任力理论在招聘、培训与职业发展中起决定性作用; • 组织建立复合型团队,并将改善健康与福利作为其奋斗目标	• 利用动力学模型分析当前和未来卫生服务需求情况; • 在文化背景上应有差异化; • 要体现服务对象的多样性,并与服务对象保持沟通联系; • 人力配置的规模及技能组合,应基于人力对本系统和其他利益团体所做贡献
优先行动	1.1 以结果为导向,在"健康新西兰战略"下推进人力发展; 1.2 提升各层级领导能力,全力推进规划实施; 1.3 加强数据收集,调整完善人力发展基础结构	2.1 建设一支自由流动、反应迅速的人才队伍,适应健康服务模式的转变; 2.2 加强组织协调,提升回应能力; 2.3 为健康和其他部门提供条件,便于分享信息、知识和资源	3.1 加强能力建设,增强对精神健康、成瘾和身体健康内容的关注与反应; 3.2 支持基层人力发展,作出正确回应; 3.3 提升精神卫生和成瘾人才质量; 3.4 加强多学科协同工作的能力	4.1 利用人力数据,分析当前和未来人力规模及结构; 4.2 促进毛利族人力资源发展; 4.3 制定吸引和稳定策略,改善人员短缺; 4.4 制定针对精神卫生和成瘾人力资源的职业发展路径

表 2-2 新西兰精神卫生与成瘾人力规划具体行动方案

行动 1.1	以结果为导向,在"健康新西兰战略"框架下推进人力发展
1～2 年	• 对该行动计划作出政治承诺; • 签订成果产出协议,给地方和基层留出创新空间; • 与其他规划(如不断上升的挑战、国家精神卫生与成瘾一揽子计划)共同设计人力发展行动计划
3～4 年	• 与人力发展中心、职业机构和教育机构合作,共同开展培训、能力建设与资格注册等工作
行动 1.2	提升各层级领导能力,全力推进规划实施
1～2 年	• 提升部门间、职业间临床领导能力,支持多学科团队建设和培训活动; • 挖掘具有潜力的领导人员,以适应"以人为本""以强度为基础的实践"模式的转变; • 为现任领导制定职业发展计划; • 推进教育培训机构和精神卫生与成瘾机构间建立沟通联络机制

续表

3～4年	• 提升毛利族人／环太平洋地区人员领导能力,明确职业发展路径; • 提升代表性不足群体、同伴领导群体及新兴人力群体的领导力; • 承诺将人力发展作为经常性规划、资助、供给、政策活动和组织文化的一部分
行动1.3	加强数据收集,调整完善人力发展基础结构
1～2年	• 形成结果评价方法和反馈机制
3～4年	• 与服务供着加强合作,修正完善计划产出协议,确保预期目标的达成

第四节　国际卫生人力策略

一、国际卫生人力策略演变

研究国际卫生人力策略的演变,可从 WHO 人力政策入手,通过梳理不同时期卫生人力政策的背景、发展目标、重点内容等,分析国际卫生人力的发展趋势。

(一)20 世纪 50—80 年代

20 世纪 50 年代,受第二次世界大战影响,各国卫生服务体系损害严重,医务人员、医疗设施等卫生资源匮乏。据统计,1950 年全世界平均每万人口仅有医生 5.7 人,大多数发展中国家不到万分之一人,卫生人力缺乏和能力低下是各国面临的突出问题。WHO 作为新兴的国际行为体,成立之初将卫生人力发展目标定位于恢复与发展医学教育、增加卫生人力供给(重点是医生和护士)。1951 年,WHO 发布第一个工作总规划(1952—1956 年)(GPW1)中,提出要优先发展医学教育和培训,"通过提高医学院校产出,改善人员短缺局面"。通过 GPW1 中设置的"教育培训项目"(ET programme),既要协助会员国解决自身存在的人员短缺问题,又要督促各国提升其技术能力和知识。这一时期,WHO 一方面通过设立奖学金项目,加强与成员国医学院校的合作,既增加卫生人员数量,又提升成员国医学院校的培训能力。其中 1948—1958 年,共计提供了 6000 个奖学金。另一方面,督促各成员国设置教育培训项目,项目比重由 1952 年的 21.6% 提高至 1961 年的 36.1%。全球医学院校数量由 1950 年的 534 所增加至 1960 年的 660 所,每万人口医生数量由 1950 年的 5.7 人增加至 1960 年的 6.9 人,其他各类常规卫生人员数量也有明显增加。

进入 20 世纪 60 年代,随着医生、护士规模的不断扩大,供需逐步走向平衡,WHO 对人员数量的关注由原来的常规卫生人员的培养转变到所有类别尤其是各类辅助人员、卫生管理人员等的培养。1969 年,第 22 届世界卫生大会提出的优先发展目标中,要求"加强对各类卫生人员培训,尤其是发展中国家卫生管理人员的教育和培训"。这一时期,WHO 用于"教育培训项目"的预算不断上涨,在 WHO 总预算中所占比重由 1962 年的 5.6% 升至 1972 年的 10.4%。全球医学院校数量仍快速增加,由 1960 年的 660 所增加到 1970 年的 962 所;每万人口医生数由 6.9 人增加至 7.9 人。

20 世纪 70 年代以后，扩大医学教育培养规模、增加卫生人力供给已不再成为卫生人力发展的重点，WHO 和各成员国从发展常规类型的卫生人员逐步转变到协调卫生人力的计划、培养、使用和管理等问题上。1976 年第 29 届世界卫生大会上，WHO 从四个维度（系统、规划、培养、管理）列出卫生人力发展存在的 19 个具体问题，如卫生人力系统与卫生系统整合度不够、卫生人力发展与其他经济社会部门（如教育、社会福利、劳动力等）缺乏沟通协调、人力规划缺乏、培养不足与培养过剩并存、医学教育培养目标与卫生服务实际需求不符、卫生人力工作条件恶劣等。这一时期，WHO 在人力发展内涵及处理与成员国关系上发生重大转变：一是由 WHO 提出统一的、各国普遍适用的发展目标（如解决医生和其他卫生人力短缺问题），转变为协助各成员国形成适应本国模式的支持性目标；二是人力发展内涵由单纯的增加常规卫生人员转变为推进"卫生人力发展"（Health Manpower Development）。卫生人力发展要满足本国人民健康服务需要，强调对辅助人员、社区卫生人员、管理者等的培养和使用。

综上所述，20 世纪 50—80 年代，国际卫生人力发展的策略主要围绕八个方面：发展各类卫生人员数量、提高医学教育质量、国际范围内统一医学教育培养标准、改善卫生人力不平衡的地理分布、提高卫生人员培训和使用的效率、卫生人力需求的规划、医学教育同社会需要相适应、卫生服务和卫生人力发展的协调，当然，不同时期各重点策略也有所差别，见表2-3。

表 2-3　20 世纪 50—80 年代国际卫生人力发展目标和重点策略

发展目标和重点策略	1948—1951 年	1952—1961 年	1962—1972 年	1973—1980 年
发展各类卫生人员数量	***	***	**	*
提高医学教育质量	**	***	**	
国际范围内统一医学教育培养标准		**	*	
改善卫生人力不平衡的地理分布		**	***	***
提高卫生人员培训和使用的效率		*	**	***
卫生人力需求的规划			**	***
医学教育同社会需要相适应		*	**	***
卫生服务和卫生人力发展的协调			*	***

注：* 表示重要程度，*（一般）**（比较重要）***（非常重要）。

（二）20 世纪 80—90 年代

20 世纪 70 年代之前，由于资源有限，只能选取重点、紧迫而又较容易干预的卫生问题开展活动，相应的服务模式是"一些人享有卫生保健"（Health for Some）。1978 年，基于扩大卫生服务覆盖面的需要，"阿拉木图宣言"确立"2000 年人人享有健康"（Health for All）的战略目标。

1979 年,第 32 届世界卫生大会提出契合人们健康需求和经济社会发展环境的卫生人力发展对实现"人人享有卫生保健"的目标至关重要。这一时期,虽然人力短缺在一些国家仍然存在,但在某些国家常规卫生人员如医生和牙医出现供大于求的现象,造成人员浪费、利用率低和移徙问题。这种过剩现象,同样也是卫生人力配置不均衡的体现,反映出卫生人力数量、类别、职能、配置与本国卫生服务需求及招聘、支持和留用的能力存在差距,卫生人力规划未发挥作用。

对此,1987 年第 40 届世界卫生大会提出六项重点策略,包括:①优先加强卫生人力政策、系统和规划,以有效响应"人人享有健康"目标的实现;②分析卫生人力的人口学特征信息,建立可靠的、可用的、基于可获得数据的评估标准和指标,以监测卫生服务需要的动态变化;③重新定位卫生人力教育和培训目标,确保其与卫生系统和人力需求相一致;④提高卫生人力利用率,包括改善职业发展和激励手段;⑤当出现人力配置不均衡问题时,尽快调整卫生人力雇佣政策和培养政策,使人力供给和配置与预期的卫生服务需求相适应;⑥采取措施,扩大或提高卫生服务覆盖率,满足全体居民健康需求。

(三)2000 年至今

进入 21 世纪,各个国家普遍认识到卫生问题在社会经济发展中的地位和作用,认识到对卫生的投入不是单纯的社会福利,而是对生产力的投资,是社会繁荣发展的基础。重视贫困与卫生、强调卫生与可持续发展、推进落实千年发展目标、发展更广泛的合作伙伴关系等逐步成为全球发展的重点。2006 年,第 59 届世界卫生大会明确提出卫生人力资源对卫生系统有效运转的重要性,认识到卫生人力短缺将影响到千年发展目标中卫生目标的实现。这一时期,虽然经过多年发展,但由于卫生系统缩减成本、投入不足等,世界各国均面临不同程度的卫生人力危机,出现人员流失、人力短缺,服务质量不高、道德素养下降等问题。据当时估计,全球有 57 个国家卫生人员严重短缺,缺口高达 430 万人。人员的短缺同时伴随着分布的不均衡,许多国家卫生人员的配置都偏向于中心城市,而农村、边远和落后地区则相对缺乏卫生人员。全球有不到 55% 的人口居住在城市地区,却有超过 75% 的医生、超过 60% 的护士和超过 58% 的其他卫生工作人员居住在城市地区。卫生人力资源存在的诸多问题影响到公众对卫生工作的信任度,不利于卫生系统的正常秩序。

为应对危机、解决卫生人力问题,需要国家、区域、全球不同层面共同探索有效的方法,开展广泛的合作与交流。2006 年,世界卫生报告《通力合作,增进健康》的主题即为卫生人力,围绕卫生人力的"工作生命周期",从"进入——提升绩效——退出"三个维度,提出促进卫生人力发展的一系列策略,包括建立强有力的教育培训机构,通过机构认证和职业规范确保教育质量,增强医疗机构招聘能力,强化监督、提升卫生人力胜任能力,提供公平可靠的报酬,完善生活条件、工作设施等卫生工作者支持体系,提供终身学习机会,对卫生人员移徙进行管理,为女性就业提供职业支持,确保安全的工作环境,合理安排退休计划等。同时,报告呼吁启动卫生人力资源"行动十年",并列出了十年行动计划的阶段性目标。

2006—2015 年,在 WHO 呼吁的行动十年间,WHO 及其合作伙伴开展了一系列卓有成效的变革活动。包括 WHA59、WHA64"加快培养卫生人力"和"加强护士和助产士"的决议、WHA66 "改革卫生人力教育以支持全民健康覆盖"决议等;拟定《卫生人员国际招聘全球行动守则》《累西腓卫生人力资源政治宣言》;成立全球卫生人力资源联盟;举办一系列全球卫生人力资源论坛等。总结起来,这些发展策略主要包括:①制定、执行和监测卫生人力战略和规划,推动卫生人力可持续发展;②加强卫生人力资源信息系统建设;③推动卫生人力教育和职业发展变革;④优先推进初级卫生保健人力发展;⑤促进所有卫生工作者在教育、发展、管理和晋升等方面的平等机会;⑥加强基于问责制和透明管理基础上的人力资源管理;⑦通过创新性、有效性、明确性的管理方针和激励措施,提高卫生人员绩效;⑧改进卫生人力吸引和留用;⑨继续加大国内及国际上对卫生人力资源方面的投资等。

二、卫生人力 2030

(一)背景和过程

近年来,虽然卫生人力发展取得重要进展,但仍面临诸多挑战,人员短缺、技能结构不平衡、分布不均、跨专业合作存在障碍、资源利用效率不高、工作条件差、性别分布不平衡、卫生人力数据有限、人力投资偏低等常规性问题仍然存在;未来卫生人力需求持续扩大,卫生人力国际移徙达到前所未有的程度,对一些中低收入国家或卫生人力短缺国家无疑是雪上加霜,妨碍了其卫生服务提供和全民健康覆盖目标的实现。持续的卫生人力挑战,要求既要消除现有的差距,同时对今后将需要采取的变革行动作出前瞻性考虑。以往卫生人力发展的经验证明,只有充分动员政治力量和财政资源,在国家、区域和全球层面形成普遍认可的发展战略和框架,才能为采取准确策略提供依据。考虑到卫生人力发展的多部门性质和潜在影响,制定全球战略的目的,不仅仅是推动卫生系统和卫生人力发展,也是促进各国采取更广泛的社会经济发展框架。

在此背景下,2014 年 5 月,第 67 届世界卫生大会通过决议,呼吁各国认真落实《累西腓卫生人力资源政治宣言:继续对全民健康覆盖作出承诺》中的各项承诺,并要求"制定和提交一项新的卫生人力资源全球战略"。此后,世界不同区域 200 多名专家就促进全民健康覆盖的全面卫生人力市场框架展开论证,不断修改完善。2016 年第 69 届世界卫生大会审议通过《卫生人力资源全球战略:卫生人力 2030》。

(二)基本内容

"卫生人力 2030"战略首先再次强调卫生人力在促进卫生系统良性运转、实现全民健康覆盖和联合国可持续发展目标中的决定性作用,强调卫生人力发展"虽然已经取得重要进展,但仍需要为卫生人力议程积聚政治意愿和筹措资源",明确提出建立安全、有效、以人为本的卫生服务体系的基础"在于实现卫生人力数量和技能与当前和未来的人口需求相匹配"。因此,通过充分投资、完善卫生服务体系并在国家、区域和全球层面实施有效政策,确保卫生人力的可获得性、可及性、可接受性和质量,改善健康和社会经济发展结果,加快朝着实现全民健康覆盖和联合国可持续发展目标取得进展,是"卫生人力 2030"战略确定的总体目标和发展宗旨。

在这一宗旨下,"卫生人力 2030"提出四项具体目标,即优化卫生人力绩效、质量和效果(目标 1);依据卫生系统和人口当前和未来需求、劳动力市场与教育政策等加强卫生人力投资(目标 2);在地方、国家、区域和全球层面增强管理能力(目标 3);加强卫生人力数据以监测和确保国家和全球战略的问责（目标4）。每个目标下，分别有2020/2030年所要达到的里程碑，及各国应采取的政策方案等。其中，给各国的政策方案，其适用性和相关性须由各成员国根据本国国情而定，依据人口、教育政策和卫生系统要求适当适时作出调整。

目标1基于以往卫生人力发展总结的实践经验，强调有效利用有限的资源，优化卫生人力计划、教育、配备、管理、激励、监管等政策和治理能力。归纳成员国应采取的政策方案，重点包括：①高度重视卫生人力规划。将其纳入国家卫生和更广泛的经济社会发展战略的重要组成部分。规划制定应整体考虑人力需求，着重解决劳动力市场失灵问题，强调规划的评估与反馈。②变革卫生人力教育培养政策。教育须与人口需要和卫生系统需求相匹配，强调建立教育与卫生部门的合作机制，强调教育培养与规划制定协调一致；重点培养培训师资；培训课程设置上，优先考虑满足国际市场和本地需要间的平衡；推进电子学习、建立跟踪机制等。③实施促进卫生人力"体面劳动"的一揽子计划。如继续教育和职业发展机会、优化职业发展路径、住房和教育津贴、艰苦地区津贴、改善职业安全与卫生、工作稳定性等。

目标2将卫生人力置于更广泛的经济社会发展环境，强调卫生人力投资应该与本国卫生系统、劳动力市场、教育政策、人口需求等协调一致。规划卫生人力应做到科学、有效、高效，人力需求预测应基于工作量而非人口或以设施为基础。集聚各方合力解决卫生人力问题，促进多部门协调行动、目标一致，通过长期政策或战略促进卫生人力工作目标的实现。

目标3强调卫生人力开发与管理具有技术和政治双重属性，提出实施卫生人力全面治理需要加强地区、国家、区域和全球层面机构和人员能力，提升卫生及相关部门在制定和实施卫生人力政策、标准和指南中的技术与管理能力。各成员国应建立专门的卫生人力管理部门，负责开展卫生人力政策、规划、管理、数据等工作。同时，建立卫生人力治理与管理的对话与协调机制等。

目标4强调卫生人力数据的重要性，要求各成员国重视卫生人力数据的作用，建立有关卫生人力数量、质量、分布、流动、培养、薪酬等情况的信息系统，采取激励措施、加强投资，提升数据收集、整理、分析和使用的能力；建立卫生人力发展评估系统，将评估指标与本国卫生人力发展政策和战略保持一致，以评估和监督人力进展情况；强调数据公开、透明、共享，确保利益团体和公众参与卫生人力工作。

为确保战略目标的顺利实现，"卫生人力2030"比照2020年和2030年的里程碑，建立战略监测与评估框架，包括评估指标、计算方法、数据来源及渠道等，以评估该战略在各个成员国及利益相关方的进展情况和实施效果。

参考文献

[1] Global strategic directions for strengthening nursing and midwifery 2016-2020. World Health Organization, 2008. Availble from: https://www.who.int/hrh/nursing_midwifery/global-strategy-midwifery-2016-2020/en/.

[2] Workload indicators of staffing need (User's manual). Geneva: World Health Organization, 2008. Availble from: https://www.who.int/hrh/resources/wisn_user_manual/en/.

[3] Tim Martineau, 刘晓云. 应对卫生人力挑战：国际视角下的关键问题（Addressing the health workforce challenges: key themes from an international perspective）. 中国卫生政策研究, 2011, 004（012）: 18-20.

（李晓燕）

第三章

卫生人力教育培训

健全的教育培训体系是提供充足卫生人力的基础,但许多国家,无论是发达国家还是发展中国家,还缺乏强有力的教育和培训体系,用以支持本国当前和未来卫生人力的需求。培养足够的卫生人力需要两个条件:一是完善的培训设施,这需要大量投资,世界 35% 的医学院校分布在巴西、中国、印度和美国,几乎 50% 的国家只有一所甚至没有一所医学院;二是充足的师资,师资短缺会进一步加剧卫生人力的短缺。本章对国际医学教育现状进行总结梳理,阐明卫生教育培训系统的建设原则,并从投入、监管与认证方面分析国际卫生人力教育培训的情况和策略。

第一节　国际医学教育概况

不同国家的教育制度是与其国家制度和传统文化密切联系的,根据对部分国家高等医学教育情况的分析,大致可将高等医学教育模式归纳为四种类型:五年一贯制的英式学制、六年一贯制的德式学制、六年一贯制的俄式学制、"4+4"的美式学制。

一、五年一贯制的英式学制

高中毕业后进入医学院学习,学制 5～6 年,分为基础和临床两个阶段,基础 2～3 年,临床一般 3 年,其中最后 1 年实习,毕业后授医学学士学位。毕业后区分全科和专科医师方向,分别由不同机构进行专业培训。英国是这一模式的典型代表国家,此外,英联邦国家多数实行这一学制。

(一)发展历程

随着牛津大学和剑桥大学的建立,英国开始了以大学为基础的正规医学教育。自 17 世纪开始,牛津大学和剑桥大学设置医学教授席位,医学生从具有文学士学位的毕业生中选拔,毕业后可以取得医学博士和医学学士学位。取得医学博士学位的时间大约是 13 年。在伦敦地区,医学教育是以不同于牛津和剑桥的模式发展的,其特点是以医院为基础,通过医疗实践培养医生,并得到迅速发展。在医院学习的学生称为医院徒生,学习年限一般为 7 年。1876 年,伦敦医院建立了附设在医院的医学院,此后各地相继建立医学院,对学生进行系统的教育,学生修满课程以后授予学历和能力证明,并可向剑桥大学或其他大学申请医学博士学位。19世纪初,在伦敦成立了医学教育总委员会,1858年改为总医学委员会,其任务是保护合格的开业医生,防止不合格的医生在社会上行医,并制定医学教育的标准。总医学委员会于1890年修订了教学计划,将医学院学制从4年延长到5年,规定前2年为基础医学教学,后3年为临床教学,考试合格后由学校授予学士学位,进入注册前为期1年的临床实习。

(二)招生与培养

在英国33所医学院中,31所具有临床医学专业本科生招生资格,其中25所位于英格兰。高中毕业生通过大学与学院入学服务中心(UCAS)向医学院申请入学,根据入学要求、教育年限、培养模式和授予学位等,医学院入学模式可分为四种:

1. 标准入学模式　招生对象为高中毕业生,毕业时授予医学学士学位。

2. 研究生入学模式　招生对象为已获得学士学位的学生,很多大学要求所获得的前一个学士学位须与健康领域相关,学制一般为4年。

3. 1年预科模式　即1年预科学习加5年标准入学模式学习,招生对象为学习成绩达到A水平但没有学习相关科学课程的学生。在预科的1年,学生需要接受必需的科学培训。

4. 1年通关模式　招生对象为能力突出但由于环境因素面临求学困难的英国学生,特别是高等教育中传统上未被充分代表的群体,他们首先学习一年的本科课程,成绩合格且达到其他相关要求后转入医学专业学习。

英国医生的培养过程通常包括本科院校教育、住院医师基础培训、专科/全科住院医师培训等三个阶段。根据所接受的培训不同,医生的专业级别有所不同。本科医学教育分为临床前阶段和临床阶段等两个阶段,即2年临床前教育加上3～4年的教学医院培养。从医学院毕业后,医学毕业生以初级住院医师身份参加为期2年的基础培训项目,在医院接受科室轮转培训。完成基础培训后,可以选择接受3年的全科医学职业培训或者其他专科进行5～8年的专科培训,获得培训合格证书后可进行专科注册,成为全科医师或专科医师。

(三)组织和管理

英国卫生部和高等教育筹资理事会决定每年临床医学生的录取人数,定期联合委托相关机构对招生情况进行回顾分析,并评估国家卫生服务体系对卫生人力的需求,以判断临床医学生招生人数是否满足需要。招生总数由卫生部统一控制,并对每所医学院均有招生数额限制(表3-1)。

表3-1　2006—2012年英格兰医学院招生计划与实际招生人数/人

	2006年07月	2007年08月	2008年09月	2009年10月	2010年11月	2011年12月
计划招生人数	6195	6195	6195	6195	6195	6195
实际招生人数	6401	6264	6477	6437	6418	6377

高等教育筹资理事会生均拨款的对象仅为符合招生政策和计划的学生，对于违反招生计划的医学院将进行训诫。英国医学总会除了负责医生执业注册等管理工作外，还承担着促进医学教育和实践的职能，并根据社会和医学科学的发展进步，适时设定医学院校培养医生的标准，具体包括：促进高水平的医学教育，协调各阶段不同水平的医学教育，包括院校本科医学教育的设计、认证与审查，与专业学会联合制定毕业后医学教育的结构等。英国基础培训项目办公室全面管理基础培训工作，将医学院校、国家卫生服务体系毕业后教育组织、医疗机构整合为基础培训学校，负责为受训医生提供多样化的临床训练环境。主要职责是促进基础培训项目的实施和改进，包括管理申请过程、制订培训计划以及标准和指南等。专科医师培训管理局负责为完成专科医师培训的医师颁发完成证明，负责保证专科医师培训标准的实施，它授权各皇家专科学会设置并监管高级住院医师和专科医师培训岗位。

二、六年一贯制的德式学制

采取定额形式设置医学院入学考试，从高中毕业生中招生，学制 6 年，分基础课、临床专业课和实习 3 个阶段，其中最后 1 年是临床实习。学校教育上，以大学为基础、学科为中心，实行理论教学、实验室训练和临床实践的渐进式教学；毕业后必须经过 2 年临床培训，之后再按规定的程序申请成为医生。德国是这一模式的典型代表国家，此外，多数欧洲国家实行这一学制。

(一)发展历程

德国医学教育具有悠久的历史，对世界医学科学的发展产生过较大的影响。德国最早的医学院建于 1348 年，当时对医学生的入学年龄和文化程度没有明确规定。从 14 世纪后期开始，医学院规定入学者必须获得文学士学位，15 世纪中叶，甚至要求进入医学院的学生须具有文学硕士学位，使获得医学学位的时间延长。这一时期，医学院的学制一般为 2～3 年，毕业时授予医学士学位，但不允许独立行医。独立行医必须再经过 2～3 年的进一步学习，通过考试，并满足医学院规定的各种要求后，才能领取行医执照和授予执照医师资格。18 世纪后期，医学院入学要求逐渐降低，规定中学生完成完全中学的教育即可进入医学院。1826 年，普鲁士宗教、教育和医务大臣下令将医学院的学制缩短为 4 年，并提出一份课程计划。1901 年学制延长为 5 年，1927 年又进一步延长为五年半，随后又改为 6 年。

(二)组织和管理

德国的医学教育强调教学自由、学习自由、研究与教学相结合、临床与实践教学相结合等特点。医学教育学制为 6 年，各个学校课程统一，包括基础知识(2 年)、临床理论(3 年)、临床见习训练(48 周)。医学教育中除了常规的医学课程，还包括急救训练、护理工作实践。此外，根据德国《医师从业条例》，医学生毕业后必须参加 18 个月实习医生工作，然后参加全科或专科培训，培训时间依据各专科不同，包括初级培训和高级培训两部分，高级培训时间至少 2 年。德国医生的继续教育是通过法律强制执行的，法律规定每个医生都要制定一个为期 5 年的继续教育计划，5 年内至少获得 250 个继续教育学分。如果达不到要求，第一年会被警告并扣减收入(10%～25%)；如果过期两年仍然不能拿够学分，将会被吊销行医资格。

在医学院校学习期间,要参加 3 次全国统一的国家医师资格考试,在每一阶段学习结束时进行。毕业后,由联邦医师考试委员会颁发医师证书。获得医师证书后方可进入实习医生阶段,从事临床工作。要想成为专科医师,必须在具有培养专科医师资格的医院进行专科培训,并通过考试获取专科医师资格证书。

三、六年一贯制的俄式学制

从高中毕业生中招生,学制为 3 年的前期教育和 3 年的专业教育,毕业授予医学博士学位。毕业后完成 1 年的临床实践,通过国家考试后,授医师资格证书。俄罗斯是这一模式的典型代表国家,原独联体的国家实行这一学制。

(一)发展历程

俄式学制经历了沙皇俄国、苏联、俄罗斯三个主要时期的变化,莫斯科医科学校建于 17 世纪中叶的沙俄时代,学制 4 年,第一学年为理论教学,第二、三学年学习"病症"和检查方法,第四年学习外科手术。18 世纪初建立了第一所以医院为基础的莫斯科医院医科学校,一般为 5～6 年。18 世纪 30 年代在莫斯科陆续开办了医院和医科学校,均以莫斯科医院医科学校的教学医院为样板。1735 年通过了"医院通则",对医学院校的组织和课程作了修改,规定完成 5～7 年的学习后,还需通过国家考试方能行医。18 世纪末,政府通过法律将医学校同医院分开。19 世纪初高等教育得到快速发展,莫斯科大学医学系规定学制为 3 年,但学生完成学业的时间一般为 4～6 年。19 世纪末全国已有 8 所医学院,各大学和军医大学的学制均为 5 年。

十月革命后,苏联针对国内对医务人员的迫切需求,采取了一系列措施加强医学教育:一是高等学校向工农子弟开放,降低入学标准;二是新增医学院校并扩大招生;三是改革医学课程;四是进行教学改革,学制缩短为 4 年。此后,从 1934 年开始把医学院学制延长到 5 年,1945 年进一步延长到 6 年。20 世纪 60 年代后,实行"初步专科化训练"并逐步在全国各医学院推广,目标是在医学院最后一年与毕业后第一年实行初步专科训练,6 年级课程结束时举行国家考试,实习结束时举行专科考试。苏联解体后,俄罗斯秉承了其教育体系,在高等医学教育方面仍沿用 6 年一贯的医学教育学制。

(二)组织和管理

俄罗斯大多数医学院设医学、儿科和口腔医学等专业,其中医学和儿科专业学制为 6 年,口腔专业学制为 5 年。大体上可分为基础教学和专业教学两个阶段,基础阶段又分为公共课和医学基础课两部分;专业阶段又分为专业基础课和专业课两部分。公共课、医学基础课和专业基础课共约三个学年,专业课约占三个学年。医学专业的第六年为选修期,学生可以从内科、外科或妇产科中任选,完成专科培训,经考试及格,授予医学博士学位。

大多数医院都要求医科毕业生须经过一年的实习医生,并要求完成一篇临床论文。国家设有专门的毕业分配委员会,将毕业生分配到用人单位并须服务三年。毕业后培训的时间为 2 年,完成这一阶段培训以后,可成为一名专科医生,这类培训通常是在大城市或首都的大医院中进行。

四、"4+4"的美式学制

医学教育实行"4+4"模式,医学院从本科毕业生中招生,即4年非医学教育、4年医学教育,毕业授予医学博士学位。医学院实行2年基础医学学习,2年临床学科和临床见习。毕业后,至少要接受2年的住院医师培训和不同年限的专科培训。美国是这一模式的典型代表国家,此外,加拿大、菲律宾等国家实行这一学制。

(一)发展历程

独立战争前后,美国有组织的医学教育已经有所发展。18世纪末,正式认可的医学院有32所,教学基本上是带徒培训,大学医学院课程只是作为带徒培训的补充和完善。19世纪中叶,尤其1868年南北战争结束后,随着地理的扩张和经济的发展,美国医学院校数量迅速增加。1869年哈佛大学曾参照德国和法国的医学教育制度,在医学院试行3年制的分级课程,并建立一批医学实验室。此后,其他医学院也相继进行了改革。

1877年,美国医学院协会成立,主要目标是促进美国医学教育的高标准。1883年医学院协会建议医学院学制为3年,并按年级进行教学,取消两年制的课程。1899年美国医学院协会与州医学考试和执照颁发委员会共同提出建议:预科教育水平应相当于较高的高中毕业水平;医科学制4年,课程按年级进行。1893年,约翰霍普金斯大学医学院建立,它是以德国大学为样板的一所真正大学教育型的医学院,对美国当时执行的医学教育制度进行了重大的改革,主要举措包括:①在全国范围内聘任教师;②制定较高的入学标准,约翰霍普金斯大学医学院是第一所从大学本科毕业生中招生的医学院;③学制4年,前2年为基础医学课程,后2年为临床训练,在门诊和医院进行;④开展毕业后教育,对已取得医学博士学位的医科毕业生,进一步进行实习期和住院期训练。由于约翰霍普金斯大学医学院有明确的办学目标和人才培养标准、经费充足、管理良好,教师专注于教学科研,使之迅速成为美国一所示范性医学院,标志着美国医学教育从带徒培训向以大学为基础的现代医学教育转变。

1904年,美国医学会成立医学教育常设委员会,并制订了一个"理想水平"的医学课程计划,基本要求是:①医学院的入学申请者必须达到正规大学的入学标准;②医学院的学制为6年。由于在全国立即执行有一定困难,作为一种过渡性措施,医学教育常设委员会规定医学学制为高中4年、医学院4年。1908年,在卡内基教育促进基金会主导下,当时在基金会任职的约翰霍普金斯大学毕业生弗莱克明开展了对德国大学教育的研究和对美国医学院的评价,并于1910年发表弗莱克明报告,成为美国医学教育发展的指导性文件,各医学院开始为提高医学教育标准作出努力,要求医学院的申请者必须具有大学学位水平与资格,并设置3年或4年分年级进行的医学课程。此后,美国各医学院的教育制度基本上形成了单一的模式,从1920年开始,各医学院均按约翰霍普金斯医学院的模式培养医生,医学院校的学制、学位和学位授予标准开始统一,形成了统一的医学教育制度,医学教育水平得到显著提高。

19世纪60年代中期以后,美国卫生保健面临着三个主要问题:一是人口迅速增长,需要医疗照顾的老年人明显增加;二是健康保险制度使医疗服务的覆盖面扩大;三是专科化服务的发展以及卫生保健费用迅速增加。通过对卫生人力需求的预测,美国政府作出扩展医学院和新建医学院的计划。1962年以后的20年中,美国医学院数量增加,招生规模扩大,并开始改革传统课程结构、缩短学制,实行医预科与医学院6年一贯制或3年制课程。70年代后期,由于教学质量下降,哈佛大学医学院和耶鲁医学院率先宣布恢复传统的教育制度,许多实行6年一贯制或3年制的医学院也陆续恢复原来的4年制学制。此后,医学教育制度逐步稳定,并全国统一为本科教育基础上的4年制教育,即"4+4"学制。

(二)招生和培养

2019—2020学年,美国有153所授予MD学位的医学院,共接收到896 819份入学申请,实际招收医学生21 869人,实际录取率为2.44%。平均每所医学院招生人数为143人,其中印第安纳医学院招生人数最多(365人),纽约大学长岛医学院招生人数最少(24人)。

为了确定适宜的临床医学教育招生规模,相关行业组织会开展大范围调查,调查对象包括医学院校、在职医务人员及社会公众等。根据对未来医生供求关系的预测,美国毕业后医学教育委员会和美国医学院协会分别提出临床医学招生规模建议,供医学院校参考。预测中一般会综合考虑新医生的补充、已有医生因年龄增长而退休、医生专业分布、医生生产力的提高与生活方式的转变以及人口的年龄分布与老化、城乡分布以及经济增长等因素。虽然提出了招生规模的建议,但这些建议仅仅是指导性的,实际上,美国医学院的招生规模还是由各医学院自行确定。各医学院主要通过对自身财务状况、办学场所、师资的评估,同时考虑申请人资质,决定是否扩招以及如何在扩招的同时保证质量。此外,住院医师培训岗位数量对于美国医学院招生规模也有一定影响。

(三)组织和管理

美国医学教育的管理主要通过非政府组织,联邦政府主要通过教育拨款和科研资助等方式影响医学院的发展,如20世纪80年代,由于临床医学毕业生供大于求,联邦政府减少了对医学院的拨款,以限制医学院招生规模。

美国医学教育联络委员会获得美国国会相关卫生法律及美国教育部的认可,负责美国和加拿大所有医学博士项目的认证,属于专业认证体系的组成部分。在美国,通过医学教育联络委员会的认证是有资格获得多个联邦政府项目的前提条件。在绝大多数州,只有获得该认证,医学博士学位项目的毕业生才有资格参加考试和获得医师执照,也才有资格申请毕业后医学教育认证委员会认证的住院医师培训。

毕业后医学教育认证委员会负责毕业后医学教育培训(包括住院医师、专科医师培训)基地与培训项目的评估与认证。该委员会为独立的、由医生领导的私立非营利性组织,其具体职责包括:对不同专业的培训计划和具体要求制订认证标准,尤其是制定不同培训阶段的里程碑培训目标;对承担住院医师和专科医师培训的基地及培训项目进行审核,对违反规定的基地可予以处理,甚至取消其培训资质;对新增的培训基地进行评价与认证。该委员会对于承担住院医师培训的机构、各专科及亚专科培训项目分别制定了全美统一的认证标准,并监督这些标准的遵守情况。2016—2017年,经该委员会认证的住院医师培训项目为10 672个,涉及154个专科或亚专科。

总结而言,美国医学教育有如下特点:

1. 实行精英教育,各院校对招生人数实行严格控制,如芝加哥大学医学院连续二十年来,每年只招 104 名新生。

2. 重视学生动手能力和临床技能的培养,要求学生不仅要掌握基础知识、基本理论和基本技能,更要学会将相关知识技能运用于临床实践。通过以上两点,保证医学生具有较好的文化素养和科学素养,做到动脑与动手、医学知识与临床技能同步发展。

3. 医学院毕业生必须在完成一年住院医师培训并通过美国医师执照各阶段考试后,才能成为一名通科医师。如果要想成为专科医生,须再经过 3～5 年不等的专科医师培训,并通过全国各专科委员会的专科医师考试。

第二节　教育培训系统建设

一、加强教育培训系统的原则

(一)协同原则,着力解决国家卫生需求

1. 促进多部门规划,将卫生需求与教育策略相结合　增加和扩大卫生人力数量的前提是采取灵活的、成本效率最优的、基于证据的相关方法,确定国家卫生优先事项和人口健康需求,并基于需求设计教育和培训项目,满足卫生人力岗位胜任力要求。必须要加强教育和卫生部门之间的协同,促进多部门规划。其中提高卫生部门研究成果收集和应用的能力,对于满足国家卫生需求,并将其与教育目标相联系是至关重要的。

2. 强调疾病预防,将公共卫生教育与临床治疗相结合　实践表明,针对疾病最有效的途径是将公共卫生措施与临床治疗结合起来。在培养卫生人员时,其课程设计的重点应放在公共卫生和初级卫生保健方面,院校医学教育除了关注理论教育,还要注重解决疾病的相关知识、技能和态度,这些疾病包括普通的感染、不断增长的慢性病、精神疾病、甚至是导致孕产妇死亡的相关疾病。

3. 发展新型卫生教育体,将卫生人力教育与卫生服务相融合　不同发展中国家在教育卫生人力应对疾病负担方面采用了创新的目标和方法,如委内瑞拉的巴里奥阿德克特开办"微型学校"项目,所有的教育和培训都在受监督的社区环境下进行,直接回应患者的需求;菲律宾大学将卫生人力教育培训与政府提供的卫生服务深度融合,使学生更好地了解卫生系统、改善卫生体系;巴西的 PRO-SAUDA 项目向卫生培训机构提供金融支持,促进职业教育、初级保健和行动学习法的培训(即实践学习,在一个专门以学习为目的的环境中,以组织面临的重要问题为载体,学习者通过实践对工作中的问题、任务、项目等进行处理),以满足社区卫生服务需要。

4. 加强领导和协作,提高医学教育质量　一是在发达国家和发展中国家之间建立网络伙伴关系,通过建立更系统的全球伙伴关系,用以持续联系、相互学习和相互支持。如 UNI 项目将 23 所拉丁美洲大学、当地社区及公共卫生服务紧密联系起来,促进相关管理者的交流和卫生系统性的改进。二是建立政府、学术机构、非政府组织、服务提供商和其他机构之间的合作和联系,为所有相关机构提供共享学习、信息交流和员工互惠互利的机会。

（二）创新原则，增加医学教育的公平性和效率

传统的卫生人力教育培训中存在临床学科过度专业化、培养与实践缺乏相关性、卫生专业的领域保护、卫生人力的狭窄认证体系（将卫生人力认定为狭窄的专业人才）、教育机构对课程和工作人员自主管理权限低、对教师培训不重视等问题。一般来说，卫生人力院校教育过分强调危急重症的理论和实践（应在医院掌握的理论知识和实践），而忽略了初级保健所需的能力。因此，在医疗资源稀缺、专业设备较少、专业技术受限的地方，卫生人力难以有效应对民众的健康需求。在培养技术熟练的卫生人员方面，教育系统可能无法保障教育出来的学生满足岗位胜任能力需求。同时，大多数课程本身可能是一种浪费，大多数教育和培训项目的内容都非直接适用于解决健康相关问题。这就造成了医学教育课程过于冗长，且包含大量非必需的课程，重新考虑、精简和集中课程可以缩短院校教育时间，加速卫生人力的生产。针对这些问题，对卫生人力教育培训的课程设计和授课模式进行创新，可以增加医学教育的公平性和效率。

1. 建立院校教育和毕业后教育相结合的教育培养方式，促进终身学习　医学生可以通过院校教育获得认证、通过毕业后教育获得患者所需的健康需求及服务方式，终身教育可以保证卫生人力时刻保持足够的岗位胜任力。

2. 增加培养内容，获取医学相关知识和临床技能外的相关知识　增加沟通技巧、批判性思维、团队合作、患者权利意识相关基础知识、以及社会和行为科学的背景知识，允许毕业生不断的分析社区人群的卫生需求，并为其需求提供专业支撑也应是创新的一部分。

3. 扩大共享教学工具的使用和非传统师资的应用，扩展培训覆盖范围　通过扩大信息化等共享教育工具的使用、网络教学等非传统师资的应用，可以大大提高卫生人力培养的规模和效率。由于在卫生人力工作和保健服务中越来越依赖信息和通信技术，医学生需要掌握并熟练应用相关技术。

4. 增加提高教学水平的课程，提高医学生的带教能力，缓解师资缺乏　澳大利亚、加拿大、英国、美国等国家，都将教学能力作为医学生培养的核心，这些医学生毕业后，都能够作为师资进行储备，大大提高师资的数量。

二、加强卫生教育培训系统的策略

（一）降低卫生人力流失，提高医学教育可及性

卫生人力流失是一个严重的问题，例如在撒哈拉以南的四个国家，每年院校医学生的流失率从 10% 到 40% 不等。降低卫生人力流失、提高医学教育可及性的手段通常包括：

1. 增加收入和福利　通过财政补助和住房等措施，可快速的吸引医学生进入医疗体系，如南非通过增加中专毕业医学生的收入和相关福利降低其流失率。

2. 提高卫生职业的可及性　在合理的招生结构下，扩大边远贫困地区的学生招生可以提高医学教育的可及性，这些学生更有可能在卫生服务缺乏的地区进行工作，且流失率较低。

3. 在非城市地区设立教育和培训机构　大多数卫生教育培训机构和医疗卫生机构位于城市中心，导致医学的实践关注于以医院为基础的教学，而非社区卫生需求。

发展新的高等医学教育学校、学院及相关机构,并将其设置在农村和城市的弱势社区,将提高该地区学生的入学机会,提高当地居民的医疗服务可获得性。古巴在卫生服务不足的地区,其药房工作人员均由卫生专业人员组成,以便形成一个"微型学校",许多来自贫困家庭的学生在这些微型学校接受有监督的实践训练,2005 年以来已建立了 1 万多个这样的"微型学校"。委内瑞拉也实施了"微型学校"项目,目的是将卫生人力教育完全融入当地的卫生系统,提高医学教育的可及性。

(二)整合院校教育、毕业后教育和继续医学教育

院校教育、毕业后教育和继续教育相结合的全职业周期、模块化的学习,是提高卫生人力岗位胜任力的重要教育方式。整合三阶段医学教育,可以从以下几点入手:

1. 重新设计院校教育课程,提高医学生毕业后岗位胜任力　目前的医学教育中,应该在院校教育所掌握的技能没有掌握,需要在毕业后医学教育补相应的技能缺失。重新设计院校教育的课程,将为有效的、持续的毕业后教育和继续医学教育提供更加坚实的基础。

2. 对毕业后教育和继续教育进行监管和考核,确保教育质量　毕业后教育和继续教育的提供者包括高等教育机构、医疗卫生机构、专业协会、非政府组织、制药公司等,对于这些机构提供的教育培训项目,应该有相关政策和监督环境确保项目的实施效果和实施策略。当毕业后教育和继续教育项目完成后,应当进行某种形式的验证。

3. 优化继续教育,力求与国家卫生系统需求相结合　当前多数继续医学教育是针对特定疾病展开的,并未与整个卫生系统结合起来,并且通常情况下,卫生人力都是在其工作场所以外的地方接受继续教育,阻断了知识和实践的传递,影响卫生人力岗位胜任力的提高。为了确保继续教育与国家卫生系统需求相结合,最佳的选择是继续教育内容适宜、不同技术人员多方参与以及在工作地实施。孟加拉国在 2008 年通过一项基于能力建设的紧急产科护理继续教育项目,医务人员和护士组成小组进行共同培训,培训结束后必须在农村地区工作两年,且此培训项目计入日后的学历教育当中。

(三)开发适用于各类卫生人力的公共教育平台

1. 加强以团队为场景的教育,关注卫生系统需求　在院校教育阶段,许多院校对于不同专业的卫生人力进行隔离式培养,公共教育平台可以使院校教育改变其教育重点,使培养目标从培养不同类别的人员转向关注卫生系统不断变化的需求。公共教育平台同样可使得毕业后教育和继续教育受益,特别是通过以团队为场景的教学方式进行教学,有助于加强不同专业的卫生技术人员之间的相互尊重和沟通,提高专业水平,并且可以在相互帮助下减少出现医疗差错的概率。

2. 促进卫生人力任务转移,保证技能水平最大化　通过公共教育平台,可以促进不同专业之间的相互了解,使不同技能人员在需要的时候改变技能,发挥技能水平最大化(通常称为"任务转移")。在一个教育体系、监督体系和转诊体系有效的系统中,"任务转移"的策略是最有效的。例如在能够保证分娩所需的专业设施和专业知识的前提下,简单地增加训练有素的接生员,就可以显著降低产妇死亡率。

(四)以社区为基础,使用模块化教育方式

1. 加强以社区为基础的教育和服务理念　以社区为基础的教育和服务理念(the concept

of community-based education and service,COBES）是 20 世纪 60 年代尼日利亚 Ilorin 大学开发,被世界各地卫生人力培训机构广泛使用。COBES 是培养学生能够解决当地社区的优先卫生需求,强调团队合作、解决问题能力以及促进健康的能力。COBES 保持与社区常规的、密切的互动,致力于让学生学习如何在社区进行服务,而不是让学生仅仅了解社区。南非瓦尔特·西苏鲁大学健康科学学院实施了基于问题和社区的课程,学校与社区建立了广泛的合作关系——社区成员参与课程开发、学生选拔和评估,以及社区从业人员在学校担任教职。

2. 增加模块化教育方法　每个模块的内容被单独分开,随着学习进程的推进,由不同专业学生组成的团队在监督下,进行每个模块内容的学习。模块化教学能够使学生逐渐掌握越来越复杂的能力（包括管理技能）,同时获取提供医疗服务的经验。

（五）增加信息和通信技术的应用

信息和通信技术（ICTs）是促进各阶段医学教育的革命性工具,对于增加卫生教育者教育机会来讲,ICTs 是一种极有发展前途的方法。

1. 不限访问和参与,扩大师资覆盖范围　高等教育机构可以通过同步和异步分发讲座、小型教学和其他材料的音频和视频流,增加课程数量,扩大现有师资覆盖范围。

2. 多用途应用,提供持续远程教育　ICTs 可以涵盖从出生登记到电话会议到开放式学习,例如加拿大国家发展研究中心与蒙古国立医科大学合作,为卫生工作者提供远程医疗设施和低带宽持续远程教育。肯尼亚实施一项基于网络的护士培训项目（RAFT）,可以将学习的技能与时间和空间相分离。"E 葡萄牙"是葡萄牙语国家卫生机构门户网站,它提供全面的卫生信息资源,以改善卫生系统。

（六）通过质量保证体系改进医学教育质量

质量保证体系能够确保卫生项目可以为国家卫生优先事项培养合格从业人员、提供问责机制、并允许各个机构进行自我评估,以指导今后的改革。质量保证的方法包括学术审查、机构认证、项目认证、教育认证等。其中,教育认证是促进医学人才培养质量提高的重要手段。低于 60% 的发展中国家医学毕业生需要通过国家统一的资格考试才能执业,在非洲和东南亚国家,这个数字低于 40%。国际护理理事会已制定这样的标准,确定了护理毕业生的关键能力框架,可以用来收集分析和比较不同教育的标准。

质量保证的目标是改进教育过程、课程、师资,最终提高毕业生质量,让那些满足既定标准的机构从事医疗教育工作。当教育机构的表现不达标时,主管部门有权利为了改善教育而施加更严格的条件。随着私立医学教育部门的增加,为了保证医学教育质量,在过去 20 年里,若干国家制定了医学质量保证体系。20 世纪 90 年代,拉丁美洲一大批国家成立了新的国家医学教育认证机构,许多撒哈拉以南的非洲国家也建立了医学教育认证机构。质量保证机构的主管单位包括政府管理,如萨尔瓦多和尼泊尔;外部第三方管理,如加纳和菲律宾;国际间医学区域认证机构,基于规模经济考虑,如东非、中非和南非护理学校联合开发的护理学校认证框架。

（七）完善卫生人力教育和培养机构能力

1. 扩大师资规模　增加合格的师资数量是扩大卫生人力教育规模的重要前提,在国家和机构层面,促进不同背景的非传统师资的政策将增加现有师资数量,并促进新课程环境下

的教学质量。在资源稀缺背景下,增加师资的选择主要包括:

(1)提高薪酬福利。在马拉维,一个以信仰为纽带的组织通过提供薪金补贴和免费住宿,使其师资增加了一倍。

(2)注重师资发展,为教师交流和实习创造机会,如阿拉伯联合酋长国 KwaZulu-Natal 大学开设 ITCs 促进硕士课程。

(3)采用不同方式,强化师资的继续教育。如采取"培训师"(一人带三人)、连锁培训(不同专业之间的互相培训,如助产士培训医学生等)等模式培训师资,培养师资的多种技能(包括教授不同专业、同行互教、模拟病患等)。2003 年,在埃塞俄比亚的旨在改善社区卫生服务的主要卫生推广方案实施之前,该国卫生部挑选了 85 名训练有素的教师,培养了约 700 名教师,随后这些教师培训了超过 1.5 万名医务人员。

2. 建立伙伴关系　在政府和发展伙伴推动下,以国家卫生需要为中心的长期伙伴关系可以提高卫生人力培养质量,如教育机构与政府、卫生系统和商学院等之间的合作。成功伙伴关系的基本要素是:制度与愿景的相似性、建立和促进长期双边交往的意愿、双边关系的质量和深度、机构互信的程度及发展。伙伴关系的主要产出包括:提供短期的教育培训、教材的开发和分配、促进和鼓励最佳网络发展、提供领导力培训机会等。

3. 加强区域合作

(1)加强区域间卫生人力教育和培训的合作,不同国家或区域的教育培训机构可以通过承担卫生人力培训获得收益。位于孟加拉国的詹姆斯·格兰特公共健康学院和南非国立公共卫生学院为区域和国际高级培训提供了大量的机会;在英国皇家学院支持下,南亚医学教育机构为家庭医学教育建立了一个共同的课程和能力框架。

(2)加强区域间卫生人力网络系统的发展,对区域间数据进行监测与分析,提高卫生人力岗位胜任力。1999 年,拉丁美洲和加勒比地区的 PAHO 推出卫生人力资源观测平台,可以共享和分析相关国家的劳动制度、教育、生产力和治理方面的数据资料。

4. 加强公私合作　由于医学教育成本较高,医学院通常都是由公共资金进行资助的(即公立院校)。同时,许多营利性的医学院校教育质量也很高,并且承担了相当一部分比例的卫生人力教育工作。公私合作在弥补卫生人力短缺方面发挥重要作用,尤其在资源受限的情况下。公私合作包括:

(1)国内公私机构之间的合作,如在乌干达,60% 以上的农村地区的护理人员教育是由乌干达天主教医学委员会提供的;阿加汗基金会在东非运营着几个医疗机构,承担了相应的教育职责。

(2)与国际非营利组织合作,如世界银行集团成员国际金融公司与沙特、德国医院集团合作,在埃及和也门建立新设施,作为改善海湾国家医疗保健区域战略的一个部门。

(3)与跨国公司合作,如百时美施贵宝、默克、辉瑞等制药公司均在投资于卫生人力资源和基础设施建设,以提高对艾滋病、疟疾和集合病的诊断和治疗的机会;默克公司与国家护士理事会合作,为卫生人力开发了一个重要的移动图书馆。

三、医学教育师资现状及发展策略

师资是医学教育最宝贵的财富和资源,"师资发展"是为了使教育机构能够完成其教育目标、愿景和任务,而为机构内教师、临床医生、研究人员和管理者编制的个人发展方案。McLean 等人将这一定义扩展到社会和道德责任,强调医学教育的社会责任使命,以满足社会需求。

(一)医学教育师资面临的主要问题

目前,医学教育师资面临的主要问题包括:一是教学往往被当作是临床和科研的附属工作。医学教育的师资在医学教育机构中的作用是多方面的,包括临床、科研、教学等,其中教学属于知识的传播,科研属于知识的产生。一般来说,教学和科研所处的地位优先等级不同,科研有助于提高个体的学术和职业道路,并带来权力、金钱和特权,而教学长期处于从属地位。二是对教学的激励较低。通常情况下,教学岗位所提供的经济和非经济奖励远低于高级临床岗位所能提供的激励。在欠发达国家,教学岗位和临床/科研岗位待遇差别更大。三是现有师资缺乏教学准备。现有卫生人力师资在传统知识、技能、现代能力(循证实践、跨学科团队合作、学术领导能力)等方面都缺乏充分的准备,甚至许多师资本人认为成为一名优秀的临床医生或科学家就足以成为一名优秀的师资。事实上,如果没有充分的教学准备,可能会难以掌握教学技巧,阻碍创造性的教学。四是缺乏师资发展的环境。师资的发展离不开实践和教学的双重环境,支持性的工作环境和教学激励能够促进师资的发展,组织、制度、文化等也会间接影响师资发展。目前,医学教育师资缺乏相应的发展环境,医学院的学生通常是由具有有限临床经验的教师、或由不熟悉现代生物医学科学和循证实践的临床医生进行教授。五是师资短缺现象普遍存在。许多因素导致了医学教育师资的短缺,如教学负荷重、职业发展前景暗淡等。同时,卫生人力需求的不断增加,进一步加剧了师资短缺。在全球范围内,少数民族师资、偏远欠发达地区师资比例不足,应大力加强这些师资的发展。

(二)发展策略

促进医学教育师资的发展策略包括:

1. 协助师资制定或调整与其教授群体相关的课程,建立以循证为基础的教学方式。

2. 对师资进行培训,培训内容包括教学、评估、沟通技巧、专业精神等。

3. 改进管理,包括教学管理、教学激励、组织发展、变革管理等。

4. 关注师资能力发展,包括临床教学技术、临床教学能力等。

5. 支持师资发展的体制机制变革,将师资发展纳入教育认证过程等。

当然,对于不同的师资对象,其发展策略也不同,如对新任师资主要提供发展方向、教学模块培训;对现有师资主要通过研讨会、教学评估、纵向奖励等措施;对于教育领袖、教育创新者和教育学家,应该通过更高层次的方式。除了师资本人,还应注重对医学教育管理人员、课程规划者、卫生专业技术人员、组织者等利益相关者的提升。

第三节　教育培训投入

世界范围内卫生人力短缺的主要原因是绝大多数国家没有培养足够的卫生人力来满足本国卫生需求,世界上 35% 的医学院校分布在巴西、中国、印度和美国,几乎 50% 的国家只有一所甚至没有一所医学院。完善医学教育培训设施需要大量投资,据估算,每位临床医学毕业生的平均花费约为 11.3 万美元、护士为 4.6 万美元,其中美国培养一名临床医学毕业生的成本最高、中国最低。卫生人力教育与培训经费的筹集面临着重大挑战,本节主要围绕卫生教育培训投入,就如何资助、筹资水平、组成机制,以及投入如何影响卫生工作者的数量、质量及相关性等问题进行梳理分析。

一、教育培训投入概况

(一)主要特点

卫生人力教育培训投入有以下特点:

1. 投入不能保证产出,在教育领域的资金投入是对人力资本的一种投资,它不能保证在特定培训领域的投资回报(例如培养的护士或医生可以在别处寻找工作)。

2. 投入的社会价值较大,培养卫生人力的社会价值远大于经济价值。

3. 医学生无法支付其所受医学教育的真实成本。因此,卫生人力教育和培训属于公共福利而非私人福利,仅靠市场机制不能有效的生产和分配医学教育资源,在大多数情况下,医学教育中公共投入占了绝大部分。同时,私人教育市场也无法培养足够医学生,以确保整个社会的卫生人力满足人口需求。

(二)各国普遍做法

鼓励加强卫生人力教育培训的投入,符合各国政府的利益。当然,对不同卫生人力的教育培训投入带来的产出不同。如在越南训练医生的成本是护士的 14 倍;而在 1998 年的美国,培养 14 名高级护士的费用仅仅等于培养一名对抗疗法医生的费用。同时,对本国卫生人力的培训投入并不必然导致本国卫生人力数量增加。由于卫生人力的教育和卫生人力市场都是全球化的,本国毕业生人数增加并不必然导致该国卫生人力数量增加。也有证据表明,在海外培训卫生人力具有成本效益,即使在海外进行培训的医学生可以获得财政支持,例如在外国医学院就读的美国学生的培养成本仅为 13.85 万美元,而在美国本土培养的成本可能会达到 22.40 万美元。

鉴于卫生人力教育培训投入方面的一些共性特点,各国依据实际采取了一些应对策略,例如:

1. 依靠移民应对本国日益增长的卫生人力需求　近年来,澳大利亚、加拿大、英国、美国等一些高收入国家一直未能扭转卫生人员相对或绝对供给的下降趋势,因此将吸引国际卫生移民作为应对本国特定卫生人力缺乏的短期策略。在这些国家中,国际医学毕业生一般占到医生总数的 23%～28%,其中 40%～75% 来自低收入国家,其中美国约 86% 的非洲医学院毕业生来自加纳、尼日利亚和南非,通过卫生人力移民来降低本国高昂的医学教育开支。

2.依靠卫生人力出口为本国带来经济效益　在菲律宾,护士是该国最有价值的"出口产品"之一。

3.依靠财务补偿扭转卫生人力进口国的成本　对于卫生人力流出国和进口国之间的成本差异,菲律宾主张达成双边协议,即进口方补偿出口方。加勒比地区有一个卫生人员移民的方案,在双方互惠条件下,促进卫生人力资源的迁徙。如圣文森特岛也出口护士,美国医疗机构从该国招聘护士,须向政府支付每个移民护士的培养培训费用,所收到的资金再投资于护士培训。

4.派遣学生到国外进行培训　一些没有医学院的国家派遣本国医学生到国外进行培训,条件是毕业后回本国工作,如博茨瓦纳、莱索托和斯威士兰。一些较小的国家已与邻国签订协议,以最低成本培养护士,安提瓜和格林纳达之间的这种伙伴关系已在2003年建立,格林纳达帮助安提瓜培养护士。对发达国家而言,海外卫生人员培养是一项具有成本效益的措施,对于人口规模相对较小、医疗教育体系存在过剩的国家来说,与发达国家达成卫生人员出口互惠措施是可行的。但是,对那些没有培训足够卫生人员的国家来说,出口卫生人力资源是一种投资损失和负担。

(三)面临的主要困难

目前,卫生人力教育与培训筹资目前仍面临一些困难,主要包括:

1.投入缺乏相关数据　如卫生人力教育和培训费用、培训不同卫生专业人员的机会成本、教育机构的收入来源、反映教育质量的相关数据缺乏,从而难以准确核算保证医学生培养能力的投资水平是多少? 学费标准应该是多少? 资金如何在医学院校和医院之间进行分配? 资金如何在不同学校之间分配? 资金如何在不同专业之间进行分配?

2.投入的影响难以衡量　投入如何影响卫生人力的数量与质量? 如何影响卫生人力的组合和部署? 如何实现卫生人力的最优组合和能力最大化等。

3.投入的有效性无法保障　在大多数国家,卫生人力的培养和使用分属不同部门负责。若不同部门之间缺乏协调,则可能会出现资源分配不充分或不匹配,并可能会培养出"不需要"的卫生人力。

4.人力资源市场对投入产出有重大影响　人力资源市场决定了一个国家的就业水平,即使对卫生人力教育和培训的投入充足,但薪酬不足、工作条件恶劣、或缺乏就业机会等因素,会导致大量卫生人力和应届毕业生移民,加剧卫生人员的短缺,对投入的产出产生影响。

二、教育培训投入的使用

公立卫生教育机构资金来源可分为三类:①通过提供有偿服务而产生的收入,如附属医院的医疗收入;②学生学费,在东南亚、美国和西太平洋地区,35%～41%的医学院的收入来源是学生学费,而印度这一比例高达50%;③其他投资者,如银行、多边捐赠者、基金会、外籍人员、校友和专业人士进行的捐赠,往往占公立医学院资金来源的一小部分。

（一）公共资金投入方向

政府提供的公共财政资金在医学教育方面主要用于：

1. 对公共基础设施进行投入　公共资金需要对卫生人力教育培训的基础设施进行投资，以减少教育培训机构的不公平地域分布。有研究表明，教育培训机构的所在地与受教育人员的所在地相关。基于此，泰国将地方医学院校列为投资重点，泰国在 1976—2001 年间农村医生人数增长了 9 倍。

2. 支付学费　为了扩大卫生人力数量，参加公立和私立医学院校的学生需要直接或间接的财政支持来支付学费。在美国，政府通过联邦贷款向参加公立和民营医学教育的美国公民提供财政援助，大量医学生依赖联邦贷款完成学业。经合组织中也有国家指出，医学生需要通过公共贷款、奖学金或助学金以获得更多的教育机会，尤其当教育的学费很高或者获得其他贷款的金融障碍很高时，公共贷款成为维持入学率的重要手段。然而，低收入国家的公共贷款通常的还款率和复苏比率较低，如在肯尼亚和加纳，学生贷款的还款率分别为 28% 和 39%、复苏比例仅为 5.6%。因此，为营利性民营医学院校提供公共贷款对低收入国家并不可持续，低学费可能是更好的选择。

3. 支付学杂费　即使医学生的学费、食宿费、交通和公共设置等费用得到了全额资助，其生活费和书籍费等仍然需要支持。支付生活费和书籍费在加纳和一些 OECD 国家很普遍，包括芬兰、冰岛、挪威和瑞典等国家，对医学生不收取学费，公共补助金和公共贷款可以用来支付生活费用，所以这几个国家医学院校的入学率高于平均水平。

4. 直接分配给公立和私立医学院校　用以扩大公立和私立医学院校学生数量，间接降低医学教育成本。然而，通过大量公共贷款来对营利性教育机构进行投入不是个长久之计，收入较低的国家会面临压倒性违约贷款的出现，如肯尼亚和菲律宾。

（二）资金使用方式

1. 鼓励公共投入与私人投入相结合，扩大卫生人力教育培训覆盖率　在坦桑尼亚，政府会向私立医学院校学生提供贷款和助学金，这有助于增加入学人数。在美国，联邦贷款也可以给就读于具有类似认证标准的外国学校的本国学生提供贷款。当卫生工作者、社区领导人和捐助者共同努力的时候，公共和私人的医学教育投资可以最小化。菲律宾 Zamboanga 医学院 1993 年成立时，运营资金只有 500 美元，志愿者开发了课程、国外大学合作伙伴免费解答问题，地方领导人从国际慈善捐赠者筹集资金以支付学生费用。

2. 增加合格师资　师资的缺乏严重影响医学教育的质量和数量，印度医学院的教职工数量仅为规定的 66%～80%；美国 2007 年护理教职工短缺 8.8%，当年 30 709 名初级护理课程的申请人被拒绝，师资不足是主要原因之一。在撒哈拉以南的非洲，许多医学院不得不依靠外籍教员，一些紧急项目往往依赖于外籍志愿者。此外，还应加强教育监管，控制私立医学院校数量，保证投入合理分配。如果缺乏监管，一味地增加私立医学教育机构可能会损害医学教育的质量。1980—2010 年，菲律宾护理院校的数量从 40 所增加到 470 所，大多数是民营机构为了营利，2006 年这 470 所护理院校中，护士执业资格考试通过率只有 42%，仅 12 所学校的通过率超过 90%。

第四节　教育培训监管与认证

医学教育培训监管是确保卫生行为安全有效的公共机制,涉及卫生人力的能力发展和能力保持,主要包括教育培训项目的认证、卫生人力的注册和登记,以及对卫生人力的持续职业发展(CPD)提出要求。医学教育认证是一个审查和批准的过程,在这个过程中,一个机构或项目被授予在有限的时间内满足某些既定的标准。随着卫生人力数量尤其私立医学教育机构的增加,教育认证变得越来越重要,可以督促医学教育机构不断提高教育水平和质量,指导教育协同解决国家、地区的优先健康问题。

一、监管体系的主要问题和策略

医学教育培训监管主要包括教育认证、个人注册登记和持续职业发展(图3-1)。其中,教育认证主要是用来确保教育机构符合医学教育的标准,并且培养出来的卫生从业者能够获得岗位胜任力;注册或登记是确保卫生从业者已经获得了能够为患者提供安全有效的医疗服务的能力,也是一种对教育质量的检验;持续职业发展规定了卫生从业者继续注册的要求,包括记录在案的工作时间和继续教育学分等。此外,诸如记录在案的临床经验、不良事件后的自我反思、外部同行评审和对临床教育的贡献等内容也开始在持续职业发展要求中出现。监管机构负责制定专业教育标准,一些发达国家多委托给私人和非营利性机构来承担,如美国、加拿大;而在一些发展中国家,往往由教育或卫生行政机构直接承担,如几乎所有非洲国家。

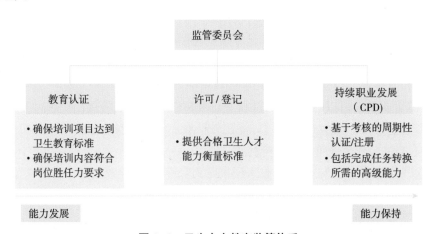

图3-1　卫生人力教育监管体系

从全球范围看,临床医学、护理、助产士的监管最为广泛,一项针对58个国家的调查显示,80%的国家已经建立护理教育监管体系。然而,对于其他卫生人力如药剂师、实验室人员等,在多大程度上受到定期的监管、对其教育的认证达到了什么程度等情况并不清楚。根据2006年世界卫生报告,四分之三的地中海东部国家、二分之一的东南亚国家和三分之一的非洲国家均建立了卫生专业认证制度。监管机构会对医学教育审批提出要求,在卫生人力注册登记之前,各个国家对个人能力都要进行正式评估,36% 的医学教育监管机构在重新注册登记前都必须对持续职业发展提出要求。

(一)教育培训监管体系存在的主要问题

教育培训监管体系首要目的是确保公众能够获得合格的卫生人力,如何保持适宜的监管以使其能够引导卫生人力教育高质量发展,是医学教育监管体系的核心。目前监管体系存在的主要问题有:

1. 监管体系过时　现阶段,许多国家的医学教育监管体系缺乏权威性,需要进行实质性的修订,但许多国家尚未考虑过修订问题。斯威士兰(1965)、博茨瓦纳(1995)、赞比亚(1997)的护理和助产士专业监管在过去几十年都没有得到更新,致使很多护士从事的活动并没有完全达到护士角色应该达到的程度。在一些发达国家,监管机构正在努力通过多种专业设置对护士进行分类,如心理健康、麻醉、家庭护理等。再如随着艾滋病病毒的流行,相应专业的医学生需要掌握逆转录病毒(ARV)疗法,而在部分监管体系过时的国家,其教育培训尚未涉及这些情况。

一些国际相关组织(如 ICN、ICM 和 IIME)已经建立护士、助产士和临床医学教育培训的核心岗位胜任力,各国需要据此对本国医学教育进行认证。当然需要结合本国实际情况,如疾病负担、文化等。

2. 缺乏支撑技术和资金　缺乏技术主要表现为缺乏医学教育评估的专业能力,多数国家在对卫生人力移民进行评估和注册登记时,依据的主要是记录在案的教育、工作和培训经验,如何对这些文件的真实性和权威性进行鉴定,是监管机构面临的重要问题。

缺乏支持资金主要表现为监管机构缺乏维持认证、注册登记和持续职业发展的资金。大部分国家的监管机构都是准政府机构,根据国际护士协会的调查,护理教育监管部门往往依靠监管收费来维持自身运行,资金不足导致机构很难较好的运行。因此,虽然监管机构认识到自身评估和认证能力不足,但由于资金缺乏,发展和改进这些能力非常困难。

3. 缺乏相应权威　监管机构没有足够的权威保证教育工作者和卫生人力遵守其颁布的标准,即使监管委员会可以通过认证、注册登记和持续职业发展等提出要求,但往往没有办法强制执行这些标准。卫生行政部门可能比较抵触那些与自身有制衡作用的机构,从长远看,建立强有力的合作体系符合其自身利益。

以上这些问题由来已久,且在低收入国家尤其普遍,甚至导致医学教育培训监管不能有效进行,从而影响卫生服务提供质量。

(二)医学教育培训监管体系改进策略

1. 对教育培训监管进行有效改进

(1)坚持医学教育标准:在国际护理、药师和助产士的教育标准中,均提到要对医学教育资源进行管理、师资必须符合理论和临床教学要求、有足够生源并对学生进行有效支持、课程设计基于岗位胜任力要求、对教学进行有效管理。

(2)对教育项目进行认证:虽然迄今为止,在制定持续职业发展标准方面还没有进展,但对所有的持续职业发展项目进行认证会对医学教育和卫生人力发展具有重大改进。

(3)在国家层面对卫生人力进行监管:保证适合的生源进入卫生人力队伍,使学生能够得到合适的支持,教育过程中得到足够的资源、工作基础设施和支撑管理系统。

（4）对公私培训项目进行认证:由于私营医学教育机构数量迅速增长,监管资源不足,部分国家只对公立医学教育机构开展的项目进行认证。相反,出于对医学教育质量的担忧,埃塞俄比亚则仅对私立医学教育机构开展的培训项目进行认证。

2. 促进监管的创新

（1）促进区域医学教育监管:东非和南部非洲几个国家正在积极探索建立"联盟理事会"的行动,以提高监管效率、提供更好的宣传、确保教育标准的一致性,促进联盟国所有医学教育监管。

（2）掌握相关的工作和技术标准。对于国际护理协会、国际助产士协会和国际医学教育协会所建立的卫生人力国际标准,各国在执行和应用中需要掌握高质量的工作和技术。

（3）普及 OSCE 评估系统。OSCE（objective structured clinical assessment）是一套由国际专业组织建立的目标结构化临床评估系统,可以在卫生人力注册登记之前客观衡量其能力。该系统在护士、助产士和药学学生的总结性评估中得到应用。

（4）充分利用移动信息和通信技术。

3. 促进跨境卫生人力认证　随着卫生人力国际流动的不断增加,在对跨境卫生人力进行认证越加需要,及时明确国外卫生人力是否完成了符合本国标准的教育、是否具有本国卫生系统所需的核心能力、是否能够以符合本国持续职业发展的方式维持其专业能力等问题。美国护理委员会（NCSBN）和欧盟的一般医学委员会（GMC）等为跨国卫生人力监管提供了较好的模型,确保跨国监管达到一致。

二、医学教育认证现状、形势与挑战

（一）医学教育认证主体及标准

医学教育培训的认证主体包括:①专业协会,如医院协会（墨西哥）或护士协会（缅甸）;②法定组织,如由联邦法令或国会法案设立的医疗或护理委员会（泰国）;③国家认证机构,由议会法案设立,负责包括医学教育在内的所有高等教育认证（阿根廷）。在不同国家,医学教育认证可能由一个部门、一个专业的管理机构、一个国家认证机构或一个专业协会来承担。然而,尚有一半以上的国家缺乏可信、透明和全面的医学教育认证体系。医学教育培训认证机构的资金来源主要包括提供认证服务收取的费用、资助和捐款、出版刊物等收入。

需要指出的是,国际上有一些研究者认为,除了国家评估和学术鉴定机构之外,独立专业认证机构是多余的,增加了系统负担的费用。当然此种意见已被国际权威部门所否决,据欧洲医院协会在医学教育质量保证方面的声明,通过详细对比卫生认证体系与高等教育认证体系,认为应该单独设立卫生认证体系。

标准是认证的基础,一般认证标准由国际专业组织负责制定。在制定标准过程中,应该让所有利益相关者都参与其中,包括如公众、各级政府、卫生监管机构、卫生服务机构、资助机构、学生、许可机构、教学人员、大学等。

常见的医学认证国际标准有:美国医学教育联合委员会、澳大利亚医学理事会和其他机构的认证标准。其中,美国医学教育联合委员会发布的全球基本医学教育标准在全世界约一半以上的学校使用,该标准分为 9 个方面 36 项,涉及医学教育目标、教学计划、学生评估、学生、教员、教育资源、项目评估、治理和管理等内容,并持续更新。常见的护理认证标准有:美国国家护理协会认证委员会、英国国家医学委员会、乌干达卫生专业人员委员会等发布的标准。

(二)国际医学教育认证现状

WHO 各区域医学院校认证情况见表 3-2。

表 3-2　WHO 各区域医学院校认证情况

区域	认证情况
非洲区 (46 国家)	在大多数以英语为母语的非洲国家,其医学教育认证是由政府或专业委员会完成的,约 11 个英语非洲国家有国家认证机构; 在以法语为母语的非洲国家,据 WHO 掌握的数据,没有国家有国家认证机构,但是法语非洲国家医学院校院长会议有权进行基本医学教育的认证或授权,任何新学校的初始认证由各部委负责,且不进行重新认证
欧洲区 (53 国家)	在西欧和中欧,认证体系是一直在发展变化的。某些国家,如英国、爱尔兰等有强大的国家认证系统; 在欧盟国家,所有的认证项目都必须遵守执业资格认可指示; 在东欧和苏联国家,认证体系也一直在发展变化。一些国家,如哈萨克斯坦,有较强的基础医学教育认证体系
东地中海地区 (22 个国家)	5 个国家有完善的护理教育认证体系; 目前,WHO 与 WHO 东地中海区域办事处和 WFME 之间有一项共同倡议,旨在制定一份区域指南和区域医学认证标准
美洲区 (35 个国家)	美国和加拿大有先进的医学教育认证体系; 在拉丁美洲和加勒比,许多国家使用同一套高等教育认证体系对所有专业进行认证; 加勒比国家医学和其他卫生专业教育认证机构(CAAM-HP)是加勒比国家医学和其他卫生专业的认证机构
东南亚区 (11 个国家)	认证体系发展有限。2007 年,仅 3 个国家有护理教育认证体系
西太平洋地区 (27 个国家)	澳大利亚和新西兰拥有完整的认证体系; 中国仅有部分专业认证体系; 日本没有医学教育认证体系,但正在开发一个强大的认证体系

美国教育委员会(ECFMG)认为,为了确保认证机构的标准和过程令人满意,必须对认证进行额外的促进措施。2010 年,ECFMG 表示截至 2023 年,申请 ECFMG 认证的医生被要求必须在经过认证的医学院毕业。为了满足这个要求,医学院校必须通过正式的认证过程,且必须使用全球公认的标准。

2009 年,国际护士协会(ICN)开展了一项针对 172 个国家关于护理监管的调查,结果显示:认证管理机构在未与教育机构合作的情况下,采用自主认证模式进行认证的比例最高为 67%,非洲地区最高;认证管理机构与教育机构合作、采取合作认证模式进行认证的比例最高为 27%;欧洲地区最高;依靠第三方模式进行认证的比例为 67%,最高的为美国。

(三)医学教育认证面临的形势与挑战

1. 促进跨国家和地区的认证 医学教育培训与国家经济社会发展息息相关,区域政治经济集团的建立,激发了协调卫生人力专业资格的要求,使卫生人员登记注册在这些集团或共同体的国家内可转移,如欧盟、南非发展共同体等。

不同国家或地区的医学教育认证标准一致,则更有利于卫生人力的迁移。为促进高等教育的跨国家和地区教育质量均衡和认证,欧洲国家制定了《里斯本承认公约》和《关于提供跨国教育的守则》,以协调文化多样性和标准。联合国于 2007 年针对亚太地区制定《关于跨境教育质量的指导方针》,世界银行制定《非洲地区高等教育认证和质量保证倡议》等。

2. 实施一套有效的认证制度带来的挑战

(1)医学教育培训认证必须平衡质量保证和质量改进的需求。一方面,如果认证过分强调质量,医学教育机构可能会呈现一种"顺从"心态,而不会冒险采取创新和变革。另一方面,如果强调改进是认证的焦点,则会促使医学教育机构在缺乏发展支撑的情况下"大跃进",反而威胁到长期教学质量的提高。

(2)医学教育培训认证的成本较高。一方面,较高的成本阻碍了认证在低收入国家医学教育中的推行。另一方面,事实上本国国民收入水平与该国是否具有认证系统之间并没有绝对的关系。例如许多缺乏认证体系的中东国家都是中等和高等收入国家,而许多非洲国家被指定为低收入国家,但如肯尼亚、马拉维等国反而在推行医学教育认证制度。

(3)对远程教育认证缺乏国际认可的方案。远程教育认证由于不能面对面解决教授问题,故其认证更多的关注课程质量而非课程结果。

(4)私立和公立医学教育机构认证存在差异。一般来说,私立医学院校通过认证的难度比公立医学院校大。但在一些国家情况正好相反,如肯尼亚通过认证的 2011 项医学教育项目来源于私立医学院校,而不是公立院校。

参考文献

[1] Allan JD, Aldebron J. A systematic assessment of strategies to address the nursing faculty shortage, U.S. Nursing Outlook, 2008, 56(6): 286.

[2] Amaral J, Leite AJ, Cunha AJ, et al. Impact of IMCI health worker training on routinely collected child health indicators in Northeast Brazil. Health Policy & Planning, 2005, 20 Suppl 1(20 Suppl 1): i42-i48.

[3] Ananthakrishnan N. Acute shortage of teachers in medical colleges: existing problems and possible solutions. National Medical Journal of India, 2007, 20(1): 25.

[4] Bärnighausen T, Bloom DE. Designing financial-incentive programmes for return of medical

service in underserved areas of sub-Saharan Africa. Pgda Working Papers, 2008, 20(4): 123-143.

[5] Beck E, Wingard DL, Zúñiga, María Luisa, et al. Addressing the Health Needs of the Underserved: A National Faculty Development Program. Academic Medicine, 2008, 83(11): 1094-1102.

[6] Bicknell WJ, Beggs AC, Tham P V. Determining the full costs of medical education in Thai Binh, Vietnam: a generalizable model. Health Policy & Planning, 2001, 16(4): 412.

[7] Chen L. The Metrics of the Physician Brain Drain. N Engl J Med, 2005, 354(5): 528-530.

[8] Cox M, Irby DM, Cooke M, et al. American Medical Education 100 Years after the Flexner Report. New England Journal of Medicine, 2006, 355(13): 1339-1344.

[9] Crisp LN. Global Health Partnerships: The UK Contribution to Health in Developing Countries. Public Policy & Administration, 2008, 23(2): 207-213.

[10] Cutcliffe JR, Bajkay R, Forster S, et al. Nurse Migration in an Increasingly Interconnected World: The Case for Internationalization of Regulation of Nurses and Nursing Regulatory Bodies. archives of psychiatric nursing, 2011, 25(5): 0-328.

[11] Dovlo D. Using mid-level cadres as substitutes for internationally mobile health professionals in Africa. A desk review. Hum Resour Health, 2004, 2(1): 7.

[12] Dussault G. Working in health: financing and managing the public sector health workforce. Bulletin of the World Health Organization, 2010, 88(5): 400-400.

[13] Fealy GM, Carney M, Drennan J, et al. Models of initial training and pathways to registration: a selective review of policy in professional regulation. Journal of Nursing Management, 2009, 17(6): 730-738.

[14] Financing and economic aspects of health workforce scale-up and improvement: framework paper. Geneva: World Health Organization, 2008. Availble from: https://www.who.int/workforcealliance/knowledge/toolkit/41/en/

[15] Frenk J, Chen L, Bhutta ZA, et al. Health professionals for a new century: transforming education to strengthen health systems in an interdependent world. Lancet, 2010, 376(9756): 1923-1958.

[16] Gaziano TA, Galea G, Reddy KS. Scaling up interventions for chronic disease prevention: the evidence. Lancet, 2007, 370(9603): 1939-1946.

[17] Global Health Workforce Alliance. Scaling up, saving lives: Task force for scaling up education and training for health workers. Geneva: World Health Organization, 2008. Availble from: https://www.who.int/workforcealliance/knowledge/resources/scalingup/en/

[18] Global standards for the initial education of professional nurses and midwives. Geneva World Health Organization, 2009. Availabe from: https://www.who.int/hrh/resources/standards/en/

[19] Hafler JP, Ownby AR, Thompson BM, et al. Decoding the Learning Environment of

Medical Education: A Hidden Curriculum Perspective for Faculty Development. Academic Medicine, 2011, 86(4): 440-444.

[20] Hagopian A, Ofosu A, Fatusi A, et al. The flight of physicians from West Africa: views of African physicians and implications for policy. Social Science & Medicine, 2005, 61(8): 1750-1760.

[21] HAMILTON J. Medical education in the community: a Nigerian experience. Lancet, 1991, 338(8759): 99-102.

[22] Harvey SA, Blandón YC, Mccaw-Binns A, et al. Are skilled birth attendants really skilled? A measurement method, some disturbing results and a potential way forward. Bulletin of the World Health Organization, 2007, 85(10): 783.

[23] Holmboe ES, Ward DS, Reznick RK, et al. Faculty Development in Assessment: The Missing Link in Competency-Based Medical Education. Academic Medicine, 2011, 86(4): 460-467.

[24] Hsiao WC. Abnormal economics in the health sector. Health Policy, 1995, 32(1-3): 125-139.

[25] Iputo JE, Kwizera E. Problem-based learning improves the academic performance of medical students in South Africa. Medical Education, 2005, 39(4): 388-393.

[26] Johnstone B. Student Loans in International Perspective: Promises and Failures, Myths and Partial Truths. 2002. Availble from: https://www.researchgate.net/publication/247662572_Student_Loans_in_International_Perspective_Promises_and_Failures_Myths_and_Partial_Truths.

[27] Leffler KB, Lindsay CM. Student discount rates, consumption loans, and subsidies to professional training. Journal of Human Resources, 1981, 16(3): 468.

[28] Lehmann KA, Schultz JH. [Anesthesiology education and training in Germany. Results from a representative questionnaire]. Der Anaesthesist, 2001, 50(4): 248-261.

[29] Masselink LE, Lee SY. Nurses, Inc.: expansion and commercialization of nursing education in the Philippines. Social Science & Medicine, 2010, 71(1): 166-172.

[30] Mclean M, Cilliers F, Wyk JMV. Faculty development: Yesterday, today and tomorrow. Medical Teacher, 2008, 30(6): 555.

[31] Mullan F, Frehywot S. Non-physician clinicians in 47 sub-Saharan African countries . Lancet, 2007, 370(9605): 2158-63.

[32] OECD. Education Indicators in Focus. http://www.oecd.org/education/skills-beyond-school/educationindicatorsinfocus.htm[2019-03-12]

[33] Palmer D. Tackling Malawi's Human Resources Crisis. Reproductive Health Matters, 2006, 14(27): 27-39.

[34] Smith JM, Sheena C, Pashtoon A, et al. Establishment of an accreditation system for midwifery education in Afghanistan: maintaining quality during national expansion. Public Health, 2008, 122(6): 558-567.

[35] Starck PL. The Cost of Doing Business in Nursing Education. Journal of Professional Nursing Official Journal of the American Association of Colleges of Nursing, 2005, 21(3): 183.

[36] State physician workforce data report 2019. Washington, DC, Association of American Medical Colleges. 2019. Availble from: https://www.aamc.org/data-reports/workforce/report/state-physician-workforce-data-report.

[37] The World Health Report 2006: working together for health. Geneva, World Health Organization, 2006. Availabe from: https://www.who.int/whr/2006/en/

[38] Transforming and scaling up health professionals' education and training. Geneva: World Health Organization, 2013. Available from: https://www.who.int/publications-detail/transforming-and-scaling-up-health-professionals'-education-and-training.

（武　宁　侯建林　赵世奎）

第四章

卫生人力流动

卫生人力流动是卫生人力在地区、行业、岗位等方面的变动,既包括在空间位置上的迁移,也包括在职业地位或状态上的变动。

第一节　卫生人力流动的基本范畴

一、卫生人力流动的内涵

人才流动是指人才在地区、行业、岗位等方面的变动,是按照人才的价值规律和社会要求进行的空间动态调节。人才流动既包括人才在空间位置上的迁移,也包括在职业地位或状态上的变动,如人才从一个地区到另一个地区、从一个行业到另一个行业、从一个部门到另一个部门、从一个单位到另一个单位、从一个岗位到另一个岗位,都成为人才流动。

卫生人才流动是卫生人才在不同国家、地区、城乡或行业、机构、岗位间进行的流入或流出,从社会层面,卫生人才流动可看作是卫生人力资源的再配置;从个人层面,可以看作是卫生人才为了满足自己的生活、工作、职业发展需要等作出的职业选择。

二、卫生人力流动的影响因素

劳动力市场的供需关系和开放程度与卫生人力流动密切相关,当某一地区劳动力市场供给大于需求,该地区剩余的劳动力就会转向其他领域或其他地区;反之当供给小于需求时,则会吸引其他领域或其他地区的人才前来。在一个自由的劳动力市场,工作意愿是决定卫生人员工作选择的重要因素,而工作意愿又受到诸多因素的影响。这些因素或产生拉力(pull factors),或产生推力(push factors),影响着卫生人员的吸引和稳定。

(一)经济激励

许多研究已证实,经济激励是决定人员去留的重要因素。许多国家利用提高工资水平等措施吸引更多的卫生人员到农村和边远地区工作,取得了一定效果。常用的经济激励措施包括:提高工资水平,特殊地区和特殊岗位补贴,住房、养老金、保险、交通等福利待遇补贴。

同时,单纯应用经济激励来吸引和稳定卫生人员的效果是有限的。地区之间存在着很大的收入差异,贫困地区的财力如果不足以大幅度提高工资福利待遇,对卫生人员产生的吸引力有限。因此,经济激励需要与非经济激励相结合才可能产生更好的效果。

(二)工作环境和条件

卫生技术人员需要足够的设施和条件才能更好地开展工作,良好的工作条件和工作环境对卫生技术人员的工作满意度以及吸引和稳定有重要的影响。工作环境和工作条件包括:医疗机构的设备、药品和其他用品供应,工作安全(尤其是患者及家属对医务人员的暴力行为),工作中生活的饮用水、卫生及供电、通信和交通设施等。

在一些亚洲国家,医务人员的子女入学也是影响工作意愿的重要因素。

(三)职业发展机遇

许多卫生技术人员将培训机会视为职业发展的重要机遇,贫困农村地区缺少专业培训的资源和机会,是影响卫生技术人员吸引和稳定的主要因素之一。在职专业培训通常有两个限制:首先,农村地区本身缺乏卫生技术人员,若外出参加培训,很可能会影响其岗位工作;其次,在职培训有时也会成为人员流失的诱因。因此,医疗机构负责人在选派人员参加在职培训时往往会踌躇难决。

晋升机会少也是导致人员流失的一个因素。有研究发现,医护人员常抱怨晋升不以能力为基础,且不够公开、透明。

(四)管理制度

良好的监督和管理制度能激励卫生人员的工作积极性,也有助于吸引和稳定更多的卫生人员,增强医疗机构负责人的管理能力是实现这一目标的关键措施。管理制度包含的内容广泛,最值得一提的是有效的监督。随机化对照试验证明,有效监督能提高卫生人员的绩效和满意度。但多数管理者将监督当作一种控制工具,缺乏监督的技能和工具,更不能有效地将监督结果反馈给卫生人员以提高绩效。

(五)社会认可

对许多卫生人员来说,获得上司、同事和社会的认可是一个重要的激励因素。相对于其他外部因素,这种内在的认同感和成就感在很多时候更能发挥积极的激励作用。

以上五方面因素是文献报道中最多的,但并非穷尽所有的影响因素。这些因素对卫生人员工作意愿影响的机制不尽相同,Herzberg将这些影响因素分为两大类:第一类是激励因素(motivator),如成就感、认同感、责任感等因素,这类因素与工作满意度密切相关,能够激发人员的工作积极性、提高绩效;另一类是保健因素(hygiene factors),如工资收入、工作条件、工作安全等,这类因素决定着卫生人员的不满意度,是导致人员流失的重要的因素。此外,影响人员吸引的因素和影响人员稳定的因素可能不尽相同,如影响人员吸引的因素可能主要是工资水平、职业发展前景等,而影响人员稳定的因素则可能是人性化的管理和稳定的工作状态等。同时,影响医生工作意愿的因素可能与护理人员的不同,影响新职工与老职工的因素也不同。

三、卫生人力流动的监测

长期以来,监测卫生人力资源的流动极富挑战性,一是数据缺乏,几乎没有哪个国家能提供本国向国外移民的可靠数据;二是现有数据不够细化,利用不充分,信息源通常结合了流动和流出等多种因素,限制了估计单一影响指数的能力;三是标准化测量技术缺乏不同的技术可用于产生不同的测量结果,不同信息源间的比较相当困难或者不可实现。

分析卫生人力流动的大部分相关指标可以通过两种方式测量:在一个给定的时间段,测量跟踪在一个特定群体内所发生的所有变动(纵向分析);或者在某一个时间点观察目标人群所有个体的现有状态(横向分析)。换言之,测量人员流动和流出时,基于流量或基于存量的相关评估指标都可使用,前者通常用"比率"来表示,后者通常用"比例"。要全面理解卫生人力流动情况,需要对多个来源的数据进行分析,通过多渠道收集数据,可为人力资源动态研究提供更加全面的信息。

(一)在国内卫生人力市场的流动

在国内的地域变动可通过一系列测量方式监测,对阶段性普查数据的存量估计可以用于比较在某一地区当次普查与过去某次普查的卫生人力资源密度分布情况。相关的连续性可通过跟踪记录个体举动实现,用以测量在某一特定时间范围、从一个区域转移到另一区域的卫生人员数量。

卫生人员职业变动情况,可以基于存量的监测方法来分析,就是通过劳动力市场调查数据,计算在一个给定的卫生领域内,所有现阶段从事不同职业个体的比例(不考虑人员从某一职业资格转入另一工作的问题)。基于流量的监测方法也可用来估算职业流动情况,如通过一段时间内同一队列的访问或者通过对过去某一时间点的单一深度访问等。

斯里兰卡通过开展访谈性卫生人力资源调查,分析卫生人员部门间变动情况。根据对被访谈者先前工作地点的提问,绝大部分(96%)当前在公立医院工作的卫生人员之前的工作单位是政府医院;私立医院员工、有过工作地点变动的调查对象中,62% 的人之前在政府医院工作,另有不足 0.5% 的表示他们先前不在卫生领域工作。在莱索托进行的另一项关于卫生人力资源调查中,医疗人员较护理人员有更大的职业变动率(即在卫生行业内从一个岗位转到另一个岗位)。在各类卫生人员中,医疗专业人员变动率最高(16.7%),而护理人员的变动率较低(4.4%)。

此外,使用职业和学术登记也可用于测量和监测工作变动情况。在菲律宾(可能是世界上最大的护士输出国),据测算,在所有参加国家护士职业证书考试的考生中,4000 多人之前当过医生,占全国医生总数的 10%。

(二)国外移民

事实上,很少有国家能够及时有效地掌握本国国民移居国外的相关信息。近几年来,对于卫生工作人员移居国外,尤其是对从穷国移居富国所带来不利影响的担忧,使得该问题成为全球卫生和国家发展战略关注的重点。然而,监测该项工作的依据依然相当匮乏。多数现有的分析都依赖间接引述:一是以国外移民的普查为基准(调查期间在目的国从事卫生工作);二是以登记地为基准的在国外接受职业培训并获得执业证的调查(不包括违反本国执业法规的技术合格的工作者);三是根据对个体下发的居住和从业许可的资料信息,其中包括个体对其在本国从事职业的自我报告(不论其在目的国最终从事的职业)。在这种背景之下,确保测量的可比性尤为必要,包括来源国和目的国之间的职业定义、教育互通性和职业法规等。

通过诸如对移民意愿等的定性研究可以得出一些推论。根据在六个非洲国家进行的卫生人力资源调查显示,较高比例的卫生专业人员(从乌干达的 26% 到津巴布韦的 68%)表示有移居国外的意愿,大多数想移居到欧洲和北美的高收入国家,有一些也想移居到其他非洲国家。另外一种间接测量方法是通过计算国家相关部门认证的职业证书数量。例如,一个国外护理行业的雇用者可能会要求求职者提供其本国护理委员会的执业许可。肯尼亚国家护理委员会的相关数据显示,美国是肯尼亚护士的主要意愿国之一。当然,这两个例子虽然有利于发现总体趋势,但相关数据只能表明移民意愿,而不能确切代表着该卫生人员已经(或者将会)移民。

评估国外移民水平的主要方式是根据移民者本国的情况,调查其在移居国家的数据。据调查,英国护士和助产士协会的数据可以大致估计护理工作者从来源国流出的趋势,该数据显示从 1998 年到 2007 年外国护理人员在英国的分布和变动:观察初期大部分来自高收入国家(澳大利亚和新西兰),随时间推移,来自中低收入国家的护理人员越来越多。有些国家先前很少有人向英国移民,但现在却成了主要移民来源国(例如尼泊尔和巴基斯坦)。

综合考虑多个目的国的移民数据可以掌握更加全面的情况。此外,将目的国移民工作者与移民者本国活跃劳动力结合起来进一步分析,可以进一步明确国外移民的情况。

(三)死亡导致的人员流失

监测卫生人员的死亡率是一个富有挑战性的领域,即便是在人口动态登记覆盖较高或完全覆盖的国家,特定职业的死亡率很少能够规范的记录和发布。另外,多数现有测量方式都是使用间接测量技术,包括查看在职员工死亡登记表,或者使用标准生命表估计特定的存活率,以此测定过早死亡数量。

在非洲南部的一些国家,特别是在艾滋病流行较广的国家,死亡已经成为卫生人力流失的最主要的原因之一,包括单个卫生人力的永久性丧失和员工参加死亡者葬礼导致的短暂性人力缺失。然而,关于该问题的系统性数据收集仍然较为缺乏,很少有国家会规律地通过人口动态登记系统(通常是一国国民出生和死亡信息的主要来源)记录特定职业死亡人数。在赞比亚进行的一个试点研究中,通过在两家医院可及的女性护理工作者的死亡证明数量与工作年限的比较,结果表明,1980—1991 年间,女性护理工作者的死亡率增长了十倍之多,从 2.0‰增加到 26.7‰,主要是因为艾滋病。

一般情况下,劳动力的死亡率通过标准生命表和其他人口统计学及流行病学预测方法可以间接得出。在 12 个非洲国家中使用这些方法,通过预测每年在活跃工作者中过早死亡人数与卫生人员总数之比获得对应结果,总体而言,每年这些国家预计由于卫生人员过早死亡失去其 2% 的医疗、护理和助产人力资源。

(四)退休和其他原因导致的卫生人力流失

相对来说,监测由于退休导致的人力资源流失相对简单一些,通常情况下,通过对工资单和社会保险的调查就可以实现。一般来说,三种数据可用以阐明卫生人员退休:一是在工资单、社会保险记录和个人职业登记中常规记录的退休人员数量;二是人口普查中,记录的具有医学教育背景的退休人员;三是在无法直接测量时,关于卫生工作者中退休意愿的定性调查数据。

无论信息来源如何,监测的困难在于对"退休"没有一个统一的定义和认识。有些人认为有偿从业结束之后马上进入退休期,或者超出某一年龄范围就进入退休。在加拿大,国家许多地方并不实行强制退休制度,国家医学协会认为不论多大年龄和何种原因,医生只要不从事医学工作就是退休。在这种情况下,一些 30 多岁的人也会被视为退休。

大多数卫生人力数据库不区分退休、死亡以及其他原因造成的短期或长期的流出。对于暂时性的流出而言,特定的旷工调查,包括突然走访可能会得到执业者旷工的比例。在孟加拉国,超过 35% 的卫生工作者在走访期间短暂旷工(由于已知或未知的原因),工作者居住地与工作地的距离、工作者时间机会成本以及其他的总体社会经济因素被认为是旷工的主要相关因素。

第二节　全球卫生劳动力市场

一、供给与需求

卫生劳动力市场是一个动态系统,依照劳动经济学理论,由两个截然不同但紧密相关的变量构成,即卫生工作者的供给(supply)和对卫生工作者的市场需求(demand)。其中,卫生工作者的供给通常受到报酬和许多其他经济、社会、技术、法律、人口和政治因素的影响,但通常通过卫生工作者的培训和教育能力得以体现。而一个国家对于卫生工作者的市场需求取决于其国内所有卫生行业雇主聘用能力的总和,常常与该国拥有的财务资源密切相关。

与其他行业劳动力市场有所不同,除了财政因素以外,国民保健也是卫生劳动力市场的重要决定因素,尤其对于卫生人员数量的需要。国民健康需要通常以一定服务人口的卫生工作者密度或类似指标表示,按照 WHO 估算,为实现联合国 2030 可持续发展目标(sustainable development goals,SDG)对于全民健康(universal health coverage,UHC)的要求,每千人口卫生工作者密度最少应达到 4.45 人。

传统上,卫生人力资源短缺往往被认为是供给危机,即教育系统无法培养足够数量的卫生工作者,而对需求侧因素关注相对较少。并且,在需求侧因素的分析中,一般以卫生工作者密度作为主要指标,忽视了经济因素即市场聘用需求在劳动力市场中的影响。这些传统的认识以及将卫生劳动力市场割裂开来分析的方法,使得卫生人力资源的整体规划往往十分困难,例如卫生工作者的培养方案或所学知识、技能与雇主需要不相符合,或是市场对于卫生人员的聘用需求与国民卫生健康需要不相匹配等。因此,综合、全面的分析方法,是理解卫生劳动力市场的基础。

卫生人力过量供给和卫生人力极度短缺的"悖论"

卫生人力过量供给(surplus of production)和卫生人力极度短缺(critical shortage of human resources for health)同时存在的悖论,就是卫生人员的市场需求与国民卫生健康需要不相匹配的结果。

根据 2006 年 WHO 报告,全世界有 57 个国家正经受严重的卫生人力资源短缺。在报告发布后的 10 年,许多国家都采取措施,并在国际组织和捐助国的帮助下加大对卫生教育产业的投入,以增加卫生劳动力市场的供给。

然而,单纯的增加卫生劳动力市场供给并不一定能够解决卫生人力极度短缺问题。仅根据 2017 年的媒体报道,就有如下国家因财政资金不足,出现"医学"毕业生无法就业问题:

南非(2017):培养的首批 100 名 6 年制临床助理毕业后无法按时加入公立医院系统。

加纳(2017):超过 500 名卫生工作者在完成学业并顺利取得职业资格后无法就业。

乌干达(2017 年):每年培养超过 320 名医学毕业生,位居非洲第一。同时公立医院长期处于人手短缺的状态。

如以上实例所示,国家必须在具备市场聘用能力的前提下合理的增加供给,才能逐步提升卫生劳动力市场水平,进而满足国民健康需要。

在全球化的今天,卫生劳动力市场的复杂程度进一步增加,全球卫生劳动力市场概念被提出。WHO 全球卫生人力资源战略强调了全球卫生劳动力市场的以下趋势和特点:

1. 卫生行业是一个"人力密集型"行业。卫生人力资源不仅是卫生系统的脊梁和通向全民健保的关键,而且卫生人力资源的发展对于促进就业贡献巨大。在以经合组织(OECD)成员国为代表的发达国家集团,卫生行业从业人数在 2000 年到 2014 年间增长了 48%。在 2017 年,卫生行业从业人数占到了全体就业人口的 11%。

2. 在 2030 年前,全球范围内对于卫生工作者的总市场需求将达到 8000 万,其中包括约 4000 万的新增工作岗位。

3. 由于人口老龄化和较高的经济发展水平,这些新增工作岗位的绝大多数将会产生在经济发达国家;而得益于人口红利和对于卫生劳动力供给侧的加大投入,发展中国家是新增卫生供给的主要潜力来源。

4. 以全民健保需求的标准进行估算,全球卫生工作者的需求缺额预测到 2030 年仍然超过 1400 万。其中,非洲国家卫生工作者的缺额甚至有所增加,从 420 万达到 610 万。

卫生劳动力供给和市场需求在发展中国家和发达国家间的错位,使得全球范围内的卫生人力资源移徙正在不断加速。过去的十数年间,在经济合作组织(OECD)35 个成员国工作的移民卫生工作者总量上升了60%以上。这些移民卫生工作者绝大多数来源于发展中国家,包括印度、中国、巴基斯坦、菲律宾、伊朗、菲律宾、牙买加、尼日利亚和海地,等等。对于许多发展中国家而言,全球卫生劳动力移徙带来的人才外流问题成为其卫生系统可持续发展的严峻挑战。

根据经济合作组织数据,在21世纪的第一个十年中,包括医生和护士在内的卫生行业人才外流率不断上升。其中2010—2011年度,世界上约5%的医生和护士选择移民前往经济合作组织成员国工作,尤以非洲国家的医生人才外流(13.9%)和拉丁美洲国家的护士人才外流最为严重(15.7%)。

全球卫生劳动力市场供求错位与"医学"教育全球化

尽管对于许多发展中国家,卫生人才外流问题正在侵蚀本国卫生系统的根基,并持续威胁国民健康。然而如果处理得当,这一供求错位也有可能为发展中国家带来益处。

在海外卫生劳动力市场快速增长的刺激下,许多发展中国家的卫生教育和卫生劳动力的培养能力都在过去十数年间快速发展。以印度传统的卫生人员培养地喀拉拉邦(Kerala, India)为例,2005年其全邦护士学位项目仅招生124人,这一数字在2016年达到17 600人。在印度全境,五年制医学本科毕业的医生数量在2010年至2016年间,由37 192人猛增至63 985人。尤其值得一提的是,以上新增的教育机构大多为民办,这固然是资本逐利性的体现,但同时也为其他国家特别是政府财政资源不足的国家提供了新的思路。

除了培养本国学生外,以匈牙利、罗马尼亚、格林纳达为代表的许多发展中国家甚至仍有余力开设针对外国学生的国际医学本科课程,并以国际医学教育收入来补助其本国的卫生人力资源财政投入。美国有超过10 000名执业医生由格林纳达的医学院校培养,其中绝大多数为美国籍学生。爱尔兰公立医院系统中,欧洲医学院校(爱尔兰本地医学院校除外)培养的执业医生中的一半左右并非欧洲居民。在罗马尼亚,数家医学院完全使用法国医学教育体系,学生毕业后可直接前往法国执业,吸引了大量的法籍和其他国籍的国际学生就读。

中国针对国际留学生开设全英文医学本科课程的历史至今已超过十年,40家医学院校每年培养3 000余名非中国籍医学本科毕业生,这些毕业生中的绝大多数都流向了国际卫生劳动力市场。

二、服务贸易总协定与国际卫生人力流动

(一)世界贸易组织服务贸易总协定(GATS)

《服务贸易总协定》是由世界贸易组织(WTO)管理的一项有关国际服务贸易的具有法律效力的多边协定,于1995年1月正式生效。其宗旨是在透明度和逐步自由化的条件下扩

大服务贸易,并促进各成员的经济增长和发展中国家服务业的发展。该协定首次为国际服务贸易提供了一套初步的总体规则框架,是国际服务贸易迈向自由化的重要里程碑。考虑到各成员服务贸易发展的不平衡,协定允许各成员对服务贸易进行必要的管理,鼓励发展中国家成员通过提高其国内服务能力、效率和竞争力,更多地参与世界服务贸易。

《服务贸易总协定》规定国际服务贸易具体包括四种方式:

1. 跨境交付(cross-border supply)　如运输或业务流程外包服务(模式1)。

2. 境外消费(consumption abroad)　如消费者在另一个国家使用服务(模式2)。

3. 商业实体(commercial presence)　如涉及资本流动的,以分支机构、子公司、特许经营机构、附属机构或合资企业的形式建立的商业实体(模式3)。

4. 自然人流动(movement of natural persons)　即在不进入目的地国劳动力市场的前提下,临时性的在该国提供服务(模式4)。

模式3和模式4与卫生工作者流动最为相关,其中模式3涉及在国外建立商业实体以提供服务,医生在国外设立私营诊所并执业就是一个典型的实例。模式4涉及卫生工作者临时在境外提供服务,例如护士受雇于目的国医疗系统为当地居民提供服务,模式4下的贸易流动性涵盖服务提供者(如独立专业人士)或受雇于服务提供者的个人。特别重要的是,模式4涉及的人员应独立于目的国劳动力市场之外,同时不涉及永久公民身份或居住权利。与之呼应,协定附件中明确指出,签证和其他移民要求不被视为对协定市场准入承诺、国民待遇或最惠国待遇的破坏。

值得注意的是,实际操作中,WTO成员在服务市场的开放程度往往比其在协定中承诺的水平要高。换言之,各成员所执行的实际规定往往比其在多边贸易中承诺的结果更为开放。尽管如此,协定中的承诺仍旧发挥着巨大的作用,因为它为WTO框架下各成员必须尊重的服务市场自由化准则设定了基准。

与WTO框架下的其他贸易条约一致,协定遵从最惠国待遇原则,要求成员方之间相互给予最惠国待遇:一个成员给予另一个成员方的贸易优惠和特许必须自动给予所有其他成员。很多情况下,成员都会选择使用区域贸易协定的方式,来避免向所有其他成员开放服务市场。

在协定框架下,各个成员向其他WTO成员开放服务的承诺按照服务的行业类别进行划分,除航空管制外,共分为12个行业类别,其中与提供医疗服务相关的行业类别包括"健康和社会服务"和"专业服务"。理论上,"公共服务"并不在协定应用范围,因为政府提供的服务既不以商业的方式供应,也无须与其他供应商竞争。

除了按照行业类别进行的承诺外,成员也可选择使用"横向承诺"的方式一次性在所有行业类别内作出承诺。横向承诺多适用于专业人士,例如经理和高管的跨国间流动。外国的服务提供商在提供服务时必须满足该国提出的规定和要求,例如相关的职业资质。某些情况下,在允许外国服务提供者提供服务之前,成员会在其市场开放承诺中加入"经济需求测试"相关条款,以保证其对市场的掌控和调节能力。

经济需求测试（economic needs tests）

除限制对某些类别人员的访问外，成员在承诺中经常列出的其他限制还包括：规定的停留时间、配额、外籍员工的数量或比例，"经济需求测试"或"劳动力市场测试"，就业前条件、居留和培训要求等。

经济测试是在满足某些经济标准时调节市场准入的测试。在成员的市场准入承诺中，经济需求测试的使用标准通常并不标明。

由于担心不同类型的限制措施可能具有歧视性，从而影响市场准入，近年来世界贸易组织在服务贸易领域的多边谈判对规则制定过程中的透明度进行了特别要求，但迄今为止，相关的规定仍然处于讨论阶段。

（二）WTO 成员协定承诺与国际卫生人力流动

通过对 WTO 所有成员协定承诺的系统性梳理，国际卫生人力有关的协定承诺并非一片空白，也并非传统观点中认为的"毫无实用价值"。如图 4-1 所示，有 87 个成员对"医疗服务相关行业类别"作出了承诺，其中 74 个成员的承诺在某种程度上都涉及了对于自然而流动（模式 4）也就是国际卫生人力流动相关的内容。

本部分接下来的内容，将展示 WTO 成员协定承诺中与国际卫生人力流动相关的内容，为避免错误或歧义，将直接引用 WTO 数据库中英文原文。

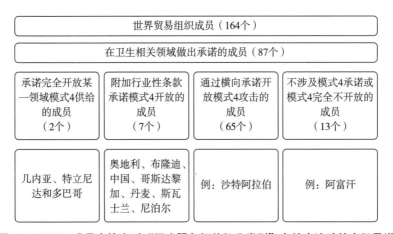

图 4-1　WTO 成员在协定对"医疗服务相关行业类别"自然人流动的市场承诺

表 4-1 是一个 WTO 成员协定承诺的典型例子，一般而言，成员的协定承诺按照模式 1-4 列出。如果承诺被列为"None"，这意味着该成员承诺完全开放该行业领域；如果被列为"unbound"，则表明该成员完全不对这一行业类别市场的开放和自由化作出承诺。同时，一些自由化的承诺本身即带有条件，需要满足条件方可获得市场准入。如上所述，"横向承诺"适用于所有服务部门。即使模式 4 的服务供应"unbound"，卫生工作者仍然可以依照横向承诺的要求进入国内服务市场。

表 4-1　协定承诺举例（沙特阿拉伯，医疗服务行业）

世贸组织成员 (Member)	行业类别 (Sector)	市场准入限制 (Limitation on Market Access)	国民待遇限制 (Limitation on National Treatment)
Kingdom of Saudi Arabia	Other human health services	Mode 1) Unbound	Mode 1) None
		Mode 2) Unbound	Mode 2) None
		Mode 3) None, except subject to formation of a company between a foreign health company and a licensed Saudi medical professional	Mode 3) None
		Mode 4) Unbound except as indicated in the horizontal section	Mode 4) Unbound except as indicated in the horizontal section

资料来源：WTO I-TIP 数据库。

当对成员的模式 4 承诺时，应特别注意"横向承诺"发挥的作用。表 4-1 中沙特阿拉伯的行业承诺并不涉及模式 4 服务供给，但其"横向承诺"中则特别标注了有关卫生工作者市场准入的内容（表 4-2）。

表 4-2　沙特阿拉伯"横向承诺"文本示例

4) (iii)Contractual service suppliers

Employees of contractual service suppliers, i.e. employees of juridical persons with no commercial presence in Saudi Arabia, who have obtained a service contract in Saudi Arabia requiring the presence of their employees in order to fulfil the contract. Entry and stay of such persons shall be for a period of **no more than 180 days** which would be renewable.

Entry of such persons shall be allowed only for the following sub sectors on business services:
……

Medical & dental services

(CPC 9312)

……

(iv)Independent Professionals

Independent Professionals (i.e. natural persons) as part of a service contract with juridical person in Saudi Arabia for rendering professional services in which he/she possesses the necessary academic credentials and professional qualifications with three years experience in the same field. Their entry and stay shall be for a period of 180 days, which may be renewable [……]

有一些成员对于模式 4 服务供给的承诺更为特殊，除了与"横向承诺"相关外，还特别使用行业性的附加条件对于市场开放和自由化作出规定,如中国、尼泊尔、斯威士兰的承诺(表4-3)。

表4-3 中国、尼泊尔、斯威士兰医疗相关承诺示例

中国:医疗和口腔服务	4) Unbound except as indicated in Horizontal Commitments and as follows: Foreign doctors with professional certificates issued by their home country shall be permitted to provide short-term medical services in China after they obtain licenses from the Ministry of Public Health. The term of service is six months and may extend to one year.
尼泊尔:医院医疗服务	4) Unbound, except as indicated in the horizontal section. Medical Experts can work with the permission of Nepal Medical Council maximum of one year.
斯威士兰:医疗和口腔服务及医院医疗服务	4) Unbound except for specialist doctors.

针对医生的资质管理特点,一些成员的承诺中还涉及了资质认证、经济需求测试等特殊的条款,用于更好的管理境外服务提供商在医疗服务行业的准入,如哥斯达黎加(表4-4)。

表4-4 哥斯达黎加医疗和口腔服务承诺示例

哥斯达黎加:医疗和口腔服务	4) Foreigners wishing to provide such services are required by law to be members of the Professional College. To this end they must fulfil the requirements of nationality and residence. In some cases, the recruitment of foreign professionals by State institutions is possible only when there are no Costa Ricans ready to provide the service in the necessary conditions.

国际卫生人力流动在 WTO 框架下的应用并非是一个全新的议题,本部分通过引用 WTO 成员在"协定"中的相关承诺,对两者的相关性进行简要分析和展示。值得注意的是,在协定之外,由于不涉及针对所有 WTO 成员的最惠国待遇,并且在条款上更具有针对性,区域贸易协定/自由贸易协定可能在这个领域发挥着更大的作用。但区域贸易协定/自由贸易协定中有关卫生人力流动和移徙相关的研究较少,需进一步研究和发现。

第三节 国际卫生人员招聘守则

一、国际卫生人力流动中的道德性保障

WHO 国际卫生人员招聘守则是有关国际卫生人力流动和移徙的重要政策文件,也是国际卫生人力流动国际治理的纲领和道德性保障。守则旨在通过更好的数据、信息和国际合作,增强各国对国际卫生人力流动和移徙的认识程度和管理水平。在国际法界,守则被认为

是国际软法（international soft law）领域的一个创新。尽管从本质上，该守则并不具有约束力的国际法规，但其三年一度的国家报告规定，有效推进了卫生人员跨国流动和移徙在各个国家层面的治理进展。除国家报告外，守则还规定每五年由外部专家组对守则内容进行一次相关性和有效性审阅，以保证守则能够持续地发挥作用。

WHO 国际卫生人员招聘守则起草经过

21 世纪以来，移徙卫生工作者人数大大增加，移徙模式变得更加复杂，涉及更多的国家，尤其对发展中国家卫生系统和卫生人力资源的可持续发展形成潜在威胁。

在此背景下，世界卫生大会于 2004 年通过了 WHA57.19 号决议，要求总干事与会员国和所有相关伙伴协商，制定关于国际招聘卫生人员的行为守则。就守则的法律地位，决议明确指出，守则将是一项不具约束力的文书。当时关于国际卫生工作者移徙问题的讨论非常分化，卫生人员来源国和目的国的利益之间存在着很大的分歧，同时各成员国还对是否应该在 WHO 的框架内进行解决进行了激烈的辩论。

为支持 WHO 牵头对国际卫生人员招聘进行规范，利益相关方通力合作，建立了名为卫生工作者移民政策倡议（Health Worker Migration Policy Initiative）的一项合作议程。该合作议程由非政府组织、全球卫生人力联盟（Global Health Workforce Alliance）领导的移民政策咨询委员会以及 WHO 领导的技术工作组组成。

守则的第一份草案于 2008 年 8 月公布，内容主要以全球协议和声明以及卫生工作者移民政策倡议。2008 年 9 月 1 日，WHO 秘书处就守则初稿开展了一次为期五周的全球性网络公开听证，同时，WHO 欧洲区、东南亚区和西太平洋区域委员会就卫生工作者移徙和守则的制订进行了非正式讨论。起草组根据公开听证会和区域磋商会提出的意见修改了案文。2008 年 10 月，WHO 和经济合作与发展组织共同组织了卫生工作者移徙问题对话，使国际卫生工作者移徙的规模得以详细描述。

2009 年 1 月，修订后的守则草案提交至 WHO 第 124 届执行委员会会议，成员国对草案表示赞赏并建议进行更多成员国间磋商。大家一致认为，应为 2009 年 5 月的世界卫生大会编写一份技术简报以及关于守则磋商的背景文件。因此，一系列国家、区域和国际会议对此进行了讨论。同时，在意大利拉奎拉举行的八国集团国家会议和联合国经济及社会理事会 2009 年部长级会议均呼吁守则应尽快出台。

2010 年 1 月，WHO 执行委员会再次讨论守则草案，虽然仍有会员国对草案案文的各个方面存有异议，但各成员国一致认为草案已经为谈判奠定了良好基础，应转交 2010 年 5 月世界卫生大会进行谈判及表决。

第六十三届世界卫生大会开幕日成立了"守则起草委员会"，对守则的案文进行谈判，并在大会期间进行了为期三天的会议，其中最后一次确定案文的谈判会议持续至凌晨四点以后。

2010 年 5 月 21 日，全球卫生人员国际招聘行为守则经过 193 个成员国投票，于第六十三届世界卫生大会中正式通过。作为 WHO 历史上第二个由会员国行使宪法权利制订的守则性文件，国际卫生人员招聘守则是国际卫生人力流动和移徙问题最强有力的道德性保障。

WHO 国际卫生人员招聘守则共包含 11 个章节，包括目标性质和范围、指导原则、招聘做法、互利互惠、国家卫生人力的可持续发展、数据收集与研究、信息交换、实施守则、监督和机构安排以及伙伴关系、技术支持和财政支持等。对于卫生人员的国际招聘、卫生人力国际合作、本国卫生人力可持续发展以及卫生人力数据共享和监测等提出具体指导，守则文本可参见附录。

守则在内容和指导性原则上特别强调了国际卫生人力流动和移徙中的道德性原则，即卫生人员来源国、目的国以及卫生人员本身都应该从这种流动性中受益，并进一步要求这种互惠互利应该通过签署国家间协议得以保障。守则认为发达国家作为卫生人员的目的国，应对发展中国家即来源国进行"补偿"，一方面反映了 21 世纪初期国际社会对于国际卫生人力流动和移徙的主流观点，同时也体现了对于卫生人力流动和移徙认识的时代局限性。对于守则的实施，欧洲国家响应更为积极，例如德国就将守则内容纳入了国家法律体系中，使用法律的方式"禁止从卫生人力极度短缺的国家大规模招聘卫生人员"。

二、守则的国家报告

守则要求 WHO 成员国每三年对守则的执行情况以及与卫生人力流动和移徙相关的内容通过国家报告文书进行报告，除由政府指定国家主管当局或报告人进行国家报告外，在 2015/2016 年度进行的第二轮国家报告中还特别增加了其他利益相关方报告，旨在发挥非政府组织、行业协会、卫生工作者等所有利益相关方的作用。为了更准确有效的获取信息，并适应各成员国的具体情况，国家报告文书的内容包含必选和可选两类、定性和定量两部分信息和数据。结合国际卫生人力流动和移徙的热点问题，2018/2019 年度的第三轮国家报告对报告文书进行了新的修订和简化。

守则目前已经完成三轮国家报告，其中在第二轮国家报告中，国家、区域和国际层面的国际合作创新举措在报告中得以体现：依据各成员国的报告，65 份有关卫生人员流动和移徙的国家间（双边或多边）协议得以确认，其中 20 余成员国的报告显示卫生人员流动和移徙的道德性以及发展中国家的需要已在上述国家间协议中被纳入考量。

从 2010 年经第六十三届世界卫生大会表决通过至今的十年间，随着 WHO 国际卫生人员招聘守则的推进实施，各方对国际卫生人力流动和移徙的认识和理解不断加深。2019 年，守则进行第二次相关性和有效性审阅，并进行相应的更新或修订。

三、卫生人力流动和移徙双边协议

国家间双边协议的使用能够有效消除国际卫生人力流动和移徙可能带来的不利影响。

过去,与移民特别是卫生工作者移民相关的挑战,通常通过教育部门、劳动部门、贸易部门间的零碎协议进行处理。由于卫生工作者移民的政治敏感性较高且涉及许多部门,专门针对移民流动管理和解决卫生工作者移民负面影响的双边协议十分少见。在这种情况下,两个国家间往往存在一组不同的双边协议,从各个方面涉及与卫生工作者国际移徙相关的各种挑战,例如双边劳务协议、双边社会保障协议、双边卫生合作协议和双边经济一体化协议,以及相关的资质互认协议等。

利用双边协议对卫生工作者的移民流动进行管理,这直接受到一个国家基本移民政策的影响。由于不同的移民历史,移民政策的发展存在重大的地区差异。以西欧国家与澳大利亚、加拿大、新西兰和美国等移民国家进行对比,前者更倾向于接受临时性的移徙工作者,而后者则更习惯大规模的接受永久移民。与上述历史背景相关,在包括卫生工作者在内的高技能劳动力流动方面,双边协议的使用存在显著的区域差异。

在招聘和雇用卫生工作者时,使用双边协议是大多数西欧国家移民政策框架的核心部分。以解决第二次世界大战后西欧严重劳动力短缺问题为开端,双边协议在西欧国家得到广泛使用,以便于引入劳动力。而对于移民国家而言,其移民政策带有明显的"质量选择性"和"非歧视性",即以对移民申请人的各方面条件进行评估的方式,对移民申请进行审核。在这些国家,双边协议的使用更多的是作为其移民政策的补充,用以选定特定的发展中国家合作伙伴进行移民劳务招募。

尽管在利用双边协议解决卫生工作者移民问题方面存在地区差异,但可以确定的是,作为新兴国际监管结构中的一个关键部分,双边协议的使用可以更加道德和公平地解决卫生工作者移徙带来的收益和损失。据报道,目前,各个国家之间已经签署了一百多项与卫生工作者移民问题相关的双边协议。

如上所述,目前专门用以规范卫生人力的流动和移徙的双边协议仍不多见,促成国家间使用相对统一的方式对卫生人力流动这一议题进行规范,也许将是守则第二个十年实施的重点。

四、国际卫生人力流动的新形态

全球卫生劳动力的移徙是一个极度复杂的过程,从数据可用性和可靠性角度,经济合作组织和 WHO 共同建立的数据库是目前监控这一过程的最有效工具。该数据库以欧洲国家接受卫生工作者移民的情况作为数据源,通过国家自报告的方式对卫生人力的流入数据进行收集和记录。然而,对于该数据库的过分依赖也可能让我们对国际卫生人力流动的理解产生偏差——并非所有的流动形态都在当前监控的视界内,不在监控范围内或者不属于流入经济合作组织国家的卫生人力流动往往会被忽略。

守则在全球范围实施为我们动态地理解卫生工作者移徙提供了新的证据,通过守则的国家报告以及在特定国家进行的试点研究,可以了解到卫生人力全球流动的另外一面——其流动并不只有从发展中国家到发达国家(南北流动)一个方向。越来越多的证据表明,大量的国际卫生人力实际上遵从着是南南(发展中国家间)和南北(发展中国家到发达国家)的流动模式。临时性移民,包括同时在多个国家进行职业注册和就业,也得到了数据上的佐证。这些新的人才流动形态正在改变对国际卫生人力流动问题的理解。尽管从体量上看,这些新的人才流动形态并非绝对主流,且与全球卫生劳动力市场的总体趋势并不完全贴合,但其重要性不容忽视。全面理解卫生劳动力移徙的过程,对于这一问题的全球治理至关重要。

国际卫生人力流动的新形态

南北流动

2010—2015 年间,在乌干达注册的全科医生中,近三分之一在欧洲或北美接受过医学教育或持有欧美国家国籍。在此期间,有来自74个国家的国民在乌干达注册成为执业医生。

2011—2015 年间,英国是南非的第二大移民医生来源国。

南南流动

2011—2015 年间,南非的第一、第三和第四大移民医生来源国分别是尼日利亚、古巴和民主刚果。

根据喀拉拉邦移民调查,估计有超过 1/2 的喀拉拉邦(印度)移民护士居住在海湾国家。

2014 年,在尼日利亚执业的所有新从业者中,约有 1/5 是外国医学毕业生。这些毕业生中,一半来自亚洲,三分之一来自其他非洲国家。

特立尼达和多巴哥大约有一半的医生在国外出生或在国外接受过医学教育。这些医生中,三分之一来自印度,四分之一来自牙买加和尼日利亚。

区域内流动

2010—2015 年间,乌干达向海外移民的全科医生中,超过一半选择在非洲境内移动,南非和东非,纳米比亚和肯尼亚是他们的主要目的地。

在阿根廷,非阿根廷培养但在其国内执业的医生中,2/3 来自玻利维亚和哥伦比亚。

多国注册和执业

在南非接受医学教育并在爱尔兰注册的医生中,只有 1/5 报告仅在爱尔兰一国执业。

参考文献

[1] Global strategy on human resources for health: Workforce 2030. Geneva: World Health Organization, 2016. Availiable from: https://apps.who.int/iris/bitstream/handle/10665/250368/9789241511131-eng.pdf?sequence=1

[2] Health workforce requirements for universal health coverge and the sustainable development

goals. Geneva: World Health Organization, 2016. Avaliable from: https://www.who.int/hrh/resources/health-observer17/en/

[3] Joan VD. Dozens of health workers still unemployed as departments scramble for posts. Avialable from: http://bhekisisa.org/article/2017-02-09-00-clinical-associates-are-still-unemployed-as-health-departments-scramble-for-posts[2019-11-20]

[4] Mcpake B, Maeda A, Araújo, Edson Correia, et al. Why do health labour market forces matter? Bulletin of the World Health Organization, 2013, 91(11): 841-846.

[5] OECD iLibrary. International Migration Outlook 2015. https://www.oecd-ilibrary.org/social-issues-migration-health/international-migration-outlook-2015/changing-patterns-in-the-international-migration-of-doctors-and-nurses-to-oecd-countries_migr_outlook-2015-6-en [2019-05-21]

[6] OECD. OECD Datebases on Migration. http://www.oecd.org/migration/mig/oecdmigrationdatabases.htm [2019-08-18]

[7] Pagett C, Padarath A. A review of codes and protocols for the migration of health workers.2007. Available from: https://www.researchgate.net/publication/237530399_A_review_of_codes_and_protocols_for_the_migration_of_health_workers.

[8] The World Trade Organization. Movement of natural persons. https://www.wto.org/english/tratop_e/serv_e/mouvement_persons_e/mouvement_persons_e.htm [2019-08-26]

[9] WHO Assembly,63th year. "Resolution WHA63.16[WHO Global Code of Practice on the International Recruitment of Health Personnel]". 17-21 May 2010, P. 31. In Resolution and Decision Annexes (WHA63/2010/REC/5). Official Record. Geneva: World Health Organization, 2010. Availiable from: https://apps.who.int/iris/bitstream/handle/10665/3090/A63_R16-en.pdf.

[10] Working for health and growth: investing in the health workforce. Geneva: World Health Organization, 2016. Avaliable from: https://extranet.who.int/iris/restricted/handle/10665/250047.

[11] World Health Organization. The Brain Drain to Brain Gain-supporting the WHO code of practice on the recruitment of health personnel. https://www.who.int/workforcealliance/brain-drain_brain-gain/en/ [2020-02-20]

（徐李卉　胡　丹）

第五章

卫生人员薪酬

　　总体上,对卫生人力资源的激励可分为经济性激励和非经济性激励,常见措施归纳见表5-1。其中,经济性激励主要指"从雇主到雇员的直接货币支付",如工资、奖金等;非经济性激励主要包括职业发展、工作量管理、工作安排、工作环境等。本章结合薪酬激励的普遍理论,围绕薪酬制度的三个基本要素,对卫生人力资源的薪酬构成、薪酬水平、薪酬来源进行归纳分析。

表 5-1　卫生人力常见的激励措施

经济性激励	非经济性激励
1. 薪水／工资 2. 养老金(退休金) 3. 保险(如健康保险) 4. 津贴(如住房、儿童保育、交通等) 5. 带薪休假 6. 奖学金 7. 贷款:批准、贴现(打折)	*积极的工作环境:* 1. 工作自主、清晰的角色和责任 2. 充足的资源 3. 对工作和成就的认可 4. 管理支持和结构对等 5. 安全、整洁的工作场所 6. 有效的员工沟通 7. 强制性的平等机会政策 8. 产假／陪产假 9. 灵活的工作时间
	对职业和专业发展的支持: 1. 有效的监督 2. 指导和咨询框架 3. 获得培训和教育的途径 4. 公休和进修假

经济性激励	非经济性激励
	可获得服务： 1. 健康 2. 儿童保健和教育 3. 娱乐设施 4. 房屋 5. 交通
	内在奖励（精神奖励）： 1. 职业满足感 2. 个人成就感 3. 共同的价值追求／承诺 4. 同行和组织的尊重 5. 团队归属感

来源：Buchan, et al. (cited in Adams & Hicks, 2001; Caldwell & Kingma, 2007; Dambisya 2007.)

第一节 薪酬构成

一、薪酬构成与标准

支付给医务人员的工资是吸引其考虑从事卫生服务工作的关键因素，也是在劳动力市场上与其他潜在雇主进行竞争的主要手段。从工资的基本功能上，可分为保障性工资和奖励性工资。其中保障性工资是基于角色描述（或岗位说明）与工作分类的基本工资和条件，一般根据特定的要素如年资、岗位等进行分级，标准明确；奖励性工资的支付与业绩成果挂钩，体现服务效率、质量等。在某些情况下，奖金是为额外的服务、工作类型特殊或在特殊地区服务所支付的额外费用。此外，其他经济激励一般采取补贴交通、住宿或其他生活费用的形式，在物品短缺或在招聘和保留人员困难的地区常为使用。

（一）英国

英国医务人员的收入一般包括基本工资、额外工作时间补贴、值班补贴、临床优秀表现奖金、其他酬金与津贴等部分。

1. **基本工资** 基本工资是按照工作时间支付的，只有达到规定的工作时间要求，才能拿到全额的基本工资。如在 NHS 供职的专科医生一般要求每周工作 37.5 小时，咨询医师每周要工作 40 小时。

（1）医生的基本工资：2013 年起，NHS 专科医师基本工资分为 8 个等级。此外，对于助理专科医师、培训期住院医师也都有相对明确的基本工资"标准"（表 5-2）。

表 5-2　英国不同层级医生的基本工资标准（2013 年，英镑）

	最低	1级	2级	3级	4级	5级	6级	7级	8级	9级	10级
第一年基础培训	22 636	24 049	25 461	—	—	—	—	—	—	—	—
第二年基础培训	28 076	29 912	31 748	—	—	—	—	—	—	—	—
专科注册医师	30 002	31 838	34 401	35 952	37 822	39 693	41 564	43 434	45 304	47 175	
助理专科医师	52 122	56 312	60 500	66 032	70 827	72 816	75 412	78 008	80 603	83 199	85 797
专科医师	75 249	76 424	79 961	82 318	84 667	90 263	95 860	101 451			

　　伦敦皇家医院是英国一家大型教学医院，也是巴兹保健和国民信托旗下的一员，主要为伦敦市和陶尔哈姆莱茨区的居民提供综合医疗服务和专科三级保健服务。医院将临床专业人员分为第一年基础培训、第二年基础培训、专科注册医师、专科医师/助理专科医师、临床主管、部门主管、临床医疗总监 7 个职业等级，每一等级对应相应的工资标准，所有部门的医生根据岗位等级获取标准化的工资，不与部门或个人绩效挂钩。

　　（2）其他人员的基本工资。根据薪酬变革协议（Agenda for Change，Afc），除医生和高级经理人之外所有 NHS 直接雇佣员工，包括护理人员、助产士、辅助卫生专业人员、药剂师、验光师、临床支持工作者、技工、维修后勤人员等，统称为 Afc 员工。Afc 协议把医院的护理、辅助卫生专业人员和行政后勤人员等划分为 10 个不同群组，每个群组对应不同的起始工资。2013 年开始，Afc 员工的基本工资分为 54 个不同等级，第 1 级为 14 294 英镑、第 54 级为 98 453 英镑，后者是前者的 6.9 倍（表 5-3）。

表 5-3　英国公立医院护理、辅助卫生专业人员及行政后勤人员工资方案

群组	主要职能	级别	基本工资区间/英镑
1	饮食服务人员、健康档案助理	1～3	14 292～15 013
2	电话接线员、厨师、门（急）诊接待员	1～8	14 292～17 425
3	后勤维修人员、临床编码员	6～12	16 271～19 268
4	医学/法律秘书、准护士	11～17	18 838～22 016
5	刚获得资格的护士、辅助卫生专业人员、技师等	16～23	21 388～27 901

群组	主要职能	级别	基本工资区间 / 英镑
6	专科护士、辅助卫生专业人员、技师、行政管理人员等	21～29	25 783～34 530
7	高级 / 专科辅助卫生专业人员、技师、急诊服务区经理、护理团队经理、项目调试运行经理	26～34	30 764～40 558
8-1	助产 / 护理 / 辅助卫生人员顾问、信息技术经理	33～42	39 239～56 504
8-2	验光师顾问、高级护理 / 助产顾问、人力资源部长	41～50	54 998～81 618
9	后勤院长、临床服务职业经理	49～54	77 850～98 453

数据来源：NHS Employers National Job Profiles. NHS Information Center NHS Staff Earnings, 2010.

2. **额外补贴**　主要包括额外工作时间补贴、值班补贴、工作强度补贴、临床服务与教育补贴等。

（1）超过规定时间提供服务者,会酌情获得相应的补贴,如在周末提供服务,或在工作日上午 7 点之前和下午 7 点之后工作。这部分收入通常是全额基本工资的 1/10 左右。

（2）值班将获得额外的补贴,补贴标准取决于值班表上的人数以及工作的复杂度。如 NHS 咨询医师接到传召后须立即返回工作地点或提供复杂的电话咨询,如果值班表为 4 人或少于 4 人,则补贴标准为基本工资的 8%；如果 5～8 人,则为基本工资的 5%；如果 9 人以上,则为基本工资的 3%。如果迟些返回工作地点也可解决问题或只需提供简单的电话咨询,则补贴标准分别为 3%、2% 和 1%。

（3）英国的专科医师可享受按年度支付的工作强度补贴,包括白天工作强度补贴（2013年补贴标准为 1274 英镑 / 年）、正常工作时间外的工作强度补贴（分为低强度、中等强度、高强度三级不同的标准,分别为 960 英镑 / 年、1913 英镑 / 年、2860 英镑 / 年）。

（4）临床服务与医学教育补贴主要依据工作性质和内容而设立,特别是对医生生理、心理可能产生损害的服务内容设立了多项补贴,对临床医生承担的医学教育活动也规定了详细的补贴标准（表 5-4）。

表 5-4　NHS 医院医生临床服务及医学教育补贴项目

项目	支付单位 / 周期	补贴数额 / 英镑
放射与病理检验补贴	项	3.67
精神病院医疗指导补贴	年	5214.06
每床位补贴	年	664.0
提供伤害服务补贴（较高标准）	年	8179.0
提供伤害服务补贴（较低标准）	年	4090.0

续表

项目	支付单位/周期	补贴数额/英镑
周一至周五每天工作12小时	年	2924.0
每周半天临床工作补贴	年	4652.0
死亡患者诊视补贴	次数	26.72
兼职医生或口腔医生补贴	年	4652.0
入户医疗咨询（基本标准）	项	83.37
入户医疗咨询（中间标准）	项	41.69
专科医生特需咨询补贴	——	156.16
为护士授课补贴	——	
专科医师授课补贴	每节课	60.48
准专科医师、高级注册医师、专科注册医师、医院执业医师授课补贴	每节课	47.93
其他级别医生授课补贴	每节课	35.21
毕业后医学教育讲课费	每节课	76.62

资料来源：NHS Employers Pay Circular（M&D），2013.

3. 临床优秀奖 为鼓励医生在完成本职工作之外能够最求更好的绩效,政府设立了临床优秀奖(clinical excellent awards,CEA),在临床工作有突出表现的医生可以申请。该奖项分为"地方级别"和"国家级别",共有12个等级,1~8级为地方性奖,10~12级是全国性奖,9级既可以是地方奖也可以是国家奖。地方奖的经费由医院支付,国家奖的经费由NHS支付(表5-5)。

临床优秀奖属于终身制,一般每年发放一次。

表5-5 临床优秀奖分级及奖励标准(2011年4月1日起生效)

奖励等级	奖励标准/英镑	
	地方级	国家级
1	2925	——
2	5914	——
3	8871	——

续表

奖励等级	奖励标准 / 英镑	
	地方级	国家级
4	11 828	—
5	14 785	—
6	17 742	—
7	23 656	—
8	29 570	—
9（铜奖）	35 484	35 484
10（银奖）	—	46 644
11（金奖）	—	58 305
12（白金奖）	—	75 796

4. 其他额外收入　2004 年以后，英国专科医生的工作有更多的"弹性"，专科医生供职时可以选择在其他公立或私立机构兼职获得收入，也可以通过私人服务获得额外收入。但在兼职或从事私人工作前，必须每周额外承担一个标准时间段的工作量，如 NHS 要求全职顾问医师在 NHS 的工作时间达到 44 小时 / 周（比通常情况多 4 小时 / 周）后，才能到私人机构兼职。

5. 伦敦地区补贴　自 2010 年 4 月起，在伦敦及周边工作的 Afc 员工可以获得高生活成本地区补贴，主要原因在于伦敦生活成本较高，补贴标准仅与员工所在地区有关。在伦敦内城工作的员工可享受基本工资 20% 的地区补贴，在伦敦外城和周边地区工作的可分别享受基本工资 15% 和 5% 的地区补贴，地区补贴的最低标准和最高标准随基本工资的年度变化而变化（表 5-6）。

表 5-6　伦敦地区补贴标准 / 英镑

工作区域	占基本工资比例	2010 年		2013 年	
		最低值	最高值	最低值	最高值
伦敦市内城	20%	4036	6217	4076	6279
伦敦市外城	15%	3414	4351	3448	4395
伦敦市周边	5%	933	1616	942	1632

资料来源：NHS Employers Pay Circular（Afc）1/2010.

英国卫生人员薪酬构成中,医生的薪酬项目往往多于护士。并且,专业级别越高,有资格获得的薪酬项目越多(表5-7)。

表5-7　医院医生与护士薪酬项目比较

人员类别	薪酬项目
顾问医生	12项:工资、私人诊疗业务收入、国家杰出临床贡献奖、医院临床杰出贡献奖、工作强度补贴、加班补贴、即时服务津贴、伦敦地区工作补贴、临床工作及医学教育与专项补贴、购房补贴、医疗保险及养老保险雇主缴费、工作强度补贴
专科医师及准专科医师	7项:工资、加班补贴、即时服务津贴、伦敦地区工作补贴、临床工作及医学教育专项补贴、购房补贴、医疗保险及养老保险雇主缴费
住院医师	5项:工资、加班分级补贴、伦敦地区工作补贴、临床工作及医学教育专项补贴、购房补贴、医疗保险及养老保险雇主缴费
护士	5项:工资、加班补贴、伦敦地区工作补贴、购房补贴、医疗保险及养老保险雇主缴费

英国全科医生的薪酬分为基本工资和人头费两部分,人头费与全科医生服务病人的数量、特征(年龄、慢性病、生活在贫困地区)以及其服务类型相关,约占全科医生收入的60%以上。此外,当全科医生能够满足某项素质要求时,还可以获得额外的收入,即每一项素质指标的达成都会获得点数奖励:一是临床领域,如对某些疾病有治疗专长;二是组织专长,如在信息、交流、教育及营运管理方面有专长;三是额外服务,如子宫颈癌常规检查、儿童健康监测、产后服务及避孕服务;四是治疗病人经验,包括如何提供服务以及病人参与服务改进计划的程度等。

此外,NHS提供服务的全科医生可以获得5%的额外补偿作为退休金。

(二)德国

德国公立医院所有员工实行固定工资制,与医院的收入没有直接关系,具体以劳务协议为依据(表5-8)。此外,医生可以获得随叫随到值班费、加班费、轮班附加报酬、医疗报告撰写费、私立保险诊治等额外报酬。医院与医生签订的大多数合同中,一般不会涉及加班费内容,因此医生加班并不总是能够获得全额加班费。

表5-8　某市级医院集体劳资协议月工资标准(2015年12月起)

薪酬组	工作年限等级/欧元					
	一级	二级	三级	四级	五级	六级
主治医生(Leitender Oberarzt)	8148	8730	—	—	—	—
高级医生(Oberarzt)	6926	7333	7916	—	—	—

薪酬组	工作年限等级 / 欧元					
	一级	二级	三级	四级	五级	六级
专科医生（Oberarzt）	5530	5993	6400	6638	6870	7102
助理医生（Asssistenzarzt）	4190	4427	4597	4891	5241	5386

资料来源：http://www.praktisecharzt.de/blog/einstigesgehalt-als-assistenzarzl/.

除基本工资外，临床科室主任可以与医院协商，获得特殊补贴。此外，临床科室主任或高年资医生允许兼职开设私人诊所。

(三)法国

卫生人员的薪酬构成主要包括：①基本工资；②津贴，包括夜班、周末和假日、值班等，一般每周一个夜班，每月一次周末上班，约 1300 欧元 / 月；③为建立网络而在几个医院工作获得的津贴；④无私人执业而获得的公共服务津贴（约 500 欧元 / 月）；⑤专家津贴；⑥私人执业；⑦额外薪酬，按照每家医院或部门自己的规定，在其他医院工作或公共服务，可以获得额外薪酬，但不能进行私人执业。

法国公立医院卫生人员的工资有国家标准，由卫生和社会事务部制定。大学附属医院医生的工资由学校工资和医疗服务收费两部分构成，工资水平取决于资历等级，是依据国家资历等级划分的。服务收费由医院代收，扣除部分设施使用费后转付给医生。他们可从大学领取教学津贴（3000～7000 欧元 / 年），还可通过参加研究项目、在其他私立或公立机构担任专家来获取额外收入。

法国约 1/5 的专科医师同时工作于医院及私立诊所，可以获得医院工资及私人付费。法国允许他们接诊来自私人保险的病人，但须支付一定比例的费用给医院。

(四)西班牙

根据工作领域不同，西班牙卫生人员的工资分为两类：①在初级卫生保健领域，全科医生工资包括基本工资和人头费，其中人头费约占工资的 15%，具体额度根据服务人群的特征、人口密度以及 65 岁以上人群比例等确定。②在医院，医生实行工资制，与公务员待遇基本相同，基本工资由中央政府制定，各地区根据实际情况对工资中的部分进行调整。

在西班牙的公共服务部门，不允许为卫生服务人员提供额外的收入补偿。

(五)美国

不同体系、不同岗位的卫生人员，其薪酬项目和构成不尽相同，甚至有很大的差别。

1. 首席执行官　公立医院首席执行官一般包括工资性收入、法定保障项目、健康保险参保费用、人寿保险参保费用等。其中，工资性收入包括基本工资、激励性奖金、续签或留职奖金等，其中基本工资是主要部分，奖金不固定发放，且低于营利性医院和非教会非营利性医院。

2. 医生　医生薪酬包括基本工资和激励性奖金，其中基本工资主要取决于所从事专业、岗位职责、技能、工作表现及总工资性薪酬方案;激励性奖金取决于工作效率、医疗服务质量和患者满意度等。公立医院的医生除按照合同完成医院内的工作任务,还可以在医院外从事有报酬的工作,如私人执业、临床教学等。此外,还有入职奖金、留职奖金等薪酬项目。

3.护士　护士除基本工资外,还包括随叫随到补贴、入职奖金、午后/夜间工作差别补贴等。

(六)日本

1.**工资制**　公立医院医务人员属于公务员,工资由政府统一规定和支付,实行工资制,体现保障作用的工资约占65%,包括标准基本工资、补助、津贴等,保障职工及其家属生活需要;体现激励作用的能力工资约占25%,其余的10%为地区补贴。

(1)补贴:医生除获得基本工资外,还可获得各种补贴,主要为工作补贴和生活补贴。以国立医院集团为例,工作补贴共14项,依据医生的工作地点、工作年限、基本工资数额、工作内容、工作时间、工作岗位等确定;生活补贴共5项,主要涉及抚养亲属、住房、交通与夫妻两地分居等(表5-9)。

表5-9　日本国立医院集团医生补贴项目

补贴名称	补贴类型	对象和标准
医师补贴	工作补贴	按工作地点支付,150 400～357 900日元。取得执业自个20年后递减,最多支付45年
业绩补贴	工作补贴	对一般医师,按照3.95个月基本工资的数额,在每年6月、12月分两次发放。对于主任医师以上人员,按业绩年终奖形式支付
值班补贴	工作补贴	每值班一次,支付20 000日元
随时候班补贴	工作补贴	指在家候班、随时应对紧急情况的补贴。每候班一次,支付5 000日元
急救补贴	工作补贴	在实施二级及三级急救制度的医院,夜间或休息日进行抢救时,每次支付3 000～18 000日元
职务补贴	工作补贴	对于科主任以上人员,每月支付76 700～148 100日元
特别工作补贴	工作补贴	- 在值班或家中候班时,如实施了诊疗业务,每次支付12 500～23 250日元。 - 在休息日有必要从事临时或紧急工作且无法代休时,每次支付12 500～23 250日元。 - 在科主任等命令从事某些特别工作时,按月基本工资的10%以内数额支付
附加职务补贴	工作补贴	指对公立医院进行急救援助时支付的补贴
特殊工作补贴	工作补贴	在重症监护病房、重症心身障碍患者病房、肌无力患者病房工作时,每月支付17 700～35 400日元

续表

补贴名称	补贴类型	对象和标准
夜间看护患者补贴	工作补贴	在交替工作场合中,深夜工作一次支付 2 900~9 900 日元
派遣补贴	工作补贴	对集团困难医院进行医疗援助时,每天支付 20 000 日元。除上述外,为了保证集团内医院发挥医疗功能而进行援助时,每日支付 10 000 日元
加班补贴	工作补贴	在正常时间(8 小时)以外工作时支付的补贴,在日本的法律是明文规定必须有的
年终奖金	工作补贴	年度医疗收入特别好的医院,可发放年终奖金
乘直升机抢救补贴	工作补贴	对于直升机内的抢救场合,每次支付 5 000 日元
抚养补贴	生活补贴	支付给需要抚养亲属的医师。其中,需要抚养配偶者给予 13 000 日元补贴,需要抚养孩子、赡养父母者给予 6 500 日元补贴。在孩子处于 16~22 岁时,每人另外追加 5 000 日元补贴
住房补贴	生活补贴	对于租房者,给予 27 000 日元补贴
交通补贴	生活补贴	汽车等 2 000~24 500 日元,其他交通工具等 55 000 日元
两地分居补贴	生活补贴	基本补贴数额为 23 000 日元。在医师和配偶居住地之间相距 100 km 以上时,追加 6 000~45 000 日元
地区补贴	生活补贴	按基本工资的 15%~18% 支付

资料来源:日本国立医院集团网站。

(2)初任工资调整补助:对年轻医师,除基本工资外,还会支付初任工资调整补助,该项补助受地方政府认可。

2. **年薪制** 以国立医院集团为例,集团院长、副院长、科主任、主任医师等实行年薪制,其收入由每月工资与业绩年终奖组成。其中,每月工资约占年薪总额的 70%,每月工资标准为年薪数额的 1/12,按月发放;业绩年终奖约占 30%,一般在前一年度数额基础上增加 20%(表 5-10)。

表 5-10 2012 年日本国立医院集团医务人员收入统计

岗位	支付方式	总收入/万日元	其中:业绩年终奖/万日元
院长	年薪制	2 050	590
副院长	年薪制	1 910	570
科主任	年薪制	1 820	470

续表

岗位	支付方式	总收入/万日元	其中：业绩年终奖/万日元
主任医师	年薪制	1 670	360
医师	工资制	1 490	260

资料来源：日本国立医院集团网站。

二、非经济性薪酬

除了薪酬等经济性激励,非经济性激励对于吸引卫生人力资源也发挥着同等重要的作用,特别是对于那些资金有限或没有足够能力提供经济性奖励的国家和组织而言。非经济性激励的主要措施主要包括职业发展、工作量管理、工作安排、工作环境等方面。

1.职业发展,大量研究表明,卫生人员一般会高度重视是否有接受正式和非正式的教育培训机会,更加看重个人终身学习和职业发展。

2.工作量管理(工作负荷),沉重和难以管理的工作量是卫生人力普遍关注的问题。

3.灵活的工作安排,包括灵活的工作时间、延长或更改假期安排,鼓励卫生专业人员退休后(聘期结束后)重返工作岗位等。这类方法尤其适用于卫生专业人员工作承诺和照顾责任(家庭)之间的平衡,如因家庭或其他原因而离开工作的人,以及希望继续工作但不愿或不能承担同样工作时间的老年人。

4.积极的工作环境,包括为工作人员提供安全的工作环境、积极应对新出现的风险和创造积极的组织文化等(表5-11)。

表5-11　四国公立医院人员非经济激励比较

国家	非经济性激励措施
英国	每年至少4周的带薪休假、每周工作时间限定、职业发展与健康咨询服务、NHS养老金计划、医疗保险、病退福利、灵活上班时间、产假及育儿假、学习假、灵活性退休制度;一定服务年限后,自主决定是否承担夜间或周末非急诊工作,并且带薪休假延长
德国	标准工作时间、带薪休假
美国	每年13~26天带薪休假、每年不超过13天带薪病假、养老保险、医疗保险、牙科保险、人寿保险、奔丧险、长期残疾保险、免费或折扣收费停车、短期残疾保险、折扣药品、灵活工作制度、执业过失保险、搬家援助、生活服务(如衣服干洗等)
日本	育儿假、育儿短期工作、产前休假、产后休假、保育时间、职员妻子分娩时休假、男性职员参加育儿相关活动休假、儿童看护休假、育儿时间、农村公立医院免费住房

(一)英国

1.假期　NHS雇员每年有至少27天带薪休假、病假,产假及育儿假、学习假等,并且随着服务年限的增加而增加。Afc 员工除每年 8 天法定假期外,还有 27 天假期,服务 10 年以后增至 33 天,还有受资助课程的学习请假。

2. 其他福利　NHS 所有雇员均有权参加 NHS 养老金计划(NHS 养老金计划是英国覆盖最广泛、待遇最优厚的养老金计划之一,是 NHS 雇员整体薪酬激励的重要组成部分,也是吸引医务人员最有价值的条件之一)、灵活上班时间、灵活的退休制度等。Afc 员工享受基于知识运用和技能的更好的职业发展和工资晋级机遇、年度个人发展评估、培训提升机会、职业健康服务等。

(二)美国

1. 假期　绝大多数联邦政府医院员工每年享有 10 个带薪节假日,根据在联邦政府部门服务时间长短,每年还可享有 13～26 天的带薪休假。绝大部分人员有资格享有每年不超过 13 天的带薪病假。

2. 保险　联邦政府为退伍军人医院医务人员等全职联邦雇员提供非现金性福利,包括退休账户、医疗保险部缴费等。

(三)日本

1. 假期　除法定节假日外,日本国立医院集团员工还享受医院所设立的休假,主要与抚育后代有关,如育儿休假制度、育儿短时间工作制度、支持育儿的休假和工作制度。

2. 住房　农村公立医院医生一般住在政府所拥有的房屋内。

第二节　薪酬水平

一、薪酬水平影响因素

1. 政策因素　一般表现为能对薪酬产生作用的政策导向、法律规定等,如医疗保险、劳动法律。在美国,对公立医院医生薪酬制度设计有重要约束力的法律包括《斯塔克法》《反佣金法》以及美国国税局的相关规定,医疗保险政策对医生薪酬水平也有影响,比如 Medicare 住院患者预付制中的工资系数制度。

2. 市场因素　对公立医院的薪酬水平起着重要影响,一般而言,当人才市场供给不足或需求上升时,医疗卫生机构(公立、私立)会通过提高薪酬水平吸引人才;当人才供给过剩时,则会降低或维持现有水平。

3. 机构因素　一般表现为与机构特点相关的因素,如机构类型、规模、性质、发展状况等。

(1)英国 NHS 体系中,基金托拉斯医院可以制定本医院的薪酬方案与条款,而医院托拉斯必须遵守全国性协议。对于 Afc 合同的绝大多数员工,其工资等级一般每年上调一级,以反映其工作技能和经验的增长。

(2)德国公立医院除通过雇主协会与工会组织进行劳资谈判、确定薪酬安排集体性协议外,还可以直接与工会组织进行劳资谈判。在公立医院,工会组织可为员工执行薪酬合同;而私立医院则一般依据自己的薪酬合同或参考公立医院合同标准为员工发放薪酬。

（3）美国医院一般设有薪酬委员会,由董事会主席、一名董事会成员、医院财务官、一名执行理事会成员等组成。在医院董事会特别授权下,薪酬委员会负责制订并管理医院执行官及其他关键人物的薪酬方案。

4. 个体因素 一般表现为与卫生人力自身特点相关的因素,如专业、学历、性别、年龄、工作类型,以及服务数量、质量、效率等。不同国家的个体决定因素不同,也因岗而异。

（1）美国联邦政府医院工资水平与医务人员的受教育程度、工作年限、职业、性别等相关,工资增长一般依据个人的工作表现、资历等因素,公立医院首席执行官的年薪数额与其工作表现、技能、经验等直接相关。

（2）英国不同地区、不同专科的医生采用统一工资标准,专科医生根据工作年限晋升工资等级,实际收入水平因个人年龄、合同类型、所从事专业和就业地点不同而有所差异。医生薪酬水平也受多项服务绩效标准的影响,如临床服务、患者满意度和治疗效果等。

（3）日本医院普遍重视员工资历,以职工年龄、在本院的工作年限和学历等作为决定基本工资的主要因素,工资待遇按照资历逐年平稳上升。

（4）德国医院职工工资水平取决于个人自身条件、集体性协议内容以及个人的谈判能力。

（5）法国公立医院薪酬取决于医生的身份、资历和医疗活动,根据医生的身份（如大学医院医师、合同医师等）和资历,薪酬有全国标准,随着资历的增加而增长。

此外,不同国家之间医生收入水平的差异还与所在国家医生数量间的差异存在相关性,医生数量较少的国家,医生收入越高。

二、薪酬水平决定机制

根据对 OECD 国家工资制定机制的梳理,国家或地方层面的谈判是确定公立医院人员工资的主要方式,集体谈判、集中化、协调是医务人员工资制定中的三个基本特征（表 5-12）。

表 5-12 部分国家医务人员工资制定过程和特征

国家	工资制定的协调方式	政府干预	工资谈判层级	集体协议年限
加拿大	省级和地方、集体协议的结合	省级政府间接干预	省/地方	—
法国	以国家为重点,政府、雇主和工会协调,地方有"调整"的空间	政府直接参与	国家/分部门/部分地方	—
德国	1. 分散式工资谈判 2. 可以在联邦、地区或地方一级签订合同,也可签订特定雇主的合同 3. 医院所有者可自由决定使用合同的方式	1. 地区和地方政府作为医院雇主参与医院工资制定。 2. 若干非核心业务最低工资（2015年起,为最低工资标准）	在联邦一级谈判的框架合同部分的基础上的分权谈判	—

续表

国家	工资制定的协调方式	政府干预	工资谈判层级	集体协议年限
新西兰	雇主协会、工会通过专业/职业达成国家级集体协议	通过提供制度性咨询框架产生影响	国家部门/一些地方	2~3年
荷兰	以国家、部门为主,工会与雇员协会谈判	通过提供集体谈判的法律框架间接影响	部门	时间不固定
挪威	1.国家主导、雇主协会和工会集体协议 2.地方有"补充"的空间	间接影响	部门/地方	年度或双年度
葡萄牙	国家、政府部门、雇主和工会之间的协议	直接影响 作为出资人、雇主	部门	工资冻结,削减工资和条件
英国	独立薪酬审查机构根据工会、雇主和政府提交的证据提出薪酬建议	直接影响 作为出资人、雇主	国家部门	公共部门薪酬"冻结"顺序

(一)集体谈判

集体谈判侧重于雇主/政府代表与雇员之间工资制定的集体程度。多数国家的工会和专业协会可以代表全部或部分医务人员,并且通常覆盖特定行业或部门的所有职工,雇主也直接参与工资的谈判和达成集体协议(表5-13)。

表5-13　8个OECD国家医院工资制定的集体谈判

国家	集体谈判
加拿大	与公认的工会进行集体谈判;大多数医生按服务付费
法国	在雇主、政府和公认的工会之间进行集体谈判;在私营部门工作的医生是有偿付费。其他人员按国家协议
德国	最常见的是工会和雇主协会之间的集体谈判
荷兰	工会/专业协会和医院管理者/雇主之间的集体谈判。大多数员工都是受薪雇员;约有一半的医生是由个人服务费支付
新西兰	工会和医院管理者/雇主进行公共卫生服务中的工资谈判
挪威	医院雇主协会负责谈判和工资制定。所有员工的集体协议;与每个有代表性的工会。高度工会化
葡萄牙	政府、工会和雇主代表在法律协议的支持下参与工资制定
英国	政府部门、NHS雇主与公认的专业协会和工会之间的谈判/集体协议。NHS员工(大多数医院员工)是领薪水的

资料来源：OECD国家医务人员工资制定研究报告。

以德国为例,公立医院医生和护士的工资制定是分开进行谈判的,分别由代表医护的工会组织和代表医院的雇主协会进行谈判,并签订有关薪酬的集体协议。双方签订的集体性薪酬协议提供了医务人员薪酬待遇的框架条件,包括薪酬层级及调整、薪酬增长幅度以及薪酬构成等。而且,医生和护士的工资制定会因地区和医院所有制类型不同而有所差异(图5-1)。

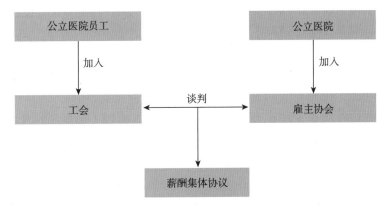

图 5-1 德国公立医院薪酬集体协议产生过程示意图

(二)集中化

目前,法国、荷兰、新西兰、挪威、葡萄牙、英国等国家的谈判主要集中于国家层级,其中法国、挪威、英国在地方层级上提供了"补充"。德国工资制定呈现碎片化趋势,采用的是在联邦政府层面或医院所有者层面的混合式工资谈判,医院可以自由申请国家层级的合同框架谈判。加拿大每个省都有自己工资制定的方法,雇主协会、区域卫生当局等均可作为医院雇主的主要谈判代理人。荷兰医生工资制定有两种模式,一种是工资制(由国家制定),一种是按服务付费(由医生个人与医院单独谈判)(表5-14)。

表 5-14 8个OECD国家医院工资制定的集中化

国家	集中化
加拿大	省(地区)级、以部门为基础,附带地方(医院)协议
法国	以国家为基础,附带地方"补充"协议。三个子部门(公立、私立非营利性、私立营利性)分别进行谈判
德国	地方或区域一级的分权谈判,但公共部门工人的国家协议除外
荷兰	国家、部门、分管部门有不同的谈判单位
新西兰	国家、部门和分管部门:工资制定主要是在国家一级通过MECA(多雇主集体协议)谈判
挪威	国家部门协议包括"国家最低标准":工资、养老金、休假权等;对于高于国家协议水平的工资率,个别企业也有补充谈判的余地

续表

国家	集中化
葡萄牙	常规做法是基于政府和工会之间的国家级对话,但是在危机前倾向于医院一级的自治
英国	重点在国家一级;NHS 部门。薪酬审查机构;国家集体协议。基金会信托内部有范围可用于当地工资设定,但仅用于招聘"补充"人员

资料来源：OECD 国家医务人员工资制定研究报告。

(三)协调

在统筹协调和政府参与方面,所有国家卫生行业/医院的工资制定的方式,是通过国家层级、地方层级的卫生部门集体协商。新西兰是通过卫生部门与广泛的公共部门统筹协调,而挪威基于"领军"行业工资制定基准,采用一个更广泛的跨部门协调方法。多数国家的政府部门直接或间接参与工资制定,如在英国和葡萄牙,政府是主要的出资者和/或医院劳动力的雇主。在"正常"时期,法国、葡萄牙和英国实行年度工资(调整);挪威则是两年调整一次;其余国家为 18 个月到 3 年不等(表 5-15)。

表 5-15　8 个 OECD 国家工资制定的协调

国家	协调与政府参与
加拿大	2～3 年的协议。省级政府直接参与或通过雇主协会参与
法国	政府直接参与。重点放在国家主导的集体决定的调整上,以便在既定的国家框架内
德国	不参与,除了作为公共部门工资谈判的雇主
荷兰	国家协议期限通常超过 1 年。关于集体谈判的法律为国家方针提供了支持
新西兰	政府参与,并在公共部门之间进行协调。18～24 个月或 18～36 个月
挪威	跨行业、部门协调工资制定。政府制定基调。固定的年度/两年一次的国家谈判周期
波兰	危机后整个公共部门的成本/工资控制和调整。中央政府负责整个工资制定的过程
英国	政府通过卫生部门参与国家谈判;国家薪酬框架紧密协调不同的 NHS 职业。年度工资制定周期

资料来源：OECD 国家医务人员工资制定研究报告。

(四)美国联邦工资制

美国退伍军人医院的雇员实行联邦工资制(Federal Wage System,FWS),其工资水平依据 10 个要素进行岗位价值的综合评估,根据评估结果确定工资等级和水平。10 个要素及其具体等级如表 5-16 所示。

表 5-16　美国联邦工资制的要素与分级

要素	具体级别
知识 （knowledge）	分为 9 级：（1～9 级） ①需掌握完成简单任务的知识，不需要受教育培训或只需要受较少的教育培训； ②需掌握常用工作程序方面的知识，要求受过一些培训； ③需掌握标准化的工作规则方面的知识，要求受过大量的培训或者具有大量的工作经验； ④需掌握在某一一般工作领域中完成多种工作任务所要求的各种工作规则方面的知识； ⑤需掌握复杂的、专业化的技术知识，要求具备大学本科教育程度或具有同等学历； ⑥需掌握各种专业化工作方法方面的知识，要求具备研究生教育程度或者具有同等学历； ⑦需掌握大量的概念或原则方面的知识，要求具备研究生以上受教育程度或者同等学历； ⑧要求是能够运用实验性理论或者是各种新的方法工作的某专业工作领域中的专家； ⑨要求是能够提出新的假设和新的理论的某专业领域工作中的专家
工作中受到的监督 （Supervision received）	分为 4 级：（1～4 级） ①负责处理具体的工作任务，决策由上级作出； ②上级制定目标，同时确定工作完成的期限，员工就所要完成的工作任务制订计划。上级对下级工作审查的重点是下级是否遵守了组织的相关政策规定； ③上级制定目标，员工确定完成工作的期限并就所要完成的工作任务制订计划。上级对下级工作审查的重点是下级是否达到了目标； ④上级界定工作使命，员工负责所有计划工作。上级对下级审查重点是目标达成情况
工作指导方针 （guidelines）	分为 5 级：（1～5 级） ①工作的指导方针是具体而详细的。员工要严格遵守这些指导方针。偏离指导方针是要受到监督人员的制裁； ②工作的指导方针很全面，而且有很多详细的指导方针是有用的，员工需要从中选择最合适的来加以运用； ③工作的指导方针是有的，但不都是可以直接运用的，员工需要运用自己的判断来分析结果，变通地运用这些指导方针； ④工作的指导方针很少，但是有一些铭文规定的政策，员工可以脱离传统的工作方法去开发新的工作方法； ⑤工作的指导方针非常宽泛，员工有制定工作指导方针的技术权威

续表

要素	具体级别
工作复杂程度 （complexity）	分为6级:(1～6级) ①工作任务清晰且容易掌握,不需要作出决策; ②任务包括一些彼此相关的步骤,不过需要员工自己去辨认这些步骤之间的差异; ③任务中包括一些彼此不相干的工作方法,员工必须能够认清它们,并且根据它们与所要完成的工作任务之间的关系来选择使用何种方法; ④任务中包括一些彼此不相关的工作方法,员工必须对这些工作方法作出评价; ⑤任务中包括一些彼此不相干的工作方法,员工必须作出处理不确定性问题的决策; ⑥任务中包括多种职能,在决策中涉及一些不明确的问题
工作范围和影响程度 （scope and effect）	分为6级:(1～6级) ①对本部门之外的其他人员只能产生很小的影响; ②会影响到下一个工作流程; ③会对某一项目的运作产生影响; ④会影响组织中的多种活动,或者是影响到其他组织的运作; ⑤会影响到其他专家的工作或者是重大项目的进展; ⑥对于组织使命的实现是至关重要的
工作中的人际接触 （personal contacts）	分为4级:(1～4级) ①与在同一办公室中的同事或者公众接触;接触时的情形是高度程式化的; ②需与同一组织中的同事(在同一办公室或在不同的办公室中)或者是公众接触,接触的情形是较为程式化的; ③需与组织外部的个人或群体接触;每一次接触的情形都不相同; ④需在完全非程式化的情形下与其他组织的高层人员接触
工作接触的目的 （purpose of contacts）	分为4级:(1～4级) ①目的是为了获取、澄清或者提供事实; ②目的是为了达成工作结果而执行计划、协调活动或者是提供建议; ③目的是为了影响、激励、审问或控制某些个人或群体; ④目的是为了就某些具有严重冲突性质的事务进行论证、辩护、谈判或者是处置
体力要求 （physical demands）	分为3级:1～3级 ①工作基本上是坐着完成的; ②工作要求一定的体力付出; ③工作需要大量和紧张的体力付出

续表

要素	具体级别
工作环境 （work environment）	分为 3 级:1～3 级 ①只包含日常性的风险因素——正常的安全防护即可; ②隐含着中等程度的风险因素——需要特殊的安全防护举措; ③隐含着高度的风险因素
监督职责（supervisory duties）	只适用于医疗卫生领域的侦察、警察和监察人员,普通卫生技术人员均为第一等级,无监督义务,分为 6 级:(1～6 级) ①无监督义务; ②无监督的职位。监督责任是设定于从事工作任务的一群人,不是针对一个人,共同从事同一工作的人为一群; ③通过面对面的会议指导职员。组织结构不复杂,内在的管理程序简单,而从事同样工作的下级不承担主要职责,这是典型的监督职责第一个级别; ④通过中间级别指导职员,内部程序和管理控制是正式的。组织的结构是复杂的,组织被分成功能互不相同的下级群体; ⑤通过两个或两个以上下级监测级别来指导职员; ⑥经理主管人员和技术权威人士

评估人员根据对特定岗位各因素的评分,确定工作等级和分值范围。如医疗卫生人员的工作等级设定为 15 个,每一个工作等级均有一定的基点范围,最低和最高等级工作基点差距 21.3 倍。工作等级确定后,通过比较工资,即某一工作工资可通过与其相同工作水平相似的工作比较而确定。以儿科护士长为例,根据其职业影响因素,知识定为 4 级(550 分)、工作中受到的监督定为 3 级(275 分)、工作的指导方针定为 2 级(125 分)、工作任务的复杂性定为 2 级(25 分)、工作任务的范围及其影响定为 2 级(25 分),工作中的人际接触定为 2 级(25 分)、接触的目的定为 2 级(50 分),体力付出定为 3 级(50 分)、工作环境定为 1 级(5 分),其工作基点总分值为 1 180 分,工作等级基点落在 1 105～1 354 范围内,对应的工资等级为 6 级,并根据工作等级确定工资水平(表 5-17、表 5-18)。

表 5-17 10 个因素的基点分值表

因素	因素分级								
	1	2	3	4	5	6	7	8	9
知识	50	200	350	550	750	950	1250	1550	1850
工作中受到的监督	25	125	275	450	650	—	—	—	—
工作指导方针	25	125	275	450	650	—	—	—	—
工作的复杂程度	25	75	150	225	325	450	—	—	—

续表

因素	因素分级								
	1	2	3	4	5	6	7	8	9
工作范围和影响程度	25	75	150	225	325	450	—	—	—
工作中的人际接触	10	25	60	110	—	—	—	—	—
工作接触的目的	20	50	120	220	—	—	—	—	—
体力要求	5	20	50	X	—	—	—	—	—
工作环境	5	20	50	—	—	—	—	—	—
监督职责	0	0	0	0	0	0	—	—	—

表 5-18　工作等级基点范围

工作等级	最低点值	最高点值
1	190	254
2	255	454
3	455	654
4	655	854
5	855	1104
6	1105	1354
7	1355	1604
8	1605	1854
9	1855	2104
10	2105	2354
11	2355	2754
12	2755	3154
13	3155	3604
14	3605	4054
15	4055 及以上	……

资料来源：NCS，Leveling Guide for Evaluating Your Firm's Job and Pay.

(五)英国 NHS 岗位价值评估体系

英国 NHS 组建了岗位评估工作小组,负责谈判新的卫生服务等级和薪酬结构。NHS 岗位评价体系的构建主要采用的是要素计点法,比较适合评价不同组织和部门间的相对价值。一是确定岗位评估的要素及其权重,二是对每个要素划分不同的等级,三是确定各要素不同等级的分值,四是根据合计分值划分岗位等级和薪酬范围。具体要素及分级情况如表 5-19、表 5-20 所示。

表 5-19　NHS 岗位价值评估要素、评分表与权重

维度	要素	1	2	3	4	5	6	7	8
知识 (24%)	1. 知识、培训与经验	16	36	60	88	120	156	196	240
技能 (24%)	2. 沟通与人际关系技巧	2	12	21	32	45	60		
	3. 分析和综合判断能力	6	15	27	42	60			
	4. 计划和组织能力	6	15	27	42	60			
	5. 操作技能	6	15	27	42	60			
责任 (36%)	6. 患者服务责任	4	9	15	22	30	39	49	60
	7. 管理决策与实施责任	5	12	21	32	45	60		
	8. 财务与资产管理责任	5	12	21	32	45	60		
	9. 人力资源管理责任	5	12	21	32	45	60		
	10. 信息资源管理责任	4	9	16	24	34	46	60	
	11. 科学研究责任	5	12	21	32	45	60		
自主性 (6%)	12. 行为自主	5	12	21	32	45	60		
努力与环境 (10%)	13. 体力强度	3	7	12	18	25			
	14. 脑力强度	3	7	12	18	25			
	15. 心理与精神强度	5	11	18	25				
	16. 工作环境	3	7	12	18	25			

表 5-20　NHS 岗位价值评估波段范围

波段	岗位评分值
1	0～160
2	161～215

波段	岗位评分值
3	216～270
4	271～325
5	326～395
6	396～465
7	466～539
8a	540～584
8b	585～629
8c	630～674
8d	675～720
9	721～765

　　2004年10月后,英国NHS对护理人员以及其他大部分非临床人员实行薪酬革新方案。该方案强调同工同酬,按不同等级支付工资。其中,护理人员所对应的工资级别为2～9级,2级年工资约为13 653英镑至16 753英镑,9级年工资约为77 079英镑至97 478英镑。2017年,9级的薪酬水平为79 415～100 431英镑之间,7级薪酬水平为31 696～41 787英镑之间(表5-21)。

表5-21　英国NHS薪酬革新方案护理人员工资等级(2004年)

级别	年工资 / 英镑·年 $^{-1}$
2级	13 653～16 753
3级	15 610～18 577
4级	18 152～21 798
5级	21 173～27 534
6级	25 472～34 189
7级	30 460～40 157
8a级	38 851～46 621
8b级	45 254～55 945

续表

级别	年工资 / 英镑·年$^{-1}$
8c 级	54 454～67 134
8d 级	65 270～80 810
9 级	77 079～97 478

三、几个国家的医务人员薪酬水平

(一)美国

美国医疗卫生保健技术人员分为 61 类,其中医疗服务专业细分为 17 类,医生收入一直居于前列。美国大多数医生收入良好,是社会平均工资的 3.5～5.5 倍。2010—2016 年,医疗卫生技术人员工资年均增长 1.4%(表 5-22、表 5-23)。

表 5-22　2010—2016 年美国不同医疗卫生岗位人员工资 / 美元

	2010 年	2011 年	2012 年	2013 年	2014 年	2015 年	2016 年
麻醉医师	234 950	220 100	232 830	235 070	246 320	258 100	269 600
外科医生	231 550	225 390	230 540	233 150	240 440	247 520	252 910
口腔颌面外科医生	217 380	214 120	216 440	218 960	219 600	233 900	232 870
妇产科医生	218 610	210 340	216 760	212 570	214 750	222 400	234 310
普通内科医生	189 210	189 480	191 520	188 440	190 530	196 520	201 840
精神科医生	174 170	167 610	177 520	182 660	182 700	193 680	200 220
家庭 / 全科医生	177 330	173 860	180 850	183 940	186 320	192 120	200 810
普通儿科医生	168 650	165 720	167 640	170 530	175 400	183 180	184 240
普通牙医	161 750	158 770	163 240	164 570	166 810	172 350	173 860
药剂师	112 160	109 380	114 950	116 500	118 470	119 270	120 270
助理医师	89 470	87 140	92 460	94 350	97 280	99 270	102 090
注册护士	69 110	67 720	67 930	68 910	69 790	71 000	72 180
医学超声检查诊断人员	65 800	64 900	66 360	67 170	68 390	70 880	71 750
医学与临床化验师	58 120	56 870	58 640	59 460	60 560	61 860	62 440

续表

	2010 年	2011 年	2012 年	2013 年	2014 年	2015 年	2016 年
医学临床实验室技术员	38 960	38 190	39 340	40 240	40 750	41 420	41 700
合计	72 730	71 280	73 540	74 740	76 010	77 800	79 160

数据来源：2010—2016 年美国劳工统计局网站（http://www.bls.gov）。

表 5-23　2015—2016 年美国医务人员工资与社会平均工资的比较（社平倍数）

职业类别	2015 年	2016 年
麻醉医师	5.3	5.4
外科医生	5.1	5.1
内科医生	4.1	4.1
家庭和全科医生	4.0	4.0
牙科医生	3.6	3.5
药剂师	2.5	2.4
超声检查诊断人员	1.5	1.4
医学与临床化验师	1.3	1.3

（二）英国

英国医务人员是收入较高的职业，2015 年，排在前 5 位的依次为普通医生、牙科医生、药剂师、心理医生医学放射技师（表 5-24）。

表 5-24　2010—2015 年英国医务人员薪酬水平／英镑

	2010 年	2011 年	2012 年	2013 年	2014 年	2015 年
普通医生	76 263	71 560	69 741	70 648	69 991	72 315
心理医生	38 249	34 925	36 332	34 174	36 523	36 921
药剂师	36 163	35 900	37 379	36 739	37 389	37 506
眼科验光师	32 527	25 025	31 267	30 959	30 783	31 468
牙科医生	39 715	42 119	46 834	53 567	40 270	44 979
医学放射技师	31 386	33 125	33 055	31 505	31 330	32 201
（手）足医	27 415	28 609	27 537	28 125	27 559	29 001
治疗师	25 528	26 677	26 716	27 713	27 625	27 856

续表

	2010 年	2011 年	2012 年	2013 年	2014 年	2015 年
护士	25 705	26 050	25 970	26 158	26 341	26 249
助产士	29 345	28 748	29 248	30 020	29 619	29 948
合计	–	33 979	33 952	33 859	33 651	33 631

数据来源：英国国家统计局网站 http://www.statistics.gov.uk

在不同职级的医生中，顾问医生的收入水平最高（表5-25）。

表 5-25 2010—2015 年不同职级医生的平均工资 / 英镑

	2010 年	2011 年	2012 年	2013 年	2014 年	2015 年
所有医生平均	73 520	73 315	73 008	73 694	74 470	75 271
顾问医生（包括主管）	113 394	111 592	109 962	109 676	111 354	112 133
医院医生和诊所助理	15 954	15 726	15 726	16 405	17 561	17 915
其他实习医生	36 329	36 047	36 047	36 685	36 067	36 063
其他医疗和牙科职员	61 064	62 123	62 123	63 099	64 529	65 475
专科注册医师	54 372	53 638	53 638	53 173	52 978	52 958

资料来源：NHS Employers.

2012 年，英国 NHS 雇员的年平均收入为社会平均工资的 1～5 倍，其中顾问医生年收入是社会平均工资的 4.11 倍，护士是 1.15 倍（表5-26）。

表 5-26 2012 年 NHS 雇员年均收入与社平工资比较

	年收入 / 英镑	与社平工资比值
顾问医生	109 651	4.11
专科注册医生	53 365	2.00
其他培训期医生	36 655	1.37
护士	30 564	1.15
助产士	30 918	1.16
卫生技术类人员	29 911	1.12

资料来源：NHS Employers.

根据世界银行数据,英国 2016 年人均 GDP 为 39 309 美元,男性医生的平均收入是人均 GDP 的 4.15 倍、女性是 3.74 倍。

(三)日本

日本 13 类医疗卫生技术人员中,年工资收入排在前五位的依次为医生、牙科医生、药剂师、临床放射技师(表 5-27)。

表 5-27　日本不同岗位医疗卫生人员工资 / 万日元

	2009 年	2010 年	2011 年	2012 年	2013 年	2014 年
医生	1143.3	1140.7	1169.2	1143.5	1071.9	1154.0
牙医	724.3	581.9	750.5	679.4	620.9	734.3
药剂师	518.0	518.2	500.3	528.9	532.7	531.2
临床放射技师	493.8	512.0	500.7	514.5	530.3	526.2
专业护士	460.6	468.9	474.5	471.0	472.4	473.0
临床检验技师	461.4	470.5	487.8	460.8	453.0	468.4
牙科技师	417.3	380.4	405.8	433.9	401.4	431.7
辅助护士	400.4	397.8	407.7	402.3	398.7	408.8
职业治疗师	393.4	389.4	396.4	394.2	396.5	389.7
牙科卫生员	327.7	344.6	337.0	360.5	340.4	335.1
营养师	341.8	330.7	328.5	323.8	339.9	330.2
护工	281.4	281.6	282.2	274.8	281.9	290.3

(四)澳大利亚

2014 年,澳大利亚 23 类医疗专业人员收入前十位的包括 6 类医生,依次是麻醉师(225 935 澳元)、精神科医生(176 134 澳元)、外科医生(138 096 澳元)、全科医生(136 167 澳元)、牙科医生(128 991 澳元)和内科医生(149 469 澳元)。

麻醉师是注册护士的 3.56 倍,精神科医生是注册护士的 2.78 倍,外科医生是药剂师的 2.74 倍(表 5-28)。

表 5-28　澳大利亚不同岗位医疗卫生人员工资 / 澳元

	2012 年	2014 年
麻醉师	306 119	225 935
精神科医生	208 359	176 134
其他医疗执业者	134 139	153 795

续表

	2012 年	2014 年
外科医生	152 022	138 096
全科医生	117 026	136 167
牙科医生	113 724	128 991
内科医生	149 469	124 706
助产士	52 775	64 948
注册护士	64 147	63 445
药剂师	55 401	63 014

数据来源：澳大利亚统计局 http://www.abs.gov.au/，本表数据年工资 = 周工资 ×52

四、OECD 国家医务人员薪酬相对水平

(一)医生相对薪酬水平与变化

2017 年,OECD 国家专科医生薪酬为社会平均薪酬水平的 3.2 倍,其中自我开业的专科医生为平均水平的 4.7 倍,比利时、卢森堡、德国均超过 5 倍;雇员制的专科医生为平均水平的 2.7 倍,捷克、德国、爱尔兰、以色列、卢森堡、墨西哥、荷兰、新西兰等国均超过 3 倍。全科医生的薪酬为社会平均薪酬水平的 2.3 倍,其中自我开业的全科医生为 2.8 倍,德国、英国、加拿大均超过 3 倍;雇员制的全科医生为 2.0 倍(表 5-29)。

表 5-29　OECD 国家医生薪酬与平均薪酬的倍数(2017 年)

国家	全科医生		专科医生	
	雇员制	自我雇佣	雇员制	自我雇佣
澳大利亚	—	1.9	—	3.8
奥地利	—	2.8	—	4.2
比利时	—	2.5	—	5.9
加拿大	—	3.1	—	4.9
智利	2.9	—	5.1	—
捷克	—	—	2.4	—
丹麦	—	—	2.6	—
爱沙尼亚	1.6	2.4	2.2	—
芬兰	1.8		2.6	—

国家	全科医生		专科医生	
	雇员制	自我雇佣	雇员制	自我雇佣
法国	—	2.9	2.2	4.9
德国	—	4.4	3.5	5.4
希腊	—	—	2.4	—
匈牙利	2.0	—	2.5	—
冰岛	2.0	—	2.2	—
爱尔兰	—	2.8	3.5	—
以色列	1.9	2.4	3.8	4.1
意大利	—	—	2.5	—
拉脱维亚	1.0	—	1.6	—
立陶宛	1.2	—	1.7	—
卢森堡	—	2.8	4.2	5.9
墨西哥	2.5	—	3.3	—
荷兰	2.3	2.4	3.3	3.6
新西兰	—	—	3.0	—
挪威	—	—	1.8	—
波兰	2.2	—	1.4	—
葡萄牙	2.7	—	2.6	—
斯洛伐克	—	—	2.4	—
斯洛文尼亚	2.1	—	2.1	—
西班牙	2.1	—	2.4	—
瑞典	—	—	2.3	—
英国	1.7	3.1	3.3	—

数据来源：OECD Health Statistics 2019 and OECD Employment Database 2019.

2010—2017年，11个OECD国家医生薪酬年均增长3.5%。其中，全科医生薪酬年均增长3.2%，专科医生薪酬年均增长3.7%（图5-2）。

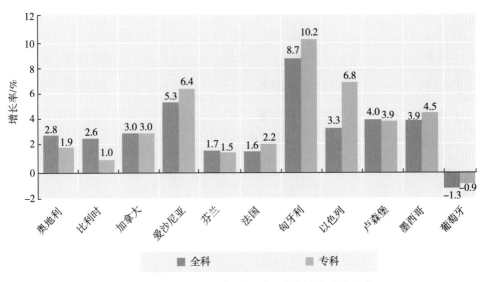

图 5-2　2010—2017 部分国家医生薪酬年均增长率

(二)护士薪酬水平

2017 年,33 个 OECD 国家医院护士的年均薪酬水平为 4.9 万美元,英国、德国、新西兰、挪威、智利、西班牙、加拿大、丹麦、比利时、以色列、瑞士、爱尔兰、澳大利亚、冰岛、荷兰、美国、卢森堡等国家均超过 5 万美元,其中卢森堡最高达到 10.9 万美元;拉脱维亚、立陶宛最低,不足 2 万美元。与所在国家社会平均工资比较,医院护士薪酬水平为社会平均水平的 1.1 倍,其中卢森堡、以色列、墨西哥、智利等国家超过 1.5 倍,而立陶宛、拉脱维亚、瑞士、芬兰、法国等低于社会平均(表 5-30)。

表 5-30　2017 年医院护士的薪酬水平

国家	薪酬水平 / 千美元	社平倍数 / 倍
立陶宛	17.6	0.7
拉脱维亚	17.4	0.8
瑞士	62.9	0.9
芬兰	43.1	0.9
法国	42.4	0.9
冰岛	68.0	1.0
斯洛文尼亚	40.3	1.0
斯洛伐克	27.5	1.0
英国	50.8	1.0
挪威	54.7	1.0

续表

国家	薪酬水平 / 千美元	社平倍数 / 倍
匈牙利	25.8	1.0
爱沙尼亚	28.8	1.0
葡萄牙	30.9	1.1
意大利	44.0	1.1
丹麦	58.9	1.1
日本	45.2	1.1
爱尔兰	64.2	1.1
波兰	29.7	1.1
加拿大	57.0	1.1
比利时	59.5	1.1
德国	53.6	1.1
捷克	32.9	1.2
荷兰	69.4	1.2
希腊	33.9	1.2
新西兰	53.9	1.2
澳大利亚	67.7	1.2
美国	75.8	1.3
西班牙	56.3	1.3
卢森堡	108.9	1.5
以色列	60.9	1.5
墨西哥	31.9	1.8
智利	55.3	1.8
土耳其	46.3	—
平均	49.0	1.1

数据来源：OECD Health Statistics 2019.

第三节　薪酬来源与支付

医务人员的薪酬经费来源与国家卫生体制尤其卫生筹资制度密切相关,高税率的财政投入机制、完善的医保支付制度、健全的慈善公益制度为医疗卫生行业提供了良好的财政支持和保障。

一、卫生人力成本与投资

(一)医院薪酬支出

卫生人力成本是为了保证医疗卫生机构正常开展工作、提供医疗卫生服务所需人力资源而产生的费用支出,涵盖人力资源的获取、开发、使用、退出过程中所付出的总代价。医疗卫生是劳动密集型行业,任何以控制成本或提高劳动生产率的工作必须考虑到人员成本。在很多国家,医务人员薪酬支出往往是医院最大的支出项目。如在美国,医务人员的薪酬支出一般占医院总支出的60%左右,药品、材料费约占总支出的30%,根据梅奥医学中心2017年综合财务报告,其65%的支出用于支付员工工资和福利;在澳大利亚,薪酬支出约占医院总成本的62%;在日本,公立医院人员费用约占医院总支出的55%～60%;在所有OECD国家中,医务人员薪酬占卫生总费用的比例相当高。

为应对经济和预算压力,一些国家试图开始或暂时削减医生和护士的工资。但欧洲工资制医生联合会研究表明,对于医院而言,虽然减少薪酬支出可以快速控制医院的成本,但这并不是一个好的解决办法,因为降低工资将同样快速产生负面影响,影响医疗服务质量。

(二)卫生人力投资

卫生人力资源是卫生系统最核心的资源,实施有效的激励是一项投资,通过投资可以保护、培育和发展卫生人力资源。在有相关数据的国家,卫生人力资源的国内支出平均占政府卫生总支出的33.6%。培养卫生人力资源需要相当多的时间和金钱投资,这种投资既来自个人,也来自机构补贴或资助。但从全球情况来看,卫生人力投资比人们通常假定的要少,并由此降低了卫生人力和卫生系统的可持续性。

因此,在许多国家,需要增加卫生人力投资,促进以市场为基础的卫生人力的需求和供应,并使其更贴合人口健康需要。只有通过在全球卫生人力方面进行具有实质性和战略性的投资并且大幅度转变与卫生人力有关的计划制订、教育、部署、留用、管理和薪酬,才能实现可持续发展目标,确保健康的生活方式、促进各年龄段人群的健康福祉。

二、薪酬支付

不同的薪酬支付形式对医疗服务绩效、费用控制、服务质量与可及性等具有显著影响。常见的薪酬支付形式包括工资制、按服务项目、按服务人头、医师费制度等,每种形式各有利弊,均同时产生正向与负向激励作用,使医务人员的行为并不总是与患者和/或社会利益最大化的目标相一致(表5-31)。

表 5-31　几种薪酬支付形式的优缺点比较

薪酬支付形式	潜在优点	潜在缺点
工资制	有利于控制成本,易于管理	效率低,对医疗服务提供者道德水平产生不利影响,影响服务质量
按服务项目支付薪酬	医疗服务可及性高,在竞争环境下可获得高质量服务	过度医疗,管理成本高
按服务人头支付薪酬	有利于控制费用和激励医生提供疾病预防服务	服务提供不足,增加患者转诊次数,服务质量不高

(一)工资制

医务人员被医院雇佣,并根据工作时间、所在等级等获得固定工资,国家或医院一般会制定若干工资等级,工资数额与其提供的服务量无关。通常有年薪、月薪、周薪等不同形式。

工资制是医院薪酬支付最为普遍的形式之一,OECD 多数国家的公立医院实行工资制,私立医院实行按服务项目支付形式;公立医院医务人员属于公务员的国家和地区,均采用工资制;法国、丹麦等不论公立医院还是私立医院,均实行工资制;西班牙全国 60% 的医生收入由固定工资与按人头支付金额两部分构成。

对护理人员的薪酬分配主要实行按护士岗位等级的工资制,包括年薪制或时薪制形式。其中,英国、澳大利亚多数地区和医院实行按岗位的等级工资;美国公立医院的护士实行工资制,其中约 68% 的护士为年薪制,约 32% 的护士为时薪制。

工资制的医务人员按工资等级获取固定报酬,不考虑其所提供的服务,该方式往往很难调动医务人员的积极性,降低医疗服务产出。

(二)按服务项目支付薪酬

对医生提供的每一项医疗服务,根据既定标准支付一定数额的报酬。按服务项目支付属于后付制,即在医生提供医疗服务之后支付薪酬。此形式下,医生具有较强的倾向提高单位时间内的服务数量,并减少花在每项服务上的时间。

德国社会保险制度下,门诊实行以相对点数法为基础的按项目支付薪酬(有封顶线),由医生联盟与疾病基金协商标准。

按服务项目支付薪酬往往诱导医务人员提供更多或更高价的服务,容易引发不必要的医疗活动,并产生过高的医疗费用。

(三)按服务人头支付薪酬

在特定时间内(通常为 1 年),对于特定的患者群体,按人头支付固定费用以覆盖一些或全部医疗需求。即对于一定数量的患者和既定范围内的医疗服务,为医生提供固定数额的报酬,而不考虑患者所使用的服务数量和水平,在医疗资源使用方面给予医生更大的自由度。

一些国家全科医生的薪酬采用这种形式,如英国根据签约人头计算费用,是全科医生最主要的收入部分。

按人头支付医务人员薪酬主要考虑患者数量,而与服务质量和服务水平缺少直接关联,容易诱导医务人员尽量提供少量的服务或仅治疗简单患者而获得较高的报酬,增加患者转诊、影响服务质量。

(四)医师费制度

台湾地区部分医院实行医师费制度(physician fee,PF),通过比较医生所提供的医疗服务中投入的各类资源要素的成本(包括投入的资源、风险、贡献等),来计算每次服务的相对值,结合服务量和服务费用总预算,算得每项诊疗服务项目的医师劳务费直接归属医师,其余部分归属医院。

医师费制度是一种基于工作量实现的医师薪酬绩效分配,充分体现医师工作的投入、风险和责任,按照大小来设定收入计算的比例和定额,充分体现医疗行业的工作特点;依据预先设定好的规则进行一次分配,直接分配到医师个人,医疗服务项目价格、医疗服务量以及医师费比率是影响医师费的直接因素。

(五)RBRVS 评价方法

以资源消耗为基础的相对价值比率(resource based relative value scale,RBRVS)是以工作量为核心的支付医师薪酬的工具,基本思想是通过比较医生服务中投入的各类资源要素成本的高低来计算每次服务的相对值。是以医疗资源消耗为基础,以相对价值为尺度,按工作量和工作业绩取酬、用以支付医师劳务费用的绩效分配方法。

(六)多种形式混合的薪酬支付

越来越多的国家采用混合形式支付薪酬,以最大限度地调动医务人员积极性。在芬兰,政府支付给家庭医生的薪酬由基本工资(占60%)、按人头支付薪酬(占20%)、按服务项目支付薪酬(占15%)、地方补贴(占5%)构成。在新西兰,全科医生收入包括政府对诊疗的补贴、按人计酬、患者付费。在法国,大学医院的医生收入主要包括两部分,一是教学任务由大学提供薪金,二是提供的治疗服务由医院提供相应的薪金。在澳大利亚,医务人员工资主要有三种模式:医院按照全职雇员的薪金标准,支付受雇的医务人员;对医院独立签约者的医师,根据各个服务程序,按照项目收费或按每周一定的服务时间收费;全科医生按服务项目收费。在加拿大,部分医生逐渐接受了多种支付机制混合在一起的支付体系,包括固定工资、按人数付费和按服务项目付费。

三、几个国家的薪酬来源与支付

1.英国　国家卫生服务体系(NHS)是英国卫生服务最大的购买者,NHS 采用公共筹资方式,预算中的60%用来支付员工的薪酬,20%用来购买药品和其他必需品,剩下的20%一部分用在房屋、设备和培训成本上,另一部分花在医疗设备、餐饮和清洁上。

医院薪酬主要来源于服务收入,包括 NHS 患者医疗服务的补偿费用、患者商业保险补偿费用、患者的自付费用等。

英国的全科医生大多自我雇佣,与卫生部门协商独立签订包括服务内容和支付详情的合同。全科医生的薪酬取决于居民注册的数量、工作年限和从事预防保健的工作量等。从2004年4月起,NHS 实施 General Medical Service(GMS)服务和约,引入新的全科医疗薪酬体系,打破了仅按人头及相关因素计算薪酬的制度,新的薪酬支付方式属于混合型,既有按工资支付,也有其他的支付形式。主要包括四个方面:

(1)根据签约人头计算费用,考虑年龄、性别、发病率、地区死亡率、地区偏远程度等因素,是全科医生最主要的收入部分,约占总收入的60%。2015—2016年度人头费的平均标准为人均75.77英镑。

(2)根据质量与效果协议,按积分点计算报酬,将医疗服务质量、患者体验等因素考虑在内,让全科医生有机会通过提供高质量的医疗服务来获得更多收入,约占全科医生收入的20%左右。

(3)附加服务费用,主要是部分有偿服务所得,包括儿童健康检查、节育和接生、卫生宣传、有偿的小手术、去病人家出夜诊的加班服务、非注册病人(临时居民)的医疗、初次就诊、预防接种病人的登记挂号等,约占全科医生收入的10%。

(4)配药报酬,地方卫生管理部门允许某些行医单位为居住区1英里内无药房的病人配药,包括服务费和根据配方中药价所给的补贴。

2.德国　在国家层面,联邦医师协会和全国主要七家联邦疾病基金协会协商确定本国年度门诊总费用和每个门诊服务项目的点数;各州医师协会和疾病基金协会商定本州的年度门诊总费用,并由州内各种疾病基金会支付州医师协会门诊费用。医生根据服务种类和服务数量从州医师协会领取报酬。在医院工作的医生实行工资制,医院医务人员根据专业、从业年限、学历等制定工资,科室主任代表科室医生与医院协商其他特殊津贴。

医院收入的80%来自法定医疗保险,20%来自私人医疗保险和病人的自付费用。也就是说,医院薪酬主要来源于医疗保险机构支付给医院的医疗费用补偿和患者共付费用。

德国社区卫生服务主要是由私人诊所提供,在私人诊所工作的家庭医生98%以上都与医疗保险机构签订服务合同,家庭医生的收入来自门诊诊疗服务费用和病人自负费用。

3.美国　医疗保障呈现多元化,工薪阶层、退休老年人、贫困人群、孕妇和儿童、土著人、军人等不同群体有不同的医疗保险体系覆盖,筹资来源和方式各不相同,医务人员的薪酬水平、支付形式也不同,提供不同类型的医疗服务、为不同保险服务的人群提供服务、与不同的保险公司签约等都可能影响医务人员的薪酬。

公立医院经费主要来源于州政府、地方政府或社区。但公立医院数量较少,根据美国医师协会统计,2015年国家和州政府所属公立医院数量只占全美医院总数的21.5%。

4.加拿大　通过公共财政和税收进行筹资,中央财政和省级财政累计承担了70%以上的医疗费用,其中各省财政对本省医疗服务负有主要责任。加拿大医疗体系中,政府等支付方分别支付医院与医生的费用。其中,州政府给医院预算拨款维持医院运行,预算中包括医院给病人提供诊断、治疗、手术、护理、住宿等花费的费用,但一般不包括医生的薪资。

医务人员的薪酬几乎全部来自给病人看病而获得的报酬;计费模式一般是按服务量计费,即根据医生提供服务的种类和数量,按照所在州的"医疗服务价格目录"单独计算和支付。其中家庭医生主要以接诊人次数计费,专科医生按服务项目计费,费率由省级政府与医师协会定期谈判确定。对某一省的所有医生来说,所提供的同一种医疗服务的价格是相同的,各省之间医疗价格则存在差异。

除了按服务量计酬外,近些年,加拿大医务人员也开始通过其他方式获取薪酬。

（1）固定工资:纽芬兰省农村地区的家庭医生是领取固定工资的,与其他地区家庭医生按诊次计费的形式不同。

（2）按工时或工作日计酬:一些急诊服务机构和精神病诊所采用按工时或工作日计酬的方式,另一些在乡村地区提供保健服务的医生也通过此种方式获得收入。

（3）按人头计费:一些省参考美国"健康维持组织（HMO）"模式,与一些医师组（全科医师）签订合约,约定其服务人群,按服务人数给医师组计酬。

（4）区域包干:省政府与有些私人开设的区域医疗中心签订合约,约定该中心为所在地区提供医疗服务,省政府以年度预算的方式给中心拨款,包括医务人员的薪酬。

（5）混合制计酬。如基本工资加按劳计酬的奖金等。

5. 澳大利亚　公立医院主要由国家完全投入,政府医疗投入约占 GDP 的 9.7%,公立医院医务人员工资全部由政府承担。

澳大利亚政府采用购买服务的方式给全科诊所提供资金,全科医生的收入主要来源于诊疗费用。同时,全科医生也提供预防性服务,如免疫接种和健康检查,这些服务全部或部分由 Medicare 或其他的国家保险项目补贴。全科医生的服务费中,60% 由政府支付,40%由保险公司负担。此外,澳大利亚全科医生也会获得超时工作之外的额外报酬。为了鼓励到边远地区工作,澳大利亚设立按人头收费的边远地区补助,对在人口稀少农村地区的全科医生,提高其按人头付费的报销比例,以保证医生收入不因服务量少而影响薪酬水平。

6. 日本　公立医院医务人员属于国家公务员,其工资由财政包干发放。薪酬制度建立在特殊的劳动人事制度基础上,即终身雇佣制和年功序列制,职工年龄、工龄和学历等作为决定基本工资的主要因素。工资待遇按照资历逐年平稳上升,不产生明显的个人差异。

参考文献

[1] 贡森,葛延风,王列军. 中国公立医院医生薪酬制度改革研究. 北京:社会科学文献出版社,2016.

[2] 侯建林. 公立医院薪酬制度的国际比较. 北京:北京大学医学出版社,2016.

[3] 简伟研,熊先军,郭岩. 医师管理制度的国际比较. 北京:北京大学医学出版社,2015.

[4] 刘颖,梁立波,孙宏,等. 公立医院薪酬激励的国际经验及对我国的启示. 中国医院管理,2015,35（6）:12-15.

[5] 王禾. 公立医院医生激励机制与模型研究. 武汉:华中科技大学,2019.

[6] 张丹,冯旭. 论医疗岗位评价:英国实践及其启示. 中国全科医生,2012,15（9A）:2966-2968.

[7] American Hospital Association.Archived: Fast Facts on U.S. Hospitals, 2019. https://www.aha.org/statistics/2020-01-07-archived-fast-facts-us-hospitals-2019 [2020-05-01]

[8] Appleby, John. Pay in the NHS: who earns what? Bmj, 2015: h6250.

[9] David C. Executive compensation tally sheets. Healthcare Financial Management Journal of

the Healthcare Financial Management Association, 2008. 62(1): 107-108.

[10] Du CP, Gautier E, Momferatu D, et al. Institutional Features of Wage Bargaining in 23 European Countries, the U S and Japan. Brussels: National Bank of Belgium, 2008, Avialable from: https://papers.ssrn.com/sol3/papers.cfm?abstract_id=1684454

[11] Hernandez-P AP, Poullier J, Van MC, et al. Health worker remuneration in WHO Member States. Bulletin of the World Health Organization, 2013, 91(11): 808-815.

[12] Roebuck JP, Working in Germany. Nurs Times, 1975, 71(47).

[13] James B, Ankit K, Michael S. Wage-setting in the Hospital Sector[C]// OECD Publishing, 2014.

[14] Matsumoto M, Okayama M, Kajii E. Rural Doctors' Satisfaction in Japan: A Nationwide Survey. Australian Journal of Rural Health, 2004, 12(2): 40-48.

[15] NHS Employers. Pay and Conditions Circular (M&D) 1/2019. https://www.nhsemployers. org/case-studies-and-resources/2019/08/pay-and-conditions-circular-md-12019 [2019-05-23]

[16] Robinson JC. Theory and Practice in the Design of Physician Payment Incentives. milbank quarterly, 2001, 79(2): 149-177.

（贾瑶瑶　张光鹏）

第六章

职业发展与风险防护

卫生从业人员首先须获取相应的执业资格,而后在专业领域持续提升技术水平,同时要有良好的职业健康意识和行为。对于政府和医疗卫生机构,则应充分考虑医疗卫生行业特殊性和从业人员职业特点,既要确保卫生技术人员的适用性,又要从法律、法规、制度等层面建立从业人员的职业保障体系。基于以上考虑,本章一是介绍部分国家和地区卫生人员的执业资格和职业发展体系;二是在归纳卫生人员所面临职业风险的基础上,对国际上卫生人力职业风险防护情况进行综述分析;三是对解决卫生部门工作场所暴力的框架指南和具体措施进行介绍。

第一节　执业资格与职业阶梯

各国对医师、护士、药师等卫生专业技术人员均实行严格的准入制度,获取相应的执业资格后,实行不同的岗位和专业技术职务晋升制度。

一、执业资格

(一)医师资格

对于从业的医师,各国普遍设置有执业医师、专科医师资格。其中,执业医师资格是医师从业的门槛性准入资格;随着临床专业领域的细分,医师可在特定专业领域成为专科医师。医师资格的管理主要包括考试、认证、注册等环节,大多数国家由行业组织负责管理,如法国医师协会负责医师考核、注册,美国国家医师资格考试委员会和各州医学委员会联盟共同组织医师资格考试,英国医学总理事会负责医师审核、注册、准入,日本各专科医师委员会负责专科医师的认证等。除了行业组织,政府或卫生行政部门也承担一部分医师资格管理工作,如日本劳动厚生省负责医师资格考试、发证,俄罗斯卫生部负责专科医师资格管理等。此外,在少数国家,医学院校也承担了一部分医师资格管理。如俄罗斯无医师资格考试,医学院校毕业证书为医生资格证书,两证合一,由医学院校发放;澳大利亚医师资格考试由医学院校组织,毕业生考试通过后获得执业医师资格,证书由学校发放。

执业医师资格的准入条件主要包括医学院校教育、规范化培训或临床实习、资格考试或机构认证等,资格获取方式主要包括:一是分阶段考试、注册,在医学院校教育和规范化培训期间的特定时间参加阶段性考试和注册。如美国医师资格考试分三个阶段,医学生在医学院校第二年参加第一阶段资格考试、第四年参加第二阶段考试、规范化培训 1 年后参加第三阶段考试,三阶段考试通过后获取执业医师资格证书,加拿大、德国做法类似。二是医学院校毕业或规范化培训期间组织统一考试,考试合格获取执业资格。如日本医学生在医学院校教育毕业时参加统一考试,通过考试后获取执业医师资格,但参加临床工作需在指定机构继续完成相应培训;法国住院医师规范化训结束后,组织统一的资格考试,通过考试者授予全科医学博士和全科医学资格证书。

执业医师获取专科医师资格,须经过专科领域培训,通过考试或申请认证后获取。各国对专科培训时间规定不一,专科不同培训期限也不同,如英国、澳大利亚为 3～8 年,法国为 4～5 年,日本为 3～6 年,挪威 5～6 年。其中,大多国家的全科医师是专科医师的一个专科,培训时间大多为 3 年;也有国家规定执业医师注册后,即可从事全科医师或家庭医师工作,如俄罗斯。

(二)护士资格

归纳而言,各国护士资格可分为三个层次:①协助注册护士开展工作的护士,工作难度不大、学历要求不高;②注册护士,是护理工作的中坚力量;③专科护士或高级注册护士,基于专科细分和学科发展的更高层次的注册护士,资格条件相对较高,具有一定专科工作经验。各国的具体名称和层次不同,如美国分为职业操作护士、注册护士、高级注册护士,法国分为护理员、助理护士、注册护士、专科护士、护士长及护理院长,澳大利亚分为登记护士、注册护士、开业护士。此外,部分国家在专科护士和高级注册护士的基础上,还设立开业护士。与其他护士管理方式有所不同,开业护士主要体现在工作经验上,需经相关部门认证。

护士资格的管理,一是由政府部门直接管理,统一组织考试、发放资格证书,如新加坡护士管理局负责助理护士、注册护士资格的考试、注册;二是由政府授权行业协会组织,如英国《护士法》授权中央护士理事会(UKCC)负责全国护士注册和颁发护士执照,加拿大以州立法形式授权州护理学会组织护士考试、注册;三是由护士行业组织或专门的考试机构负责护士考试和注册,如澳大利亚由护理理事会负责全国的护士管理,各州护士管理局和护士注册委员会负责护士注册及执业管理。有的国家由一个机构负责各类护士资格的所有管理工作,有的则是不同的机构负责不同的管理环节或不同层次的护士资格,如日本厚生劳动省负责注册护士考试和发证,日本护理协会负责专科护士资格审查、专科护理范围界定等。

获取注册护士资格,首先要完成国家规定的护理专业课程,各国年限不一。其次要通过护士资格考试,有的国家是全国统一考试,如日本、泰国、加拿大等;有的国家由各州组织考试,通过建立全国试题库以保证考试水平的一致性和通用性,如美国。此外,英国、芬兰、瑞典、马来西亚、印度尼西亚等国家没有统一的护士资格考试,护士完成专业学习毕业直接取得护士资格并予以注册,但他们对护士学校课程和教学水平有严格认证制度。

获取高级注册护士或专科护士资格,一般需要专业培训课程、相关工作经验、资格认证等条件。如美国的高级注册护士需在注册护士资格的基础上,完成国家认可的高级护士培训课程,并通过高级护士认证机构的资质认证;法国专科护士则要求获得注册护士资格、2

年工作经验,专科规定的学习年限;日本要求取得护士执业资格后,具有 5 年以上护理工作经历,同时特定护理领域具有 3 年以上临床经验,才能参加专科护士培训、结业后申报专科护士资格。

(三)药师、技师资格

1. 药师 各国对药师普遍实行严格、统一的执业资格准入制度,必须通过国家统一组织的资格考试,并且对报考者所学专业严格限定为药学本科及以上,并且强调具有一定的药房实践。如美国要求药学专业毕业生在取得药学博士后至少进行不少于 1740 个小时的药房实践,英国要求药学生在取得药学硕士之后进行 52 周的药房实践,日本要求 6 年制药学本科生并且第 5 年在医院药房和社会药房分别完成 11 周的实习。

对药师资格的管理,一些国家是由药房或药师相关协会、理事会承担,如英国由通用药学委员会负责审核批准药师资格、认证药学教育及药学培训机构的资质、药师和药房的注册,新加坡药房委员会负责药师的考试、注册。另一些国家是由政府相关管理部门承担,如日本厚生劳动省内设药品食品安全局负责药师资格考试,其下设的全国药剂师考试委员会负责药师考试。

2. 技师 多数国家设有检验技师资格,实行资格准入制度,必须通过检验技师资格考试,但对专业、学历要求相对较低一些。一般由行业协会承担资格管理工作,如加拿大医学实验室科学协会、新西兰医学实验技师理事会等负责各自国家的药师资格考试。

二、专业技术职称

大多数国家和地区的卫生技术人员没有专业技术职称,部分国家的大学医院或普通医院对医生设有不同的职业阶梯,可视为类似于我国的"职称"。其中,大学医院医生的职称一般称为"教授",如美国、新加坡的大学医院设有助理教授、副教授、教授等三个层级,德国的大学医院设有助理教授、教授两个层级。普通医院的具体名称、层级设置则各不相同,如德国的医师获得专科医师资格后,分为普通专科医师、中级医师、主任医师 3 个层级;新加坡专科医师注册后,分为注册医生、副顾问医生、顾问医生、高级顾问医生 4 个层级,其中注册医生相当于我国的主治医师,晋升上一级需要考虑工作年限、临床水平、科研论文、职位空缺等各方面的因素;英国的专科医生分为专科主治医生、顾问医生 2 级,主治医生接受时间长短不一的高级专科训练可以成为顾问医生。

在各阶梯的晋升和评价标准方面,大学医院主要评价医学科研情况,考虑研究和论文的质量等因素,如美国、德国、新加坡。当然,是在对内部岗位进行细分的基础上进行,如美国一些大学医院将医生分为临床和科研两个系列,临床系列教授的评价权重按临床、教学、服务、科研排序,科研系列教授的评价权重按科研、教学、服务、临床排序。普通医院医生的职称评价一般取决于临床水平和工作业绩,如德国主要根据医生的工作业绩、技术水平,达到一定要求即可聘为相应级别的医师;新加坡主要根据医生工作能力,中国香港则注重职业道德、临床工作能力和医学继续教育经历。

在职业晋升路径上,部分国家将"职称"资格与岗位聘用结合,如德国大学医院的教授职称要求严格,每个科室只能有 1～2 位教授,科室主任常常是由教授担任。而美国的一些医院实行全员聘用制,医院自主设置岗位和聘用人员。医生等级的评定没有既定的规范,医院根据工作量和研究方向确定医生岗位数量和每一岗位的待遇,并聘用科室主任、副主任,由科室主任聘用其他人员。此外,医院岗位设置实行动态调整,医院可根据实际情况进行岗位数量、比例的增减。美国普通医院虽然不评职称,但很重视工作经历,很难被越级聘用。

第二节　职业风险与防护

卫生人员的职业健康不仅关乎个人,而且对全民健康有着十分重大的影响。卫生人员良好的健康意识、健康行为以及职业健康意识、职业健康行为是促进全民健康和劳动者健康的有力保障。

一、医疗服务中的主要职业危害

(一)主要的职业性危害因素

卫生人员在从事医疗服务活动中,经常会接触一些有毒有害物质等职业性有害因素,常见的有害因素类型、定义及潜在的健康影响见表6-1。

表6-1　职业性有害因素及其健康影响

有害因素类型	有害因素定义	已发现的有害因素举例	健康影响
物理性有害因素	如果接触可对人体造成伤害的因素或能量的形态	(电离)辐射、激光、高噪声、极端温度、电力故障、火灾、地板不平、不安全的楼梯及工作场所暴力	眼和皮肤灼伤、打击伤、创伤、听力损失、癌症、生理和心理创伤
化学性有害因素	对人体系统有潜在毒性或刺激性的各种形态的化学物质,包括药物溶液和气体	消毒剂、清洁产品和灭菌剂,如环氧乙烷、甲醛和戊二醛;废弃的麻醉气体;有害的药物,如细胞毒性制剂、潘他米丁、利巴韦林;用于消毒及水净化的氯代产品;血压计和温度计中的汞	眼和皮肤刺激、哮喘、变应原性反应、皮炎、周围神经病变、肝功能衰竭、癌症、流产及生殖系统影响
生物性有害因素	可通过与感染的患者接触、被人体分泌物/体液污染、针刺伤,或通过霉变、虫蛀、寄生虫、动物传播的感染性或传染性的因素,如细菌、病毒、真菌或寄生虫	人类免疫缺陷病毒、严重急性呼吸综合征病毒、流感、耐万古霉素肠球菌、耐甲氧西林金黄色葡萄球菌、乙型肝炎病毒、丙型肝炎病毒、肺结核菌	HIV感染和艾滋病、肺结核、肝炎、肝癌及其他疾病

续表

有害因素类型	有害因素定义	已发现的有害因素举例	健康影响
工效学(机械/生物力学)因素	工作环境中可引起或导致发生肌肉骨骼损害的事故、受伤、劳损或不适的因素	搬举和移动患者、绊倒或滑倒的危险、不安全或无安全防护装置的设备、密闭空间、杂乱或有障碍物的工作区域/通道、过度用力、难受姿势、身体局部的接触应力、振动、重复性或长时间的运动与活动	肌肉骨骼疾患、背部及上肢受伤、重复性劳损

(二)主要防控措施

总体上,卫生人员在从事医疗活动中接触职业性有害因素时,可通过标准防范、工程控制、操作规程控制、环境控制和加强个人防护等几个环节进行针对性防控,每类防控措施的具体要求见表6-2。

表6-2　职业性有害因素控制类型

标准防范	工程控制	操作规程控制	环境控制	个人防护策略
• 洗手和抗菌 • 使用个人防护用品(手套、隔离衣等) • 适当处理设备和用品 • 预防锐器伤 • 环境清洁及泄漏管理 • 适当处理废弃物	• 更安全的针头,如有防护装置的锐器或可伸缩的锐器 • 第Ⅳ代无针系统 • 危险药物的密闭系统传送设施 • 机械搬举设备、滑板 • 危险药物应进行层流或无菌密闭隔离处理	• 医疗卫生操作规程,如不回套针帽及不进行单人的人工搬举 • 管理措施保证有一个整合的职业安全卫生体系 • 对传染性患者进行隔离 • 制订措施保护脆弱患者和医护人员 • 为全员提供信息、指导和培训 • 实施职业健康监护计划 • 维护设备及通风系统	• 清理泄漏;废弃物管理 • 对空气颗粒物进行采样和测定 • 表面和设备消毒 • 采用湿式作业及其他措施控制粉尘 • 不在工作场所进食 • 清理通道并保证地面不湿滑	• 呼吸防护 • 手套、隔离衣 • 眼和面防护 • 袖套、头套和鞋套 • 废弃个人防护用品处理 • 为医护人员进行免疫接种预防乙肝、流感和其他疾病

在上述各类控制策略的基础上,针对医疗服务中物理性、化学性、生物性以及工效学职业有害因素,进行职业防护的具体措施如表6-3所示。

表 6-3 职业性有害因素的具体防护措施

职业性有害因素	主要防护措施
物理性有害因素	• 工程控制:电离辐射屏蔽、调节温度、通风,隔离电线; • 管理控制:政策、指导和培训、医学健康检查; • 个人防护:防护罩和防护服
化学性有害因素	◆ 消除不必要的化学物质; ◆ 用同样有效但毒性较小的化学物质替代; ◆ 工程控制:密闭系统、通风、替代有毒化学物质; ◆ 组织控制:政策、指导和培训,医学健康检查和手卫生; ◆ 操作规程控制:在表面或布上倾倒清洁剂而不喷洒; ◆ 环境控制:清理化学物质的泄漏、废弃物管理; ◆ 个人防护:手套、眼防护设备、呼吸防护设备
生物性有害因素	• 管理控制:政策(标准防范)、教育和培训、手卫生、安全处理锐器、减少注射; • 工程控制:层流病房、安全注射设备、无针系统; • 环境控制:废弃物管理、消毒、清理泄漏; • 个人防护:手套、面罩、眼防护设备
工效学(机械/生物力学)因素	◆ 组织控制:风险评估、采取措施减少人工搬举、改善工作台、培训; ◆ 工程控制:搬举设备、滑动板; ◆ 环境控制:清理通道、消除湿滑的地板表面

二、公共卫生事件中的职业风险与防控策略

在公共卫生突发事件中,常见的职业安全和健康风险包括高度传染性的病原体、传染病和地方病感染、社会心理压力和疲劳暴力、热应激以及人体工学方面的风险等。具体的职业风险和防控措施如下:

(一)媒介传播性疾病风险

受霍乱、黄热病和病毒性出血热(如埃博拉或马尔堡病毒)等高传染性病原体影响的国家,通常也会流行疟疾、登革热和其他媒介传播性(蚊子)疾病。

在媒介传播性疾病高发地区的卫生人员,应采取以下防控措施:①穿长袖衣物;②日夜使用驱虫剂;③在蚊帐中睡觉;④做好药物预防;⑤注意推迟发病的可能性(如发热、流感症状、腹泻);⑥发病后立即寻求诊断和治疗服务。

(二)水和食源性疾病风险

公共卫生服务尤其突发公共卫生事件处理中,通常在偏远地区和条件艰苦地区工作,这些地方可能没有安全的食物和水源。

主要的防控措施:①饮用煮沸、过滤/氯处理/碘处理过的水,尽量饮用安全的瓶装水、碳酸瓶装饮料、巴氏杀菌奶等,避免饮用未经高温消毒的果汁、未经处理的水和冰块;②保持

食物在安全的温度,生食和熟食分离,保证食物准备区域的卫生,避免食用沙拉或其他未煮熟的食物。

(三)热应激风险

高温环境下工作的人员可能面临热应激的风险,可导致中暑、热衰竭、热痉挛或热疹。在自然灾害、化学及辐射事故及爆发期间的卫生应急工作中,长时间暴露在高温下,面临热应激的职业风险。

美国疾病控制预防中心建议采取如下措施预防和管理热应激:①逐步适应环境,逐步增加曝光时间,以减少热应激风险;②提高安全意识,要识别热应激相关症状,如热疹、热痉挛、热晕厥、热衰竭、骨骼肌衰竭、中暑等,并能够进行紧急医疗护理处置;③限制时间,穿戴个人防护装备,条件允许时尽量上午和晚上外出工作,避免暴露在高温下;④延长休息时间,保证充足的睡眠、饮食、饮水,并限制酒精、咖啡因和助眠剂的使用;⑤提供饮用水,工作期间获得足够的冷却饮用水、电解质替代液或口服补盐液;⑥监测体液状态。

(四)不良工效学条件危害风险

在公共卫生应急事件中,人工搬运、身体弯曲扭转、社区和卫生保健中的弯腰跪地等活动,使卫生工作者承受不同寻常的身体压力,容易导致急性背部损伤和其他肌肉骨骼创伤,加剧疼痛和残疾的风险。

在卫生应急状况下预防和控制不良工效学条件危害的措施包括:①使用有背包的袋子,尤其在困难地形下进行紧急运输时;②尽可能把病人放置在病床上(如"霍乱床"等);减少医疗护理中的弯腰等动作;③提供足够大的工作空间,可以多人同时消毒和脱衣;④保持足够大的床间距,以便卫生人员不受阻碍的工作;⑤使用机械辅助设备(如担架、轮椅等)用于升降和运输,努力避免手动搬动病人。

(五)暴力伤害风险

在高传染性疾病、化学品和辐射泄漏等高致死率情况下,由于不可预测发病情况和症状,可引起恐惧,进而导致暴力事件。或者人们因对传染病病原体存在质疑,导致对卫生工作者的不信任,并转化为敌意和暴力。在自然灾害期间,由于伤亡、丧失生计等痛苦情绪也可能会引发针对卫生人员的暴力行动。

主要策略是动员和提高群众的认识,减少敌对和潜在暴力:①良好的沟通、社区文化与适当的教育活动;②让社区和群众有机会表达他们的关切和反馈;③与患者建立良好的沟通,尤其随着疾病传播和行为的演变,应对社区接受程度进行评估。

(六)疲劳伤害风险

与每周40小时工作制相比,公共卫生尤其卫生应急服务中,通常工作时间更长、轮班次数更多,睡眠不足或睡眠分散、夜班工作或白天睡觉,暴露在高温或其他极端环境中,生活条件差、缺乏有营养的食物等情况均可增加工伤和事故的风险,导致健康状况下降。有证据表明,每天工作时间超过12小时受伤的风险增加37%。

防止和减少卫生人员疲劳的措施主要包括:①让工作人员更好的认识到工作疲劳,如疲劳的体征和症状、如何应对工作中出现的疲劳;②提供支持性服务,合理设置工作时间及休息时间;③提供安全的住宿,支持对膳食、隐私、睡眠区域、卫生设施等的配备;④为锻炼和娱乐创造机会,提供医疗、心理健康和压力管理服务。

(七)心理与社会压力

在应对疫情时,卫生人员可能遇到担忧、焦虑、不知所措或情绪低落等,并通常会伴随着躯体不适,长期压力状态会使人感到不知所措或无法应对,会给卫生人员带来创伤后应激障碍、抑郁、职业倦怠等。

减少心理社会压力的策略包括:①对工作人员应对预期压力的能力进行甄别和评估;②开展持续的培训和支持;③提供切合实际情感上及文化上的支援;④提供心理支援。

防止出现心理社会压力的措施包括:①提供尽可能多的高质量信息,让卫生人员准确了解工作信息,感受到工作的可控性;②设置表达担忧和提出问题的场所,表达对自己和同事的健康风险的担忧,多方充分交流;③提供心理急救,包括对个人提供切合实际的照顾和支援、帮助解决基本需求、倾听、安慰、保护免受进一步伤害;④减少对卫生工作者的排斥,解决由于公众对传染的潜在过度恐惧而造成的对卫生工作者的排斥,让工作人员为自身工作感到自豪。

三、国际上相关政策文件与技术工具

(一)相关规范与技术指南

国际劳工组织(ILO)、WHO、国际护理理事会(ICN)、公共事业国际(PSI)、联合国艾滋病规划署(UNAIDS)、国际工效学学会(IEA)、经济合作与发展组织(OECD)等国际组织制定了一系列卫生人员职业性风险及防控的相关公约、技术指南和技术工具,具体见表6-4。

表6-4 卫生人员职业风险有关国际公约与技术工具(不完全统计)

发布组织	文件名称	发布年份
ILO	《护理人员公约》(第149号公约)	1977
ILO	《护理人员建议书》(第157号建议书)	1977
ILO	《职业安全和卫生及工作环境公约》(第155号公约)	1981
ILO	《职业安全和卫生建议书》(第164号建议书)	1981
ILO	《职业卫生设施公约》(第161号公约)	1985
ILO	《职业卫生设施建议书》(第171号建议书)	1985
WHO	《"人人享有职业卫生"全球战略规划》	1996
ILO	《体面劳动的全球战略规划》	1999
ILO	《职业病和工伤事故与职业病登记报告建议书》(第194号建议书)	2002
WHO	《全球医护人员锐器伤疾病负担评价指南》	2003
ILO	《服务行业工作场所预防暴力行动法则》	2003

续表

发布组织	文件名称	发布年份
WHO	《国家和地方水平医护人员锐器伤疾病负担评价指南》	2005
WHO/ILO/ICN/PSI	《医疗卫生行业预防暴力行为框架指南》	2002
WHO	《劳动者健康全球行动计划（2008—2017年）》	2007
WHO	《工人健康：全球行动计划》	2007
WHO/ILO	《关于采取预防性措施预防HIV接触后感染的联合指南》	2007
ILO	《改进小企业工作环境（WISE）》	2009
ILO	《国际职业病名单（2010版）》	2010
WHO/ILO/UNAIDS	《提高医护人员获得艾滋病毒和结核杆菌感染的预防、治疗、关怀和支持性服务的政策性指南》	2010
ILO/WHO	《关于国家制定医护人员职业卫生防护计划的全球框架》	2010
ILO	《关于艾滋病与劳动世界的建议书》	2010
ILO/IEA	《工效学检查要点》（第2版）	2010
ILO	《职业紧张检查要点》	2012
WHO	《2013—2020年预防控制非传染性疾病全球行动计划》	2013
ILO/WHO	《改善医护人员工作条件行动手册》《改善医护人员工作条件师资指南》	2014
WHO	《卫生人力资源全球战略：卫生人力2030》	2016
WHO/ILO/OECD	《联合国卫生就业和经济增长高级别委员会报告》	2016
UN	《关于在卫生保健环境中消除歧视的联合声明》	2017
WHO/ILO/OECD	《卫生就业和包容性经济增长五年行动计划（2017—2021）》	2017
WHO	《第四届全球卫生人力资源论坛都柏林宣言》	2017
ILO	《工作场所预防暴力公约和建议书》（即将发布）	2018

促进和推动卫生人力资源领域的投资、重视卫生工作者在医疗保健系统中的作用，是解决卫生人力短缺、实现联合国"2030年可持续发展目标"的必然要求。近年来，全球多项政策倡议均强调卫生人力资源的重要作用，联合国于2016年成立"联合国卫生就业和经济增长高级别委员会"（High-Level Commission on Health Employment and Economic Growth，HEEG），旨在从卫生、劳动力、经济发展等多方面推动社会对卫生人力资源的投资，该委员会10项特别建议中，第6项即强调"确保在所有的医疗卫生机构和工作场所重视医护人员的安全与防护"。在HEEG委员会特别建议基础上，WHO、ILO和OECD共同开展了5年

（2017—2021 年）行动方案,针对卫生工作者的体面劳动、安全与防护,WHO 将负责在全世界范围内,组织发掘关于医护人员安全与防护相关评价标准、实践方法、报告和信息系统的证据,并制定指导性文件;WHO 将与 ILO 共同合作,在高风险国家针对医护人员和应急人员的职业卫生与安全防护进行能力建设。2017 年,ILO 首次召开了改善卫生服务中的就业和工作条件的三方会议,着重讨论体面就业、劳动和工作条件对于吸引和留住合格的卫生工作者,促进卫生人力资源可持续发展的决定性作用,并明确工作条件改善与医护质量提升的正相关性。会议的成果性报告强调了体面劳动在卫生部门中至关重要的双重作用,即确保卫生人力可持续和提供优质医疗护理服务,体面劳动必须成为解决卫生部门挑战的有效战略的一部分。

（二）改善医护人员工作条件行动

2014 年,国际劳工组织(ILO)与 WHO 联合推出"改善医护人员工作条件"(Work Improvement in Health Services,Health WISE)行动计划和指南,旨在推广可行性强、成本低廉、员工参与度高的医疗机构职业卫生改进模式。Health WISE 核心原则及实践是:①由管理者 - 员工合作领导;②基于当地实际;③重点关注成果;④促进边干边学;⑤鼓励交流;⑥采用综合方法拟订计划。

Health WISE 行动手册共有 8 个模块,涵盖医疗卫生实践相关的主题。其中,模块 1～5 重点关注职业安全健康,模块 6～7 重点关注一般工作条件,模块 8 为设备、物资的选择、储存和管理。Health WISE 检查表是用于评估工作场所、识别需求以及制定改进计划的工具,每个模块利用 4～5 个检查要点提供信息并指导行动 / 应对 / 策略(表 6-5)。

表 6-5　改善医护人员工作条件(Health WISE)模块与主题

模块	策略主题
模块 1	控制职业性有害因素并改善工作场所的安全条件
模块 2	肌肉骨骼职业性有害因素与工效学解决方法
模块 3	生物性职业有害因素和感染控制,特别是人类免疫缺陷病毒(HIV)和结核(TB)
模块 4	应对工作场所中的歧视、骚扰和暴力
模块 5	迈向一个绿色健康的工作场所
模块 6	医护人员的骨干作用,招聘、支持、管理和留用
模块 7	工作时间和家庭友好型措施
模块 8	设备、物资的选择、储存和管理

第三节　解决卫生部门工作场所暴力框架指南

根据 WHO 的界定,工作场所暴力是指工作人员在其工作场所受到虐待、威胁或袭击,因而造成对其安全、幸福或健康的明确或隐性的挑战。暴力对卫生部门工作环境、医疗卫生服务提供、服务效率、医患关系等均会造成直接和长期的破坏,使卫生人员因暴力而致缺乏工作动力、丧失信心、降低自尊,甚至躯体疾病、心理障碍等。根据《解决卫生部门工作场所暴力框架指南》,卫生部门暴力包括身体暴力和心理暴力,包括攻击、侮辱、围攻、骚扰、威胁等手段。

一、解决卫生部门工作场所暴力的框架指南

《解决卫生部门工作场所暴力框架指南》(Framework Guidelines for Addressing Workplace Violence in the Health Sector)由国际劳工组织(ILO)、国际护理协会(ICN)、WHO和公共事业国际(PSI)于 2002 年发布,包括背景和范围、一般权利和责任、解决方法、暴力识别、暴力评估、工作场所干预、评价七方面内容。

(一)背景和范围

工作场所暴力已经成为跨越国界、行业和职业群体的全球性问题。近年来,卫生工作中的暴力急剧增加,成为工业化国家和发展中国家的一个优先关切问题。工作场所暴力在卫生部门的迅速蔓延,可能会影响超过一半的医护人员,涉及对他们的安全、健康或健康的明确或隐性的挑战,导致医疗服务质量的恶化和医务人员的流失。

《解决卫生部门工作场所暴力框架指南》适用于卫生行业所有雇主和劳动者、公共私人和志愿部门、正式和非正式的各方面,包括四方面的应对行动:①预防、处理工作场所暴力;②管理和缓解工作场所暴力的影响;③关心和帮助工作场所暴力受影响的员工;④主动实施可持续的长期策略。

(二)一般权利和责任

各国政府及其主管部门应为减少和消除医疗卫生行业暴力提供必要的指南和准则,雇主和他们的组织应该提供和建立一个没有暴力的工作场所,劳动者应该采取一切合理的措施来减少和消除与工作场所暴力有关的风险,工会、专业委员会和行业协会应发起、参与减少和消除与工作场所暴力有关风险的倡议和机制,媒体、研究和教育机构、工作场所暴力方面的专家、警察和其他司法专业人员、相关领域非政府组织应积极支持、参与打击工作场所暴力。

(三)解决方法

解决工作场所暴力的方法应该具备以下几个特点:

1. 综合性　工作场所暴力不是孤立的、个别的问题,而是源于社会、经济、组织和文化因素的结构性、战略性问题。因此,应该会同有关各方,推动从根本上解决问题,并考虑到问题的文化、性别等因素,解决方法应该是综合的、文化的、性别敏感的、非歧视的、系统的。

2. 各方参与　所有有关各方都应该共同努力,积极推动减少工作场所暴力,创造与所有员工开放沟通所必需的信任,促进对工作场所暴力问题的警惕性和敏感性。

3. 文化与性别敏感和非歧视性　虽然工作场所暴力具有普遍意义,但对不同文化的感知和理解可能会有所不同。性别因素应该被充分考虑,女性和男性都受到暴力影响,但被暴力对待的方式有所不同,如女性可能更多的面临性暴力。工作场所暴力与歧视密切相关,打

击工作场所暴力的任何政策或行动应同时注意打击与此类暴力有关的任何形式的歧视。

4. 系统性　为了有效实施各项措施,必须系统地进行反暴力行动。应在最早阶段确定短期、中期和长期目标和战略,以便在约定的时间框架内为实现切实可行的目标组织行动。还应在一系列基本步骤中阐明行动计划,包括暴力识别、风险评估、预防干预、监测和评价等。

(四)工作场所暴力识别

暴力识别应考虑以下因素和事项:①高风险地区、群体、人员;②潜在肇事者,包括暴力行为史、童年不幸、精神药物滥用者、酗酒者、精神疾病等;③潜在受害者。

(五)工作场所暴力风险评估

预防工作场所暴力的重要步骤是对相关危险和危险情况进行评估与诊断,包括分析可用信息,对特殊风险信息进行识别,如独立工作的员工、与公众接触较多的岗位、接触贵重物品(如出纳、从事药品调剂和贮存的员工等)都会面临更高的风险。

与遇难者相处、与遭受疾病和痛苦者接触的卫生人员发生暴力事件的可能性非常高、医务人员受到暴力事件非常普遍。为充分评估不同场所特殊风险的相关性,应分析在每个场所的每一类员工存在的具体风险,这是有针对性和有效预防工作场所暴力的必要前提条件。

(六)工作场所暴力预防

1. 预防策略　主要从工作场所文化建设方面预防暴力的发生。优先考虑营造一个以人为中心的文化氛围,倡导非歧视、宽容、平等、合作。这需要积极推进社会化进程,发展新的、参与式的管理方式,开展广泛对话与交流,明确医患、雇主雇员之间共同的愿景和目标,让医务人员更了解当地情况,更好地应对患者需要,营造强大的社会支持环境。

2. 组织干预措施　从源头上解决问题,如指定相关的组织比通过个人层面干预更有效,且成本更低。组织干预包括:

(1)人员配备:应确保工作人员在人数和资质方面能够满足需求,并以最有效的方式使用现有工作人员。

(2)管理风格:当管理层在工作场所体现了积极的态度和行为时,整个组织也可能效仿。

(3)信息和沟通:信息和沟通可以缓解紧张和沮丧情绪,减少工作场所暴力事件的风险。

(4)病人和公众:向病人及其亲友提供及时的信息对于减少袭击和言语虐待至关重要。

(5)向高风险员工提供有关具体情况和有效沟通渠道的信息。

(6)改进工作方式:是缓解工作场所暴力的最有效、最廉价的方式。

(7)及时提供反馈。

(8)加强工作时间管理,避免工作压力过大。

3. 环境干预　环境干预主要包括物理环境和工作场所设计。其中,物理环境包括噪声、颜色、气味、照明、温度、湿度、通风、设备应用等,工作场所设计包括访问区域、场所空间、等候区、固定装备设置、房屋建筑、警报系统和监视摄像机等。

4. 个体干预　应制定干预措施,加强个人预防工作场所暴力的能力,包括个人培训、协助和辅导、健康促进等。

5. 事后干预　包括报告和记录、医学治疗、简报、咨询、管理层支持、法律援助、协助申诉、康复等方面,尽量减少工作场所暴力的影响,确保今后不再发生此类暴力事件。

(七)评价

对反暴力计划和措施的有效性进行评价,主要活动包括:

1. 持续监测,对措施及结果定期发布。

2. 接收员工的定期反馈,检查他们的工作并作出必要的修改,组织定期联席会议讨论措施是否落实到位。

3. 定期对预防措施和相关政策执行情况进行评估。

4. 评估工作场所的文化、工作组织和环境质量,明确是否能有效应对工作场所暴力。

5. 保持风险管理意识。

二、各国解决工作场所暴力的做法

在《解决卫生部门工作场所暴力框架指南》的基础上,英国、南非、澳大利亚、瑞典、美国等国家均加强了相关措施,预防和解决医疗卫生工作场所暴力问题。主要做法和措施大致可归纳为以下五方面:

(一)加强内外部宣传

通过加强宣传,提高医疗卫生机构医务人员、患者和当地社区对医疗卫生工作场所暴力所带来的影响和危害的认识,争取更多的支持来立即采取行动消除或减少工作场所暴力。《解决卫生部门工作场所暴力框架指南》提出,防范工作场所暴力,应该建立一个以人为中心、基于安全和尊严的工作场所文化,需要广泛开展对话与交流。一方面,是加强社会宣传,宣传打击卫生部门工作场所暴力的重要性,以及打击工作场所暴力的决心;与所有利益相关方协商,制定防范暴力措施,明确暴力行为和范围,并公开向社会发布;明确打击暴力目的,创造一个没有暴力的医疗卫生工作环境,营造良好社会氛围。另一方面,加强对内宣传,向医务人员反馈打击、处理工作场所暴力的进展情况,让医务人员清楚卫生部门致力打击工作场所暴力的决心。例如,南非通过公开、透明的内部工作会议和公开、诚实的外部交流会,以积极的态度建立一种关爱医务工作者的文化,提高医院内外对卫生部门工作场所暴力的认识,加强对医务人员的理解和尊重。

(二)制定综合防治措施

针对卫生部门工作场所暴力,很多国家均制定了防止暴力综合措施。如英国和澳大利亚制定了"零容忍"政策,其中英国"零容忍"政策中强调与警察、司法系统、工会等相关部门的合作,提供多方面的材料和信息,指导医疗卫生机构制订更详细的具体方案。美国劳工部国家职业健康安全管理局制定了《医疗和社会服务工作者预防工作场所暴力指南》,加利福尼亚等部分州的职业安全与健康部门也制定了相应的州政府指南。澳大利亚新南威尔士州于2001年专门成立预防和管理卫生工作场所暴力的工作组,瑞典自1993年即实施了关于防止工作场所暴力的条例。

(三)改善工作环境和设施

各国在防范卫生部门工作场所暴力的措施中,均提出在对暴力风险全面评估的基础上,进一步改善工作环境,完善医疗机构建筑及相关设施,以防止或减少暴力发生。

工作环境是可以化解或触发暴力的关键因素,需特别注意患者和来访者接触到这些因素的程度和方式,并采取适当办法,减少或消除任何负面影响,包括如:①降低工作场所噪声,尽量避免对患者及相关人员的刺激,缓解紧张情绪;②采用轻松、愉快的颜色,在一定程度上放松心情;③保持适宜的温度、湿度,保持良好通风、空气清新,特别是在拥挤位置和炎热季节;④适度照明。

医疗卫生机构作为向公众开放的场所,建筑设计及相关设施布置需要特别注意,应考虑可能发生的暴力情况。包括如:①访问接待区应尽量减少公共医疗设施;②相关标识要明显易懂,容易被识别;③公共访问区域的主要医疗设施设置应符合规范,并配备一定的设施维护人员;④医疗卫生机构应提供足够空间,让患者避免其他人员干扰,减少紧张状态的建立;⑤设置一定的防护屏障,提供充足的方便服务空间;⑥建筑设计上,治疗室与急救服务应该与公共区域分开;⑦厕所、食品、吸烟区、公用电话等区域应标示,方便和适当的维护;⑧设置一定的警报系统和监视摄像机,在有潜在危险的地区应安装监控摄像头,报警系统要在显著位置标示,部分区域应配备与中央控制室相连的移动式紧急按钮,当触发报警时应快速反应。

(四)加强员工培训

加强医疗卫生机构员工培训是各国防范卫生部门工作场所暴力、实施个人干预的主要手段,提高个人为防止工作场所暴力的预防和应对能力。培训内容主要包括:①相关管理政策和申诉程序;②提高识别潜在的暴力情况的能力;③人际关系和沟通技巧,预防和化解潜在的工作场所暴力;④对管理人员进行暴力事务处理能力培训;⑤心理咨询,帮助医务人员认识自己的行为,帮助他们改变自身行为和态度,缓解各方面压力,保持身体健康和情绪稳定;⑥训练自卫能力,开展暴力演习,包括防止性骚扰培训等。

(五)积极事后干预

暴力事件发生后,各国都有相关事后干预措施,以尽量减少工作场所暴力的影响。既针对受害者,也包括施暴者、证人和其他相关人员。事后干预做法主要包括:①尽量详尽的事件报告和记录;②为所有受害人提供医学治疗和康复服务;③对医务人员提供法律援助和心理咨询,稳定情绪,维护权益;④在专家咨询的基础上,对事件影响进行全面评估,并提出改进建议。

参考文献

[1] 郭燕红.国外有关护士立法及执业准入管理情况介绍.中国护理管理,2008(3): 11-13.

[2] 国际劳工组织,世界卫生组织.改善医护人员工作条件行动手册.张敏,译.北京:科学出版社,2015.

[3] 武玉欣,曲波,王东博.2001-2013年日本国家医师考试发展状况评析.中国高等医学教育,2015(04):123-124.

[4] 张光鹏.国际卫生人员评价的做法与经验.中国医院院长,2017(16):70-71.

[5] Christiane W. Guidelines on Workplace Violence in the Health Sector Comparison of major

known national guidelines and strategies. International Labour Office（ILO）, International Council of Nurses(ICN),World Health Organization(WHO),Public Services International(PSI), 2003: 15-26.

[6] Evans J, Goldacre M J, Lambert TW. Views of junior doctors on the specialist registrar (SpR) training scheme: Qualitative study of UK medical graduates. Medical Education, 2003, 36(12): 1122-1130.

[7] High-Level Commission on Health Employment and Economic Growth. Working for health and growth: investing in the health workforce. Geneva: World Health Organization, 2016. Avialiable from: https://extranet.who.int/iris/restricted/bitstream/hand le/10665/250047/9789241511308-eng.pdf?sequence=1&isAllowed=y

[8] International Labour Organization. Improving employment and working conditions in health services: HealthWISE/2017. Geneva: International Labour Office, 2017.

[9] Susan S. WORKPLACE VIOLENCE IN THE HEALTH SECTOR Country Case Study: South Africa. International Labour Office(ILO), International Council of Nurses(ICN), World Health Organization(WHO), Public Services International(PSI), 2003: 45-50.

[10] Wetz RV, Seelig CB, Khoueiry G, et al. Out-of-Match Residency Offers: The Possible Extent and Implications of Prematching in Graduate Medical Education. Journal of Graduate Medical Education, 2010, 2(3): 327-333.

[11] 张敏,徐李卉,刘拓,等.我国医护人员职业卫生防护体系研究.中国安全生产科学技术,2018,14（5）:51-60.

[12] 张敏.国际社会对卫生行业工作场所暴力防控的共识及其对我国的启示.中国护理管理,2019,19（6）:923-928.

[13] 张敏.医院层面如何开展工作场所暴力的预防控制.中国护理管理,2019,19（4）:481-487.

（张　敏　陈红艺　武　宁）

第七章

执业医师

医师是卫生人力资源的重要组成部分和核心技术力量,绝大多数国家均建立并实行严格的医师培养和准入制度,各国医师的执业模式和监管方式各有不同。总体上,医师的配备标准随着经济发展和医疗服务需求的增加而提高,但区域之间的不均衡是医师配备中长期存在的问题。

第一节 医师的配备

一、医师配备

(一)医师配备现状

根据 2019 年《世界卫生统计》,世界各国医师的平均配备水平为每千人口 1.51 人,其中欧洲区国家平均每千人口 3.38 人、美洲区国家 2.33 人、西太区 1.80 人、东地中海区 0.99 人、东南亚区 0.74 人、非洲区 0.28 人。各成员国中,医师配备水平最高的国家为古巴,平均每千人口达到 8.19 人。

根据 OECD 卫生统计,有近三年最新数据的 28 个 OECD 国家平均每千人口医生数为3.365 人,各国具体情况见表 7-1。

表 7-1 部分 OECD 国家医生配备情况

国家	千人口医生数	数据年份
比利时	3.08	2017
西班牙	3.88	2017
冰岛	3.94	2018
意大利	3.99	2018
爱尔兰	3.18	2018

续表

国家	千人口医生数	数据年份
斯洛伐克	3.42	2017
日本	2.43	2017
法国	3.37	2018
加拿大	2.76	2018
美国	2.61	2017
英国	2.85	2018
澳大利亚	3.68	2017
以色列	3.14	2017
瑞典	4.12	2018
挪威	4.82	2016
波兰	2.38	2017
爱沙尼亚	3.47	2017
奥地利	5.18	2017
匈牙利	3.32	2017
卢森堡	2.98	2017
新西兰	3.33	2018
韩国	2.34	2017
德国	4.25	2018
斯洛文尼亚	3.10	2017
瑞士	4.30	2017
丹麦	4.00	2016
土耳其	1.87	2017
墨西哥	2.43	2017

（二）部分专科医师配备

1. 全科医生　在一些国家尤其发达国家，从毕业后医学教育开始即形成全科医生和专科医生两个方向，医学从业人员首先需要选择以后的职业方向是全科还是专科。在英国、加拿大、美国等一些国家，全科医生往往占全部医生数量的相当比例，由他们向个人、家庭和社区提供持续和全面的医疗保健,充当居民健康的"守门人"角色,并负责向专科医生转诊。

2. 专科医生   专科医生专攻于某些疾病类别、患者类型或治疗方法,如内科医生、外科医生、麻醉医生、眼科医生、妇科医生、产科医生、儿科医生、精神科医生、放射科医生等。

(1)外科医生:外科医生是医师队伍中数量较多的一个专科,其人员规模通常在各专科医生类别中排在较前的位置,与内科医生、妇产科医生较为接近。以美国为代表的欧美发达国家,多数已经建立了数量和质量较为稳定的外科医生队伍,以巴西为代表的诸多新兴发展中多家也在努力建立和完善本国的外科医生队伍。

(2)眼科医生:2003年世界卫生大会通过了在全球实施"视觉2020"行动决议,提出了对眼科医生和相关人员的配备要求。发达国家的眼科医生相对饱和,亚洲、非洲相对缺乏。行动计划提出2020年亚洲眼科医生占人口的比例应达到1∶5万(1999年约为1∶20万)、非洲应达到1∶25万(1999年约为1∶50万)。此外,眼科医疗人员还包括眼科医师助理、验光师等,也应予以匹配,发挥其在防盲治盲中的作用。

3. 牙医   在WHO卫生技术人员分类中,牙医一般是在医生职业类别之外独立的一类。根据2019年《世界卫生统计》,古巴、巴西、希腊、卢森堡等国家牙医的配备数量较高,每万人口牙医数量均达到10人以上。

二、医师的结构

1. 年龄结构   根据OECD卫生资源的统计报告,医生的老龄化是一个值得关注的问题。2017年,OECD国家55岁以上的医生占到了三分之一以上,并且,过去18年(2000—2017年)中,55岁以上医生所占比例由21.7%上升到34.3%,所有国家55岁以上医生的占比都在增加(图7-1)。该趋势提示未来几年这部分的医生将面临退休,为避免医生总量的下降,需要及时制订相应的计划。其实,许多医生可以工作到65岁及以上,并且有的国家开始提高退休年龄并且改革退休金制度。

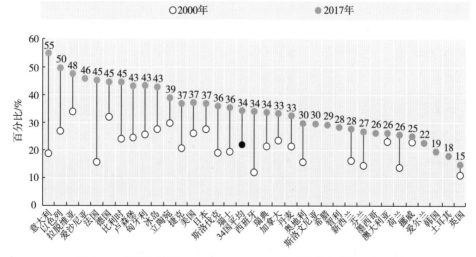

图7-1   OECD国家2000—2017年55岁以上医生所占比例变化

2. 性别结构　2017 年, OECD 国家几乎一半的医生为女性, 女性医生所占比例由 2000 年的 40% 上升到 2017 年的 47.9%。但是, 医生的性别比例在不同国家间差别很大, 其中日本和韩国仅有 1/5 的医生为女性, 但拉脱维亚和爱沙尼亚则有 3/4 的医生均为女性。在大多数 OECD 国家, 女性医生所占比例在过去 18 年间均有增长, 说明女性劳动力市场增加, 并且更多的女性进入到医学院(图 7-2)。

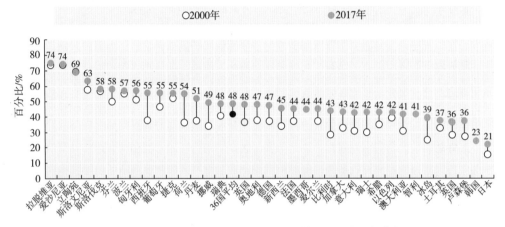

图 7-2　OECD 国家 2000—2017 年女性医生所占比例变化

3. 专业结构　2017 年, OECD 国家全科医生(家庭医生)平均占到所有医生的 23.4%, 各国全科医生所占比例从 5.6% 到 51% 不等。当然, 因为各国对医生的分类不尽一致, 该比例难以单纯从数字上比较。在许多国家, 全科医生对于保障卫生服务的可及性至关重要, 因此, 很多国家采取措施来应对全科医生的短缺, 例如通过加强对一般卫生工作者的培训, 来提供全科服务等。但是, 在多数的 OECD 国家, 专科医生往往比全科医生赚得更多(表 7-2)。

表 7-2　OECD 国家医生的专科结构比例(%, 2017)

国家	全科医生	其他多专业医生	专科医生	其他未分类
智利	51.0	—	49.0	—
加拿大	47.8	0.0	52.2	—
葡萄牙	46.0	5.4	48.6	—
芬兰	37.5	—	58.3	4.2
比利时	37.1	0.0	61.7	1.3
澳大利亚	32.6	11.6	49.0	6.8
土耳其	32.0	—	68.0	—
卢森堡	30.0	0.0	70.0	0.0
新西兰	30.0	11.2	56.2	2.6

续表

国家	全科医生	其他多专业医生	专科医生	其他未分类
法国	28.5	16.4	55.1	—
英国	26.8	—	73.3	—
墨西哥	26.8	9.4	63.8	—
瑞士	26.5	—	59.6	13.9
爱尔兰	25.2	30.8	43.8	0.2
荷兰	23.9	21.1	55.1	—
拉脱维亚	22.7	0.0	77.3	0.0
立陶宛	20.7	2.4	77.0	0.0
爱沙尼亚	20.5	2.7	76.8	—
丹麦	20.0	—	44.0	36.0
西班牙	19.6	—	65.3	15.1
斯洛文尼亚	19.3	2.5	74.3	3.9
捷克	19.0	0.0	79.7	1.3
意大利	18.1	4.1	77.8	—
挪威	16.8	1.8	42.5	38.9
德国	16.6	6.9	76.6	0.0
冰岛	15.7	—	59.9	24.4
瑞典	15.7	0.0	54.4	29.9
奥地利	14.6	15.6	53.1	16.7
匈牙利	13.4	7.6	78.7	0.2
美国	11.7	0.0	88.3	—
波兰	9.3	8.3	82.4	0.0
以色列	8.6	21.1	70.3	—
韩国	5.9	21.2	72.9	0.0
希腊	5.6	1.5	81.6	11.2
34 国平均	23.4	7.8	64.6	4.3

第二节　医师的培养和准入

一、美国医师的培养和准入

(一)医师培养

美国现有医学院校中,除一所两年制医学院外,均为 4 年制医学院校。医学生首先要完成 4 年大学本科学习(生物或生命科学相关专业可能更容易被医学院录取),经申请并被医学院录取后,继续学习四年医学。其中,完成前两年的学习后,参加第一阶段医学考试,合格者才能继续学习;第四年参加全美医师资格第二阶段医学考试,合格后才能毕业并获得博士学位。因此,美国医学生的淘汰主要在医学院二年级和四年级,在住院医师培养阶段淘汰的比例极低。95% 的医学生在医学院校毕业后都会拿到医学博士学位,这是进入临床实践的前提,只有美国承认的海外医学院校的毕业生才能进入住院医师规范化培训的项目中来。

1. 医学课程设置　医学院课程主要包括基础医学课程、临床医学课程、临床技能、轮转实习和科研活动,基础医学知识学习和临床医学理论及技能学习互为补充、彼此渗透,而且加入了早期临床技能课程和实践的学习,便于学生了解基础知识和基本理论在临床中的运用,大约到第 3 年开始轮转实习和部分科研活动。

2. 住院医师规范化培训　医学院毕业后向住院医师规范化培训基地提出参加培训申请,经基地面试录用后进入规范化培训计划。不同专业的规范化培训时间不同,住院医师培训的考核较为严格,这些考核除检查住院医师学习成果外,也是对培训基地教学质量的评估。在住院医师培训的最后一年,学员参加第三阶段医学考试,合格者既可独立行医,也可以继续参加专科医师培养项目。

3. 医师执照　取得医师执照须同时具备 3 个条件:①医学院校毕业并获得医学博士学位(MD);②通过所有相关的考试,包括全美统一的医师资格考试、各州组织的执照考试等;③具有良好的医学职业道德。

4. 专科医师培训　通过执业医师资格的考试后可申请进入专科医师培训,分为专科医师规范化培训(一般为 3 年,根据专业会有延长)和亚专科医师规范化培训(2 年以上)两个阶段。专科医师培训每年都有不能完成培训的学员,包括被淘汰、转专业、自动离开等。通过相应专科医师委员会的考试后可获取专科亚专科医师证书,同一个医师可申请多个专科医师证书。

(二)医师考试制度

医师资格考试一般分为基础理论、临床理论、实践三部分。其中,基础理论考试可在医学院校完成 2 年的基础教育后申请。临床部分可在医学院校第 4 年、完成临床教育后申请,这两部分考试均为笔试,由美国医师考试委员会负责组织。实践考试在医学院校毕业经 1 年实习训练后申请,但多数学生一般是完成 1 年实习和 2 年住院医师培训后申请参加考试。考试方式一般选择 10 个常见病,通过模拟病人的方式,由联邦医学委员会负责组织。通过以上考试后,可获取医师资格,在各州进行执业时,尚需按照各州的规定参加相应的考试,主要是有关的法律、法规内容。

在美国以外的医学院校毕业者如参加美国医师资格考试,须向美国外国医学毕业生医学考试委员会申请,通过审核后可参加基础与临床两部分的理论考试,通过后再申请在美国的有关医院做实习医师、住院医师,然后参加实践考试及有关的医师执照考试。考试方式、内容与美国医学院校毕业者相同,同时,这部分人员还需参加英语水平考试。

二、英国医师的培养和准入

英国医生的培养过程通常包括院校教育、住院医师基础培训、专科/全科住院医师培训等三个阶段。

1. 医学教育学制　英国高等医学教育学制一般为 5 年(牛津大学等五所大学为 6 年),前两年学习基础,后 3 年学习临床;还有部分医学院校实行 4 年制,从大学毕业生中招收学生。医学生毕业时授予医学学士或外科学士(bachelor of medicine,bachelor of surgery)学位。

2. 课程设置　医学院校课程一般打破以学科为基础的课程模式,注重发展综合课程。医学生学习生物、遗传的基础课程,并接受内科学、外科学等临床理论培养;同时加强人文社会科学课程的设置,其中哲学、政治、人文社会科学课程占总学时的 13% 左右,还专门开设医学社会学、心理健康学等课程,培养学生的社会责任感和职业精神。

3. 临床训练　医学院毕业后尚不能从事任何临床医生的工作,需进一步申请在具有教育资格的医院进行临床技能训练,时间一般为 2 年,分为临床见习和临床实习。完成临床技能训练后,可以申请成为英国皇家医学院会员。根据《医学法案》规定,具备医学学士学位以及皇家医学院会员资格是在英国行医的基本条件。在临床技能训练的第二年,见习医生需要决定从业方向(全科或某个专科),然后向具有专科或全科带教资格的机构申请专业学习。

4. 专科培养　如果选择全科医师,一般培训时间为 3 年,其中前 18 个月在医院各科轮转,后 18 个月作为一名全科医生进行培训。如果选择专科医师,则一般需要 4～6 年的专科培训。完成专科培养后可申请注册完全行医资格,成为专科或全科的注册执业医生。只有获得职业资格并完成注册的医生,才能在英国国家卫生服务系统内行医、拥有处方权,签署的死亡和尸体火化证明才有法律效力。

英国《医疗法案》规定,任何人以专业医师的身份在英国执业,必须首先通过英国总医学委员会的注册。所有雇佣医生的单位,均必须审查受雇佣者的职业资格。

三、日本医师的培养和准入

日本医学本科教育标准学制为 6 年,其中 4 年临床前教育、2 年临床实践教育。除招收高中毕业生外,有些学校还招收本科毕业生,学制为 4 年或 5 年。日本每所医学院校平均每年招收 100 名左右临床医学专业学生,全国共约招收 9000 名。医学院校是日本高中生报考的热门专业,录取率较低,在一些热门大学甚至低于 80∶1,竞争比较激烈。

医学院校教育的 6 年期间需通过 4 次国家统一考试,第一次为 2 年基础课程结束后;此后,进行 1 年的基础和临床医学课程学习,并参加第 2 次考试;第 5 年初,即完成 2 年的临床医学课程、进入临床实习之前,参加第 3 次考试,包括学科理论、临床技能;最后一年即完成临床实习后,参加统一的国家医师考试。如从事临床工作,须在大学附属医院或国家指定的临床培训机构接受 2 年以上的临床培训,掌握基本的医疗知识和技能,可自行开业行医。在此基础上,根据个人意愿申请 3 年以上的专科医师培训,经专科医学会认定后成为专科医师。

四、德国医师的培养和准入

德国医学教育学制为 6 年,各个学校课程统一,包括基础知识(2 年)、临床理论(3 年)、临床见习训练(48 周)。医学教育中除了常规的医学课程,还包括急救训练、护理工作实践。此外,根据德国《医师从业条例》,医学生毕业后必须参加 18 个月实习医生工作,然后参加全科或专科培训,培训时间依据各专科不同,包括初级培训和高级培训两部分,高级培训时间至少 2 年。德国医生的继续教育是通过法律强制执行的,法律规定每个医生都要制订一个为期 5 年的继续教育计划,5 年内至少获得 250 个继续教育学分。如果达不到要求,第一年会被警告并扣减收入(10%～25%);如果过期两年仍然不能拿够学分,将会被吊销行医资格。

在医学院校学期期间,要参加 3 次全国统一的国家医师资格考试,在每一阶段学习结束时进行。毕业后,由联邦医师考试委员会颁发医师证书。获得医师证书后方可进入实习医生阶段,从事临床工作。要想成为专科医师,必须在具有培养专科医师资格的医院进行专科培训,并通过考试获取专科医师资格证书。

五、澳大利亚医师的培养和准入

澳大利亚医生培养主要包括四个阶段:医学院校提供的基础医学教育、毕业后医学委员会组织的职前培训、医学专科学会提供的职业培训、继续职业发展。其中,职前培训包括医学院校毕业生的强制实习和尚未进入职业培训阶段的初级医生的非正式培训。澳大利亚的职业前阶段与北美医学教育体系中的实习和住院医师培训相对应,在此阶段进行一般的临床轮转,以便初级医生在作为注册医生进行专科医师职业培训之前,能够在各医学专科之中获得更为广泛的临床经验。

医学院校的招生方式主要有两种:一是高中起点全日制教育,直接从高中毕业生或大学预科毕业生中招生,即通过本科医学与健康科学入学考试,选择成绩优等者进行面试后录取,学制 5～6 年。二是本科起点全日制教育,即招收通过澳大利亚医学院研究生入学考试和面试的本科毕业生,学制 4 年。两种招生方式的面试要求均非常严格,以保证生源质量。

对于临床医学专业招生规模,澳大利亚实行全国招生总量严格控制。澳大利亚有 20 多个医学专科学会,各专科学会都下设教育委员会专门负责制定培训标准,并组织安排专业培训工作。全国毕业后医学教育委员会联合会统一协调各州的毕业后医学教育工作,监督、协调低年资医师的教育培训。各州和领地医学专业委员会负责普通专科医师和亚专科医师的注册。

澳大利亚一直比较重视农村医学生的培养,医学会建议具有农村背景的医学生在招生中所占比例从 25% 提高到三分之一；在农村地区接受至少一年临床培训的医学生所占比例也从 25% 提高到三分之一。

第三节　医师的执业模式

本节和下节主要选择美国、英国、德国、加拿大等四个国家，分析各国医师的执业模式和对医师的监管情况，主要内容引自本章编者的《医师管理制度的国际比较》专著。

一、美国医师的执业模式

(一)几种不同的执业方式

美国医师的执业方式大致可分为三种情形：①自己开业或与其他医生合伙的方式进行执业，即"自我雇佣"，约占医生队伍的 60% 以上。美国医生"自我雇佣"的形式也多种多样，有些医生是个人独立开业，有些则是多个医生合伙经营；有些诊所是单一的专科诊所，有些诊所是多个不同专科医生联合起来开展多个专业的医疗服务。很多资深专科医生都有自己的诊所，同时还在医院任职，他们还与许多初级保健医生有联系，美国医学会认为这样的方式有利于给病人提供全面和全程的医疗服务。②受雇于医疗机构，约占医生队伍的 33% 左右。美国雇佣医生的部门很多，除了医院和诊所外，政府部门、军队、研究所、学校、制药公司、医疗设备生产商以及医疗保险公司等也有医生任职。③独立签约人，约占医生队伍的 4%。独立签约人不属于医院的正式员工，医院按合同支付他们报酬，但不提供正式员工的福利待遇。

美国几乎三分之一的医生为全科医生，也称为"初级保健"医生。他们为各个年龄段的人提供多方面的医疗保健服务，当病人需要接受进一步治疗时，他们会将其转诊至专科医生。

总体而言，自我雇佣的医生更倾向于看更多的病人和提供更多的服务，因为他们的收入更多的是与其提供的服务量直接挂钩。美国医学会 2000 年的调查显示，自我雇佣医生平均每周看 105 个病人，而受雇医生则为 90 人；从工作时间上看，自我雇佣医生平均每周工作57 小时，而全职的受雇医生为 53 小时。

(二)个性化"合约"

在美国，大部分的医院和医生的经济关系相对独立。医院是提供服务的场所，医生则是允许进入这所医院并且为病人提供服务的独立个体。一般情况下，为病人提供服务的医生除了在医院内给病人提供服务，病人住院期间外出检查、转院和出院后的随访等，通常也由该医生负责。病人在医院接受住院治疗后，医疗费用账单中医院和医生也是分开计费，由病人或第三方分别支付医院和医生报酬。

合约是医生和其他利益相关者维系关系的主要方式，医疗服务合约形式多样，核心条款与医生雇佣方式、机构、服务对象等有关，不同合约的核心条款差异较大。即使是医生类型、支付方都相同，谈判的自由度依然很大，合约相当"个性化"。

不同的服务组织形态下，医生的角色有很大差异。例如，健康维持组织（HMO）会雇佣一个初级保健医生作为"守门人",负责为HMO病人提供首诊和转诊服务(在HMO网络范围内)。即使是同样的组织形态,组织与医生之间的合约关系也有很大的差异。如HMO与初级保健医生的服务合约的核心条款至少在以下五个方面可以进行变化:①初级保健服务的基本支付方式。可以是固定工资制、按人头付费或按项目付费,有些HMO的合约规定签约医生只能给HMO的病人提供服务,而另一些合约则允许签约医生为其他保险覆盖的病人服务。②额外性补贴。主要表现在初级保健医生在病人转诊方面的补贴,有些HMO为了限制专科医疗服务及住院医疗服务,往往会在合同中对初级保健医生的转诊服务进行限制,例如给初级保健医生一个转诊的总量,如果超过了,则要扣初级保健医生的薪水;如果没超过,可能给医生额外的补贴。③多重转包。有些HMO不直接与医生签约,而是与某个机构(医生组织、大型诊所或医院)签订服务合约,这个机构的医生为HMO提供服务,但不直接从HMO领取薪水。④风险分担。有些HMO中,多个HMO医生组成一个"风险分担组",他们与HMO签订的合约中约定,HMO给这几个医生一个转诊的预算,如果超过预算要扣薪水,这几个医生共同承担。⑤合约多样化。无论医生的签约对象是政府、医院、保险机构或其他组织,签约主体都有相当大的谈判空间,服务合约更加"个性化"。

二、英国医师的执业模式

英国的医生包括全科医生和专科医生两类,前者主要在社区工作,后者主要在医院工作。英国医生与雇佣单位(无论是公立机构还是私人机构)之间的关系一般以"合约"的方式来维系,医生与机构之间的权利和义务绝大部分都在合同条款约定。

(一)全科医生(GP)

在英国,每一个居民都有自己的家庭医生,由在社区工作的全科医生担任。居民就医首先在自己的家庭医生处就诊,如果需要专科服务或医院服务,则通过家庭医生转诊。全科医生除了为社区居民"看病",还会与精神科和公共卫生医生合作,提供预防保健服务。此外,全科医生也可以选择特定的"专科",例如糖尿病、哮喘、皮肤病等,还可以到医院申请"临床助理",参与更多的医院工作。主要职责主要包括:①临床服务和转诊,包括预约门诊、出诊、处理来自患者等的电话咨询等;②公共卫生服务,如免疫接种、健康检查和群体健康调研等;③其他相关服务,如讨论修改临床业务标准、承担医学生带教等。此外,全科医生可以与雇主商定具体的工作内容,并在合同中明确,如是否提供夜诊和周末服务等。

全科医生的雇佣方式有两种。一是全科医生单独与雇佣机构签订合约,合约中会规定医生每日的工作时间,如约定每日工作8小时;二是几个全科医生以合伙人身份成立诊所,诊所与第三方签订工作合同,第三方通常是NHS或商业保险公司,这种情况下通常以工作任务而非工作时间来约束医生。

(二)专科医生

专科医生一般在公立或私立医院工作,其工作内容一般包括:①临床工作,直接参与疾病预防、诊断或治疗等相关工作;②支持性活动,包括参与培训、医疗教育、职业发展、教学工作、临床管理等工作;③特殊职责,包括担任医疗主任、公共卫生主任、临床指导或诊所审计主管、诊所治理主管、教学主任、教育顾问等,一般仅有咨询医师才能从事此类工作;④外部职责,包括工会、咨询委员会会员等。

专科医生的具体工作内容通常由雇佣双方协商确定,其中临床工作时间一般占75%以上。

(三)公共卫生医生

英国的公共卫生医生属于内科医生的一个类别,公共卫生医生更关注人群的健康,其工作的重要内容是调查当地人群健康问题并设计解决方案。因此,公共卫生医生的工作往往与卫生行政部门和其他健康相关组织(如地方卫生委员会)密切联系。

(四)临床研究人员

英国有部分医生既从事临床工作,又在大学、研究机构或医院从事研究工作,这些人被称为临床研究人员,许多教学医院会聘任大量临床研究人员(多数是咨询医师级别的资深医生)负责指导见习/实习医生。

临床研究人员通常同时受雇于多个单位,如NHS的医生同时又受雇于某所大学。其工作内容与全科医生或专科医生工作职责有些许不同,通常包含两个方面:一是临床相关工作,包括临床、教学、管理等;二是研究工作。在临床研究人员的工作合同中,专门设有划分工作时间和工作任务的条款,以便于明确从事临床和研究两类工作时各自的责任和收益。例如,一个咨询医师级别的临床研究者,其合同中会要求总的工作时间,以及相应的计划,如这些时间有多少用于临床、多少用于急诊值班、多少用于研究以及多少用于学术活动。

临床研究者的工作合同往往是多个雇主和临床研究者共同协商的结果。

事实上,无论是全科医生、专科医生或临床研究人员,都可以选择全职、兼职或者在全职基础上利用业余时间来兼职。目前,英国医生执业合约较过去有更多的弹性,即使是NHS的合同,限制医生兼职的条款也不多。NHS规定所供职的全职顾问医师工作时间达到44小时/周后才能到私人机构兼职,但实际上,大部分NHS顾问医生都有资格在私人机构兼职。

三、德国医师的执业模式

德国医生完成毕业后教育、拿到专科医师执照后便可独立行医。一般情况下,德国门诊服务和住院服务是分开管理的,开始执业的医生首先面临的选择就是"提供门诊服务还是提供住院服务"。提供门诊服务的医生一般开设私人社区诊所提供门诊服务,提供住院服务服务的医生则受雇于德国的医院。除了提供门诊服务和住院服务外,还有部分医生选择在行政管理机构,以及小部分在学校、医药公司、保险公司等机构工作。根据2008年的统计数据,约43.7%的医生独立开业,提供门诊服务(其中87.4%为法定医疗保险的"签约"医生);47.8%的受雇于医院;3.1%在管理部门工作,另外5.4%在其他地方任职。

门诊服务可进一步分为初步保健服务和专科门诊两类。一般来讲,学习全科医学、内科、儿科、妇科和产科的医生往往会选择从事初级保健工作。德国没有像英国那样严格的全科医生"守门人"制度,德国居民的"首诊"可以自由选择初级保健医生或专科医生就诊。德国居民往往有自己的全科医生,也有自己的专科医生。

德国强制性医疗保险覆盖了近90%的人口,是医疗服务的最大"购买者"。而要想为法定医疗保险覆盖的人群提供门诊服务,需要成为所谓的"签约医生"。要想成为"签约医生",

医生需要向当地的"签约医生执照委员会"提出申请并得到批准,这个委员会一般由当地的医生联合会和法定医疗保险机构各派出相同数额的代表组成。

(一)门诊医生

在德国的法律框架下,患者可以自由选择开业医生看门诊。但是由于开业医生的门诊服务是进行"划片"管理的,患者在本区域内全天 24 小时都可得到服务,而如果患者要找区域外的医生看病,则需要预约。开业医生无固定工资,其收入来自门诊诊疗服务费用和病人自付费用。开业医生不能自行对门诊服务项目进行定价,服务项目和这些项目的相对价值(点数)均由"联邦共同委员会"确定的医疗服务项目收费目录决定。

德国门诊实行以点数法为基础的按项目付费。在国家层面,联邦医师协会和全国主要七家联邦疾病基金会协商确定本国年度门诊总费用和每个门诊服务项目的点数;在州级层面,由各州医师协会和疾病基金会商定本州的年度门诊总费用,并由州内各种疾病基金会支付州医师协会门诊费用。州医疗保险联合会和开业医师联合会协商门诊费用年度总额。每一项门诊服务有对应的点数,整个州所有开业医生全年工作的总点数,去除年度门诊费用总额,得出每一点的货币价值。每个执业医生的所得就是该医生服务的点数与每一点货币价值的乘积。在总额预算一定的情况下,服务量越大,点数越多,点值越低。就医师总体而言,在一定预算约束的情况下,提供的服务量增多,而收入却不一定能增加,是一种约束过度提供服务的机制。

(二)住院医生

在医院工作的医生实行工资制,医院医务人员根据专业、从业年限、学历等制定工资标准,科室主任代表科室医生与医院协商其他特殊津贴。有一部分住院医生有权提供门急诊服务,通常是医院的科主任,允许在特定的时间(如下班后)提供一定的门急诊服务。

德国允许公立医院医生在外兼职,卫生部门制定了"兼职上限",用以规范公立医院医生兼职时数。医生每周工作五天半,兼职制度规定公立医院医生每周中的 4 天要为公立医院服务,剩下的一天半可以自动调节。兼职的公立医院医生薪金分两部分,一部分是由公立医院支付,但只能得到七成薪金,因为他 / 她在公立医院的工作时间只有七成,因此他们的薪金比同级别的全职医生低;另一部分是由兼职医院支付,兼职医生和医院是合同制关系,如内科医生按在兼职医院工作时间的多少计酬,外科医生按手术量计酬。

四、加拿大医师的执业模式

(一)独立行医

在加拿大,专职在医院工作的医生不到 25%,更多的医生是独立或合伙开业。无论是全科还是专科、独立开业还是供职于医院,大部分医生是以独立的身份行医,按服务量的多少直接从地区卫生管理机构领取报酬。对于家庭医生,服务量的计费单元是"接诊人次数",而对于专科医生,则按服务项目来计费,服务量的费率由省级政府与医师协会定期谈判确定。对某一省的所有医生来说,所提供的同一种医疗服务的价格是相同的,各省之间医疗价格的差别则比较明显。

加拿大医生独立行医的身份,给他们职业带来自由的空间。很多加拿大医生都有自己的诊所,同时,又受雇于其他单位。由于加拿大政府是医疗服务的最大购买者,私人医疗保险在加拿大扮演着"补充"保险的角色。绝大多数加拿大医生都供职(全职或兼职)于加拿大的 Medicare(可能同时与私人保险建立兼职合约),遵照 Medicare 的医疗价格获取报酬。

(二)对服务量的约束

医生提供的服务量是政府与医生协会协商的一个重要的内容。省政府作为筹资方有强烈的意愿控制医疗费用,经过与医生组织的谈判形成对医生提供服务量的约束。这种约束在不同的省份有所差别,主要包括以下几种:

1. 费用封顶　由地区卫生管理机构向医师支付的服务费有收入总额的限制。如安大略省规定对外科等复杂的治疗,以每日 400 加元封顶;对非紧急情况的治疗,每日 200 加元封顶;对透析治疗,每次 210 加元封顶。另外,全科医生和专科医生的费用均以每年 45.5 万加元封顶,超出部分医生只能得到 66.7% 的补偿。在魁北克省按季度进行费用支付,对超过封顶线的全科医生,仅支付其 75% 的费用补偿。

2. 同行比较　假如有些医生能以更低的费用提供同等水平的医疗服务,公共医疗管理部门就有理由对另外的医生服务进行评估,判断他们提供的服务是否属于不必要的,或过度使用医疗资源,或属于无效服务,进而要求作出调整,甚至有可能把医疗服务转移到收费较低的医生那里。

3. 控制服务量　对部分手术引入预先审批制,以及从支付目录中剔除一些非必需的项目,如安大略省对一定年龄段的视力检测项目从报销范围中剔除。

(三)全科医生

家庭医生和专科医生是加拿大医学生职业方向的两个基本选择,医生队伍中有一半以上都是全科医生。在加拿大,就医的第一步是看家庭医生,如果需要进一步去专科医生处就诊,则需要通过全科医生转诊。加拿大全科医生的工作突出了医疗服务的"连续性",主要体现在全科医生的服务对象相对稳定,全科医生对服务对象的健康状况有全面了解;另一方面,病人在接受专科服务和住院服务过程中,全科医生仍然提供必要的咨询和医疗意见。因此,全科医生的工作场所除了自己的社区诊所,还有长期护理机构、其他专科医生的诊所或者医院。另外,全科医生也提供预防保健相关服务,此时其服务对象可能扩展到患者的家庭甚至社区。

第四节　对医师执业的监管

欧美一些国家一般通过医生专业组织对医生实施监管,基本模式是通过法律赋予这些组织管理(包括颁发、暂停、限制、吊销等)行医执照的权力和处理公众对医生投诉的权力,这些机构往往通过准入和退出制度影响医生的行为。为了防止专业机构(尤其是行业机构)公信力不足问题,一般将行业组织的监管限定在"吊销执照"层面,而对于情节严重的问题,将由司法机关处置。另外,医生当事人对专业组织的处理存在质疑和不满,也可以申请移交司法部门处理。

医生专业组织大致分为两类:一类是主要代表医生利益,如英国医学协会(BMA)、美国医学会（AMA）、加拿大各州的医师协会等；另一类则是主要代表公众对医生实施监管的，如英国医学委员会总会（GMC）、美国各州的医学委员会、加拿大皇家医师学院各州的分院等。其中，代表医生的组织其管理层基本上都是医生代表，而对医生实施监管的组织其管理层一般都有一定比例的"公众代表"。

一、美国的医生组织

（一）美国医学会（AMA）

美国医学会（AMA）是最有影响力的全国性组织之一，其"使命"定位为"推进医学发展和促进公众健康"，学会成员由各个医学专业的执业医生、住院医生和医学生组成，在争取医生权益方面做了很多的努力，如成功阻止 Medicare 因金融危机而对医生费用预算的削减，维护美国医生的收入，并反对任何以医生收入来限制医疗服务数量和类型的政策。此外，AMA 还为医生提供受教育和执业过程中系列信息，如执业医生可以通过 AMA 获得如何应对投诉、如何与雇主签约、如何经营诊所等相关信息。住院医生可以通过 AMA 获得培训的机会，医学生可以通过 AMA 申请贷款和奖学金。

（二）州医学委员会

尽管美国不同州之间的法律体系差距甚大，但在医生执业及其管理方面有一条共同点，所有在美国执业的医生在执业前必须获得所在州颁发的行医执照。每个州都有独立的医学委员会，负责医生执照的颁发和维护，同时，承担处理投诉和监管医生的责任。州医学委员会通过管理医生的准入准出、将与公众相关的医生执业过程公开这两项职能，履行对本州医生的管理。社会公众可以从州医学委员会获得医生的执业信息，包括某个医生是否有执业资格、其执业资格是否过期以及是否及时更新，甚至可以了解某个医生的执业记录，包括在执业过程中是否有过医疗事故、处罚等信息。对于医生而言，这些信息的公开毫无疑问是强有力的约束，意味着医生一旦在医疗服务上出现问题，将会被记录在案，并且这些不良记录会影响医生整个执业生涯。

以加利福尼亚州医学委员会为例，委员会受理对医生投诉的过程大致如下：第一，社会公众、医疗机构、医院和社会团体向医学委员会提出对某个医生（记名或匿名）的投诉；第二，医学委员"中央申诉处（CCU）"专门负责处理对医生的投诉，并对投诉的性质进行初步判断，如是否需要立即开展调查、是否需要投诉者提供更多的信息、是否在委员会裁决权范围内、事件的严重程度、是否可能通过调解来解决等；第三，根据投诉事件的性质和程度，CCU进行初步处理，包括可能采取立案调查和调解处理，如果调查核实医生有过失，可能采取罚款、警告、留案底等措施；第四，如果 CCU 判断需要通过司法程序来解决，则会将案件移交"地区办公室"，如果涉及刑事问题，医学委员会可能协助原告人提出刑事诉讼；第五，如果司法部部长认为该案件符合司法标准，则助理司法部部长会起草一份正式的诉状，并安排听证会。如果在预备听证会中，双发都接受认罪辩诉协议，则不再需要开听证会。委员会可能会指示司法部部长在呈递诉状前呈递一份请愿书，强迫执照持有人接受执业胜任能力考试或者精神病检查。医生如果对判决结果存有异议，可以提出上诉。

二、英国的医生组织

（一）代表公众的"医学委员会总会（GMC）"

英国"医学委员会总会（GMC）"是一个独立的组织，宗旨是"保护、推动和维护英国公众的健康和安全"。英国《医疗法案》赋予了GMC"医生准入"的权利，也就是说，GMC是法定的给医生发放和吊销行医执照的独立组织，且GMC在制定医疗教育和医疗服务标准上有强大的话语权。事实上，英国的院校教育和毕业后教育都需要GMC认可后方为有效；对于医生提供的医疗服务，GMC设立了"行医适当性"评估程序对医生的行为进行监管。

由于GMC是英国法定医生监管组织，病人、医疗机构及同行如果对某注册医生不满，通常会向GMC投诉。GMC按照"行医适当性"框架对这些投诉进行评估。对于一般性的问题，GMC首先知会医生的雇佣方，要求雇佣者对被投诉的医生进行调查，并给予书面反馈。如果事件性质严重，或者GMC对雇佣方调查结果不满意，就会启动GMC调查程序。GMC对医生的调查程序包括取证、听取医生申辩、评估、判定等过程。评估由医学背景和非医学背景的评估人员共同组成，如果两类人员不能达成一致的评估结论，GMC会组织专门的评估小组做最后的判断。GMC根据判断结果采取不同的行动，如果医生存在过失，情节较轻者予以警告；情节严重者，其资料将提交到"行医适当性裁定小组"，由该小组作出对事件性质的判定及对医生的处理。裁定小组将安排听证会，根据GMC的调查资料、医生的申辩及证人的证词等作出综合判断。如果裁定小组认定医生行医适当性存在问题，将视情节严重作出裁决，医生的行医活动可能受限，或者在一定时期内不能行医；严重者可能被吊销执照，甚至终身不能在英国行医。在裁定小组的判决颁布后的28日内，当事人（医生）可以向高级法院上诉。

（二）代表医生的"英国医学协会（BMA）"

英国医学协会（BMA）是独立的工会组织，代表英国各类医生和医学生，其定位是"专门关注医生行业和医生个人的需要和利益"。在英国行医的医生中，超过三分之二是该组织的会员。BMA代表医生与政府官员、卫生行政及相关部门等进行协商和谈判，反映医生的声音，为医生争取权益。

BMA的工作主要有两方面的影响：

1. 努力提高医生的薪酬和福利　在国家层面，卫生部部长根据"医生和牙医薪酬评价机构（DDRB）"提供的意见来决定NHS医生的薪水基准；而BMA每年都会向DDRB提供数据论证NHS医生的工作量，为医生争取更高的薪金水平；除了薪酬以外，NHS医生的其他工作条件，BMA均可以与卫生部协商。事实上，NHS医生工作条件的确定需要BMA与卫生部的谈判达成一致意见后方可实行。在地方层面，BMA在各地成立"地方谈判委员会（LNCs）"，由当地的医生或牙医代表组成，代表本地的医生与医生雇佣机构谈判。BMA内部的"劳资关系办公室"甚至设立专门的培训计划，来培训LNCs成员的谈判能力。目前，几乎每一个NHS地方组织都有一个对应的LNC负责反映医生的声音。

2. 协助维护医生权益　BMA会在医生雇佣机构派驻代表，协助受雇医生维护权益，尤其是保护医生获得合法收入和得到继续教育的机会。BMA有精通劳资关系、医疗服务工作安排、就业法律等方面的专家。这些专家一般都熟悉他们所在地区的工作环境、法律和工作协议,并且与当地的医生雇佣机构关系良好。医生在日常工作中遇到问题,可以通过 BMA 帮助热线或者 BMA "地方服务专员" 获得上述专家的支持。此外,BMA 还可以为医生提供培训、理财、伦理等信息,并为牵涉医疗问题的医生提供法律援助。

三、加拿大的医生组织

加拿大的医生通常以独立身份行医,政府主要通过卫生规划来影响医生的执业。加拿大每个省都设有 "卫生服务部",下属每个地区设有卫生局,负责当地的卫生服务。地区卫生局从省政府获得本地区的预算,负责制定本地的卫生政策和配置本地的卫生资源,从而影响医生的执业环境和报酬支付。同时,地区卫生局可以安排专门性的卫生计划,或者对本地的卫生人力供需进行规划。省政府设有 "卫生专业评价委员会(HPRB)",负责接受并处理公众对医生的投诉。一般情况下,各省的 "皇家医师学院" 负责处理公众对医生的投诉,但如果投诉人对皇家医师学院的处理不满意,可以向 HPRB 提出申诉。

(一)皇家医师学院

加拿大 "皇家医师学院(RCPSC)" 是一个管理专科医生教育的全国性专业组织,而各省的皇家医师学院则被赋予发放行医执照和监管本地医生和医疗服务的职能。一方面,各省皇家医师学院建立本省医生的准入标准,定期对本省医生提供的医疗服务及开具的处方进行同行评议,定期对医疗服务机构的能力和资质进行检查。另一方面,各省皇家医师学院受理公众对医生的投诉,并建立相应的处理程序,可以对医生作出执业限制甚至吊销执照的处理。

各省皇家医师学院对投诉进行处理的过程包括:

1. 信息采集　各省皇家医师学院接到公众对医生的投诉时,在确认投诉后,学院会知会当事的医生、其所在的单位和其他相关人员,并提取病人的病历。加拿大法律规定,作为处理医疗纠纷的主体,省皇家医师学院在接到投诉时有权提取病人的病历,并对治疗过程的恰当性进行专业判断。

2. 评议投诉　信息收集后,省皇家医学院会派一个学院内的医生专门负责整理这些信息,形成规范的报告提交给 "质询委员会"。质询委员会由学院委员会成员中的医生和公众代表组成,对投诉事宜进行全面的分析和讨论,必要时可约见当事人。还可以应投诉人要求,聘请其他人员作为独立评议员参与评议过程,整个评议过程一般不超过 120 天。

3. 回应投诉　如果评议结果认定事件性质不涉及对医生的惩处,学院会委派一名学院内的医生将调查结果反馈给投诉人和医生,并提出解除纠纷的建议。如果被认定为医生有过失,学院会对当事医生提出警告,并要求其参加针对性的培训以提升执业水平。如果该医生多次发生类似的过失,或者医疗过错情节较为严重,事件可能会转交 "纪律委员会" 处理,肇事的医生可能面临暂停执业甚至吊销执照的处罚。无论投诉是否移交 "纪律委员会",所有的投诉都将作为 "行医记录" 被记录入当事医生的档案中。

(二)医师协会

医师协会是代表医生群体的组织,在国家层面有 "加拿大医师协会",各省层面有省级医师协会。医师协会的管理层一般都是医生代表,有些省的医师协会管理层每年选举一次。

加拿大医师协会与各省医师协会并没有"上下级"的关联,省医师协会是加拿大医师协会的成员,但往往会强调他们是"独立自主"的组织,代表的是本省医生的利益。另外,尽管国家和各省的医师协会都将组织目标定位于"表达医生的声音",但其主张并不完全一致。例如,加拿大医生协会倾向于支持加拿大政府作为医疗服务唯一购买者,但有些省的医师协会则主张更多地引入私人医疗保险机构。

从与医生的关系来看,各省医师协会可能与医生关系更为密切,主要表现在以下几个方面:一是省医师协会代表本省的医生与省政府谈判协商本省医生的薪酬和福利待遇问题;二是省医师协会负责制定本省医疗服务的价格表(包括服务项目的界定和费用),与省政府协商服务价格、服务量、医生收入保障/控制等问题;三是除了关注医生的"群体利益"外,省医师协会还会为医生提供教育奖学金和执业指导,并协助医生争取权益。

四、德国医生的自我监管

"自我监管(self-governance)"是德国医疗系统颇具特色的管理模式,无论在联邦层面还是州层面,政府和议会一般不直接参与医疗系统具体政策。无论是医疗服务提供者(医生和医院)还是筹资者(法定医疗保险组织),都有相应的行业组织(联合会),行业组织内部按照代表式民主制进行管理,处理大部分本行业的监管事务。行业之间的关系,大多数通过对应级别(州层面或联邦层面)的联合会进行协商解决。

(一)主要的行业组织

在州层面,医生的"自我监管"组织主要有医生联合会、法定医疗保险签约医生协会。其中,医生联合会的自我监管对象是本州所有医生,德国每个州都有医生联合会,甚至个别州因为人口众多有两个医生联合会;法定医疗保险签约医生协会的自我监管对象是所有法定医疗保险的签约医生。

医生自我监管组织的特点是,组织成员的构成虽然是医生,但是组织目标并非纯粹地"保障医生权益"。事实上,它们强调自身的"独立性",在工作任务中既有代表医生的声音,也有代表公众的声音,还承担协调会员之间的关系。例如,法定医疗保险签约医生协会的职能包括:法定医疗保险签约医生的登记注册;确保门诊服务的提供,并监管服务质量;代表医生与保险方谈判,协商门诊服务的补偿;协调门诊医生之间的关系,避免医生之间的"恶性竞争"等。

德国医生联合会是对全体医生进行"自我监管"的法定组织。在"自我监管"框架下,医生联合会一方面负责医生的注册登记,监督医疗服务质量,同时也"维护医生群体执业过程中的合法利益"。另外,还负责规范和促进医生毕业后教育和执业后继续教育。各州医生联合会在联邦层面的代表组成"德国医疗协会(GMA)",主要功能是沟通和协调不同地区医生组织,让不同地区的医生在最大程度上理解和遵循中央的决策。德国医生的行业规范、教育准则等大都出自医疗协会,协会还参与所有医疗相关的决策讨论。

(二)自我监管工作方式

1. 对开业医师的监管　为保证专科门诊的医疗服务质量,在统一价值表中列出的30%

的专科服务项目需要开业医师获取相关的资质。一般情况下,在开业医师所在机构达到相应标准、开业医师在相关指导下完成一定数量的某专科服务项目,即可获取相应的资质证明。还有一些专科服务项目,如关节内镜检查等,需要医师出具有效经验的证明,如上年度一共成功做过多少例关节内镜检查。提供专科服务项目的资质不是终身制,需要定期进行再评估。

为了进一步约束过度提供门诊服务,各地医师联合会和疾病基金协会联合成立了相应的监督委员会(双方在委员会中的人数相等),随机抽查并审计开业医师的整体服务情况。如果某医师就某一专科病所提供的服务量和医院转诊量远高于该病种的平均水平,该医师需要对相关情况给予说明,若证据不充分,则会受到罚款。

2. 对兼职医师的监管 任何医院在聘请兼职医生时,都要经过医师联合会的批准。医师联合会必须对该医院的技术力量、医疗设备等进行相关审查,达到要求的才能获准聘请兼职医生。医师联合会还对兼职医师的资格设定标准,包括技术和道德标准。医师联合会还创建了兼职医师随访机制,并制定统一的考评标准,每年实行年检。随访内容包括对每个兼职医生的治疗成功率、死亡率和并发症率进行统一考评。如果随访不合格,医师联合会可随时取消其兼职资格,以保证兼职医生的医疗质量。

3. 对医生处方量的监管 第一,州医师联合会与州疾病基金联合会商定本年度用药整体预算;第二,医师联合会将从商定的用药预算中扣除一定比例的费用,用于支付常见病的用药花费;第三,把剩余的预算按照上一年度的药物使用情况,按比例细分为各专科诊疗的用药预算。在大多数州,各专科诊疗用药预算又根据上一年度的用药情况细分为退休人员用药预算和非退休人员用药预算。根据本年度各专科诊疗用药预算及上一年度退休人员和非退休人员各专科病例数,计算出本年度病退休人员和非退休人员各专科诊疗平均每个病例的用药预算。

本年度每位医师的用药费用上限 = 本年度病退休人员和非退休人员各专科诊疗平均每个病例的用药预算 × 该年医师所诊疗的各专科病例数 + 常见病用药费用

医师每三个月接受一次用药审查,根据审查结果,医师可及时调整其用药行为。从2000年开始,各州的医师可以通过联邦用药信息网络系统及时了解其用药情况及州内医师的整体用药情况。若医师的用药费用超过其上限的15%(即115%),该医师将被要求调整其用药行为。法定的过度用药及罚款标准为超过医师用药费用上限的25%(即125%),用药超过125%的医师需要对其用药行为作出解释,若理由不充分,医师必须将从超出115%的那部分费用交还给疾病基金会。例如,某医师的总用药费用超出了其用药上限的30%,即总用药费用为130%,则该医师应将15%(115%～130%)的用药费用交还给疾病基金会。

参考文献

[1] Omer GE. The Development of Orthopedic Certification in the United States. Clinical Orthopaedics & Related Research, 1990, &NA;(257): 11-17.

[2] Laurence G. A brief history of medical education and training in Australia. Medical Journal of

Australia, 2014, 201(1): 19-22.

[3] Lehmann KA, Schultz JH. [Anesthesiology education and training in Germany. Results from a representative questionnaire]. Der Anaesthesist, 2001, 50(4): 248-261.

[4] OECD. Health at a Glance 2019: OECD Indicators. http://www.oecd.org/health/health-systems/health-at-a-glance-19991312.htm [2019-10-01]

[5] Onishi H, Yoshida I. Rapid change in Japanese medical education. Medical Teacher, 2004, 26(5): 403-408.

[6] Palmer KT, Mcelearney N, Harrington M. Appraisal standards in occupational medicine. Occupational Medicine, 2004, 54(4): 218-226.

[7] Reese V F, Mccann J L, Bazemore A W, et al. Residency footprints: assessing the impact of training programs on the local physician workforce and communities. Family Medicine, 2008, 40(5): 339-344.

[8] Teo A. The current state of medical education in Japan: a system under reform. Medical Education, 2007, 41(3): 302-308.

[9] 简伟研,熊先军,郭岩. 医师管理制度的国际比较. 北京:北京大学医学出版社,2015.

（简伟研　崔志胜）

第八章

护士和助产士

护士和助产士是卫生人力资源的重要组成部分，是卫生人力中数量最多、规模最大的一支队伍。本章在对护士和助产士的需求、配备等情况进行总体描述的基础上，对部分典型国家护士和助产士的培养、管理与建设情况进行详细介绍。

第一节　护理队伍需求与发展

护理和助产服务是医疗卫生服务的重要部分，护士是接受基本的护理教育，并获取相应执业资格，提供具有责任心的护理性质服务，促进健康、预防疾病和照顾病人的人。护士和助产士为患者提供护理相关的服务，这些服务的特点是：①直接面对病人，对其进行照料和支持；②不断评价健康需求，并监测服务对象对所提供服务的反应；③发现服务的不足之处，并进行改进；④提供和协调各种医疗照护和卫生服务。

根据 WHO《护理工作范畴》报告，护士的工作主要包括：①照顾患者：护士应当为患者提供帮助，使患者尽快恢复自理和自立，在关心患者身体基本需要的同时，护士还应当协助患者和家属克服压力和焦虑；②协助诊断治疗：护士应当根据医嘱并协助医师执行患者的诊疗计划，同时还应对患者病情和对治疗的反应进行临床观察，并及时与医师沟通；③健康指导：护士应当给予患者健康指导，包括教导患者采取健康的生活方式以预防疾病和并发症，饮食指导，康复指导等；④协调沟通：护士应当与医师、技师等专业人员联络沟通，对患者提供持续性的服务，是联络与患者有关的一切医疗活动的协调者。

一、护士和助产士的发展历程

20 世纪 50 年代，一些国家卫生体系和卫生人力资源的重点是培训"医务人员和辅助人员"，但事实上培训的大部分都是医生。随着工作的开展，人们很快意识到对护士的培训也需要改进，以减轻医生的压力。1950 年，WHO 护理专家委员会第一次会议强调，卫生体系和医疗工作需要比其他类卫生工作者更多的护士，因为他们与患者和患者家属均有更直接的、个性化、持久的联系。随着疟疾、肺结核、性病、母婴健康、环境卫生等公共卫生问题的出现，以及基本卫生服务概念的不断延伸，1958 年 WHO 公共卫生管理专家委员会倡导基本的卫生服务模式,认为最经济有效的卫生人力配备单位是需要 1 名医生、5～10 名护士和一些辅助医疗人员。

20 世纪 60 年代,由于缺少足够的合格护理教育工作者,护士的培训受到影响。同时,人们开始意识到疾病预防对于促进健康的作用,许多基层辅助工作者和护士能够比医生更有效地做到这一点。WHO 将护士和其他卫生人员的专业技术教育认定为“组织中更为重要的职能之一”,其中,护士和助产士被认为是满足不断扩大的卫生服务需求的关键力量,尤其对于新独立的国家,通过援助培训团队或对本国医学院校的支持,使其尽可能快速地在健康领域拥有准备充分的卫生人员,以满足这些国家的健康需求。

20 世纪 70 年代,随着初级卫生保健的倡导和推行,护士和助产士等以前的“辅助”卫生工作者承担起了重要任务,通过加强社区预防性措施,对保障健康和促进卫生事业发展发挥了重要作用。这一时期,国际上开始注意调整医学教育计划、课程和教学方法,注重培训和使用医疗辅助人员。90 年代,全球护理和助产士咨询小组呼吁世界卫生组织成员国制定“护士和助产士清晰的愿景、政策和战略发展方向”,倡导通过加强重视和建立机制来支持护士和助产的发展。

2002—2008 年和 2011—2015 年 WHO 护士和助产士发展战略为各国卫生保健系统的政策制定者、实践者和其他利益相关者提供了灵活的框架,倡议通过广泛的合作提高护士和助产士的能力发展。2016 年,WHO 制定关于加强护士和助产士的全球战略(2016—2020年),提出四个发展目标:①确保受过教育、有能力、有积极性的护士和助产士在不同水平、不同环境卫生系统内的健康和作用;②优化政策发展,进行有效的领导、管理和治理;③通过内部和专业间合作、教育及持续专业发展,最大限度地提高护士和助产士的能力和潜力;④建立有效的护士和助产士队伍,以及基于循证的队伍建设策略。

随着疾病和医疗服务模式的转变,护理服务经历了“以疾病为中心”“以患者为中心”“以人的健康为中心”等不同的阶段,护士的工作范畴也从单纯执行医嘱、规范操作逐渐转变为健康照顾、管理协调、教育培训、研究等多种角色,工作地点从医院扩展到社区、学校、老人院及家庭等场所。

二、助产士的界定与职责

综合各国情况,助产服务大致分为三种类型,即以产科医生为主的模式、责任制助产模式、团队助产模式,相应的助产士配备要求也不尽相同。助产士为妇女在怀孕、分娩和产后提供必要的支持、护理和咨询,并为新生儿提供护理。受过良好教育的助产士可以帮助避免大约三分之二的孕产妇和新生儿死亡,还可以提供 87% 的基础服务、生殖健康服务、产妇和新生儿保健服务。

(一)助产士的定义

根据 WHO 助产士专家委员会的界定,助产士是有资格从事助产实践的人员,需接受正规培训,以便在怀孕、分娩和产后期间对妇女进行必要的护理和咨询,并照顾新生婴儿。

国际助产士联盟(International Confederation of Midwives)将助产士定义为接受正规助产学教育,掌握助产基本实践能力,并在相应国家取得合法从事助产工作资质认证或注册的专业人员。其工作场所可以是家庭、社区、医院、诊所或其他卫生机构等,其工作范围:一是在妇女怀孕、分娩和产后给予必要的支持、照顾和建议,并为新生儿提供护理;二是针对妇女、家庭、社区提供健康咨询和健康教育。

按照联合国人口基金会的定义,助产士是支持和护理妇女、新生儿所需的卫生服务和卫生劳动力,包括性健康和生殖健康,特别是妊娠、分娩和产后保健,同时助产士可以挽救生命。

(二)助产士的职责范畴

助产士为妇女在怀孕、分娩和产后提供必要的支持、护理和咨询,并为新生儿提供护理。随着卫生服务模式的变化,经过训练的助产士还可以提供全面的性健康、生殖健康服务、计划生育咨询和服务,可以进行乳腺癌和宫颈癌的筛查;除此之外,助产士也为提高妇女和女孩的权力作出很多努力,如通过提供信息和咨询,可以帮助防止切割女性生殖器官,可以向基于性别的暴力幸存者提供支持和援助,向青少年提供生殖健康服务等。

自1990年以来,全球产妇和新生儿的死亡人数稳步下降,但每年仍有数十万妇女和新生儿在怀孕和分娩期间死亡,其中绝大多数是因并发症和疾病而致。而这些疾病和并发症很大一部分本来可以由助产士通过适当的产前、分娩和产后护理服务来预防,熟练的助产士还能够识别并发症并及时进行紧急救援。根据联合国人口基金会2014年世界助产士状况报告,受过良好教育的助产士可以帮助避免大约三分之二的孕产妇和新生儿死亡,还可以提供87%的基础服务、生殖健康服务、产妇和新生儿保健服务。

联合国儿童基金会认为,适当的培训和技术支持是实现全民健康最具有成本效益和文化敏感性的途径之一。然而,在许多发展中国家,助产士供不应求,并且往往缺乏技能和良好的工作环境支持。世界助产报告关注的75个国家中,92%以上的孕产妇和新生儿死亡和死产发生在其中的73个国家,在这些国家中只有42%的医疗、助产和护理人员为妇女和新生儿提供服务,73个国家中只有4个国家的助产劳动力能够满足46项基本干预措施的需要。

三、护理队伍面临的形势与需求

(一)护理服务需求大幅增加

护理人员和服务在慢性病患者管理中发挥着重要作用,慢性病护理服务需求日益增加。目前,慢性病是全球主要的卫生问题之一,慢性病患者人数增加是医疗卫生系统面临的严峻的公共卫生挑战。根据WHO报告,2012年全球5600万死亡人口中,68%的是由慢性病造成的,居人类死亡原因的第一位。英国死亡人口中,85%的与慢性病有关,近年来,英国75%的卫生保健费用都用在慢性病管理上。同时,世界各地人口寿命持续延长。2015—2050年间,世界60岁以上人口的比例将增加近一倍,预计达到20亿。美国人口普查局报告,到2050年美国65岁以上居民预计达到83.7万人,是2012年的两倍。人口老龄化一方面加剧了对慢性病护理服务的需求,另一方面,长期照护对护理服务和护理人力资源提出更高的需求。

(二)护士和助产士数量短缺

护士和助产士占全球卫生人力总量的近59%,全球存在的卫生人力短缺问题中,护士和助产士短缺问题尤为突出。据WHO估计,2030年全世界将需要增加900万名护士和助产士。英国各地的卫生机构和所有护理服务领域都存在护士短缺,导致大多数的卫生机构越来积极的从其他欧盟国家招募护士填补空缺。根据英国护士和助产士委员会（NMC）登记信息，2014—2015 年共有 8183 个国际护士在 NMC 登记并在英国工作，其中 92% 的来自欧盟国家、8% 的来自欧盟以外国家，以葡萄牙、西班牙、意大利以及印度、菲律宾等为主。根据《美国注册护士工作报告和短缺预测》，美国注册护士的短缺将在 2009—2030 年遍及全国，且美国南部和西部短缺现象较为严重。根据美劳工局对 2016—2026 年就业预测，随着老龄人口继续推动医疗保健需求，注册护士预计从 2014 年的 270 万人增长到 2024 年的 320 万人，成为美国增长最快的职业。

根据美国护理协会相关资料，护理人员短缺的影响因素主要有：①护理院校师资短缺限制了护理专业的招生；②护理队伍中很大一部分接近退休年龄；③人口结构变化导致需要更多的护士来照顾老龄化人口；④护理人员配备不足、工作压力增加，导致许多护士离岗，尤其高水平护士的退休和离职将影响医疗卫生服务的获得性。

世界各国都在遭受卫生人员尤其是护士短缺的威胁，人员短缺加剧了各国和国家内部分配的严重失衡。在世界范围内，卫生工作者大量集中在富裕的城市地区，农村和贫困地区人员严重短缺，高收入国家每千人口拥有的医生和护士数是低收入国家的 3～4 倍。

（三）护士劳动力老化

在许多国家，护理人员正在老化，并且情况严重，大量的护士将在未来几年逐步退休，对护理服务产生重大影响。日本是老龄化最快的国家之一，新几内亚同样面临着严重的护理劳动力老化问题，并且虽已经采取相关措施，但毕业生人数仍无法满足需求，迫切需要国外卫生工作者的加入。2007—2011 年间，澳大利亚 50 岁以上护士和助产士比例由 33% 上升到 38.6%。2008 年，在英国护士和助产士委员会注册超过 40 年的护士占 65% 以上、超过 50 年的占 31%，并且近年来这些数量仍在增加。巴西由于护士老化导致工作能力下降，认为有必要制定管理老龄化劳动力的相关策略。同时，老年护士还可能会受到与年龄相关的挑战，如慢性病、视觉和听力损伤、平衡问题、与肌肉骨骼相关的疼痛等。

此外，职业倦怠、缺乏充分的立法保护、缺乏独立的执业许可、缺乏领导经验、补偿机制不健全等都在一定程度上影响护士和助产士工作积极性。

（四）护士的流动加快

近年来，护士流动呈现一定的趋势，从农村到城市，从低收入国家到高收入国家，从发展中国家到发达国家。此外，在许多国家有一个引人注目的新趋势，即从公立机构到私营部门。国际移民流动也在发生着变化，"护理人员输出国"在低收入国家中数量不断增加；同时，招聘不仅限于相对富裕的国家和地区（北美洲和西欧），亚洲、非洲和加勒比地区的招聘也逐渐增加。

第二节　护士和助产士配备

一、护理人员配备现状

全球护理人员总数为 2790 万人，包括 1930 万专业护士（占 69%）、600 万助理专业护士

（占 22%）和 260 万未分类的护理人员（占 9%）。护理人员是卫生行业最大的职业群体，约占卫生人员总量的 59%。

根据 2019 年《世界卫生统计》，世界各国护士和助产士的平均配备水平为每千人口 3.48 人，其中欧洲区国家平均每千人口 8.06 人、美洲区国家 6.19 人、西太区 3.26 人、东南亚区 1.99 人、东地中海区 1.52 人、非洲区 1.10 人。各成员国中，护士和助产士配备水平较高的国家有澳大利亚、比利时、丹麦、芬兰、德国、冰岛、爱尔兰、日本、卢森堡、摩纳哥、荷兰、新西兰、挪威、瑞典、瑞士等，每千人口护士和助产士数均在 10 人以上，其中最高的摩纳哥达到 20.26 人。

根据 OECD 卫生统计，36 个 OECD 国家平均每千人口护士数为 8.8 人，其中最高的挪威为 17.7 人。各国具体情况见表 8-1。

表 8-1　OECD 国家护士配备情况（2017 年）

国家	千人口护士数	医护比（1∶X）
挪威	17.7	3.8
瑞士	17.2	4.0
冰岛	14.5	3.7
芬兰	14.3	4.4
德国	12.9	3.0
爱尔兰	12.2	4.5
美国	11.7	4.3
卢森堡	11.7	3.9
澳大利亚	11.7	3.2
日本	11.3	4.7
比利时	11.0	3.6
瑞典	10.9	2.6
荷兰	10.9	3.0
法国	10.5	3.1
新西兰	10.2	3.1
加拿大	10.0	3.8
丹麦	10.0	2.5

国家	千人口护士数	医护比（1∶X）
斯洛文尼亚	9.9	3.2
捷克	8.1	2.2
英国	7.8	2.8
立陶宛	7.7	1.7
韩国	6.9	2.9
奥地利	6.9	2.5
葡萄牙	6.7	1.3
匈牙利	6.5	2.0
爱沙尼亚	6.2	1.8
意大利	5.8	1.5
西班牙	5.7	1.5
斯洛伐克	5.7	1.7
波兰	5.1	2.1
以色列	5.1	1.6
拉脱维亚	4.6	1.4
希腊	3.3	1.0
墨西哥	2.9	1.2
智利	2.7	1.1
土耳其	2.1	1.1
平均	8.8	2.7

　　说明：冰岛、爱尔兰、美国、法国、葡萄牙、斯洛伐克、土耳其的护士数包括提供护理服务的护士和在医疗卫生机构从事管理、教学和研究工作的护士；奥地利和希腊只是在医院工作的医生和护士数。

　　2000—2017年，除了斯洛伐克、以色列、英国、爱尔兰四国的数字下降外，几乎所有OECD国家的护士密度均在增长，从每千人口7.4人增长到8.8人。其中，以色列和爱尔兰护士密度下降主要是因为人口快速增长,护士的增速跟不上人口增速。2000—2006 年,英国的护士密度是增加的,但在 2006 年以后开始逐步下降(图 8-1)。

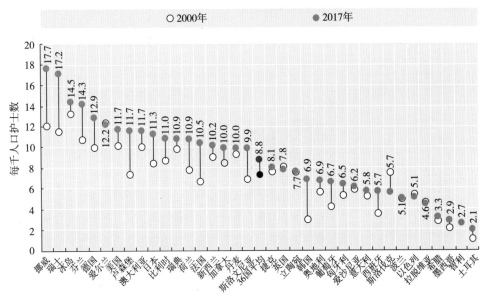

图 8-1　OECD 国家每千人口护士数

二、护理人员结构与分布

(一)占卫生人员的比例

根据 172 个国家的数据,护理人员占卫生专业人员的比重为 59%。其中,西太平洋地区占比最高,为 68%;东地中海地区最低,为 49%(表 8-2)。

表 8-2　护士占卫生专业人员(医生、护士、助产士、牙医和药剂师)的百分比

地区	样本国家数	护士占比
非洲区	45	66%
美洲区	24	56%
东南亚区	11	53%
欧洲区	50	57%
东地中海区	20	49%
西太区	22	68%
平均	172	59%

Source: NHWA 2019.Includes nursing professionals and nursing associate professionals.

（二）医护结构

OECD 国家的护士数量均高于医生数量,36 个 OECD 国家平均的医护比例为 1∶2.7,其中护士配备比例最高的为日本,医护比达到 1∶4.7(图 8-2)。

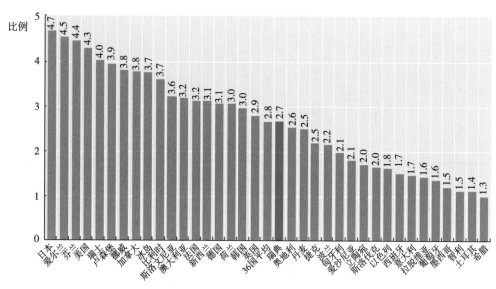

图 8-2　OECD 国家医护比例（1∶X）

（三）区域分布

全球护理人员供应的不平等主要是收入驱动的,根据世界银行统计数据,按人均 GDP 将各国分成高收入国家、中高收入国家、中低收入国家、低收入国家等不同组别。则低收入国家每万人口中有 9.1 名护士,而高收入国家达到 107.7 名。低收入国家中每万人口护理人员最少的国家为 0.6 人,最多的国家 42 人,密度最大与最小的国家差 68 倍;中低收入国家差 57 倍,中高收入国家差 25 倍,高收入国家差 10 倍(表 8-3)。

表 8-3　不同收入水平的护理人员密度

收入组	国家数样本/总数	每万人口密度			最高与最低的比例
		平均	低限	高限	
低收入	30/31	9.1	0.6	42	68∶1
中低收入	44/46	16.7	1.8	104.6	57∶1
中高收入	60/66	35.6	5	124.2	25∶1
高收入	57/57	107.7	19.4	196.1	10∶1
全球平均	191/194	36.9	0.6	196.1	319∶1

在美洲地区,超过 4/5 的护士分布在巴西、加拿大和美国三个国家,这三个国家拥有 57% 的人口。在非洲和东地中海地区,最高与最低国家的人均护士密度相差 100 倍。虽然

美洲地区和非洲地区的人口数量相似，但美洲的护士人数几乎是非洲地区的 10 倍，每万人口中分别有 83.4 名和 8.7 名护士。东地中海和东南亚地区的护士密度（第二和第三低、每万人口 15.6 名和 16.5 名护士）是非洲地区的两倍。

2015 年，东南亚区域开始了一个加强卫生人力的十年计划，旨在克服该区域卫生人力的短缺和技能差距，改善护理和助产教育是重中之重。到 2018 年，该地区有 350 万护士和助产士，每万人口中有 18 人，比 2014 年增加了 60 万（每万人口增加 2 人）。虽然已经取得了很大的进展，但区域平均数还远低于每万人口 37 名护士的全球平均，以及每万人口至少 40 名护士的要求，要达到这一目标，到 2030 年，该地区将需要增加 190 万名护士和助产士。

三、护理人员配备标准

面对需求增加、人员短缺和职业压力等挑战，作为卫生人力中数量规模最大的一个群体，护理人员的人均护理患者数持续增加、工作负荷越来越大。因此，加强和优化护理人员配备、尤其安全有效的护患配比等问题引起越来越多的关注。有学者通过对护理人员配备、技能组合与患者预后关系的研究论证，认为较高的护理人员配备水平能够减少泌尿系统感染、肺炎、上消化道出血和休克的发生率，而低护理人员配备水平会增加护理人员发生针刺伤等风险。

2013—2018 年间，护理人员总数增加了 470 万人。但是，全球仍普遍存在护士短缺问题，2016 年估计短缺 660 万人，2018 年略降至 590 万人。其中，估计 530 万（89%）的短缺集中在护士人数的增长速度跟不上人口的增长速度的低收入和中低收入国家。全世界六分之一的护士预计将在未来十年内退休；这一比例在美洲地区（24%）要高得多，对人员补充构成了进一步的挑战。

对于护理人员的配备标准，常见的指标有医护比、护患比等。世界银行《1993 年世界发展状况》提出，医生与护士的比例应该达到 1∶2～1∶4 之间。

护患比是各国常用的指导护理人员配备的指标。在英国，护士的配备问题一直得到关注和重视，威尔士 2012 年提出一名注册护士照护 7 名患者的原则。美国 2004 年开始实施 394 号大会条例，确定了最低护患比，其中重症 / 危重症护理的护患比为 1∶2、手术室 / 麻醉恢复室 / 抢救室为 1∶1、产科病房为 1∶2、儿科及其他专科病房为 1∶4、急诊抢救室 1∶4、一般内外科病房 1∶5、精神病病房为 1∶6。韩国 2012 年一份适用于注册护士、助理护士、技术员和其他卫生保健人员与患者比例的法案，确定护患比为 1∶13，但另根据该国护士报告，通常的护患比为 1∶18～1∶20。日本护患比最高配备标准是 1∶7，如果医院达到这一标准，将会得到医疗保障部门的津贴；若未达到此标准，护理收费将按护患配备比例相应降低。澳大利亚急性医院的护患比在 1∶4～1∶6、亚急性医院 1∶5～1∶10、社区居家护理机构 1∶6～1∶15。澳大利亚的维多利亚州 2001 年推行公共部门实施最低护患比，根据医疗机构的照护程度、规模和地点不同设置不同级别的最小比率。此外，国际上较少使用床护比这一指标。

为了应对医生的短缺，一些国家注重对护士的利用和开发，出现了"开业护士"等新的角色。根据美国、加拿大、英国对开业护士的评估，高级开业护士可以提高卫生服务的可及性、减少等候时间。并且,对那些包括小病和需要常规随访的一定范围的病人而言,开业护士可以提供与医生同等质量的服务,并且可有较高的病人满意度。但是,这种高级开业护士的做法还需要相关法律制度的完善。

年长的护士具有丰富的经验、智慧和临床专业知识,他们过早或被迫退出劳动力和/或减少工作时间会带来很大的劳动力损失。对此,国际护士理事会(ICN)认为,他们培训和指导下一代护士的贡献其实与在临床工作的贡献是一样,各国都应该为年长护士这个群体量身定做就业策略,加强对他们的留用。

第三节　部分国家的护理人员管理

一、美国

(一)护理人员培养

美国护理教育层次分为二年制准学士教育、三年制证书教育、四年制本科教育、以培养高级实践护士为主的 18～24 个月的硕士学位教育和博士学位教育,一般持续 5～7 年。

20 世纪 50 年代起,为满足不同层次的护理服务需要,美国开设了高中毕业后学制两年的专业教育,进行护理实践培训。1965 年,美国护士协会强调护理教育应该开设在高等学校内,从事专业护理实践的护士最低学历应该是学士学位,此后护理学士教育得到快速发展。与学士学位相比,护理的硕士学位增加了教育和行政方面的课程,主要有两种基本类型,即理科硕士学位和护理学硕士学位。目前,护理博士学位也有两种,即哲学博士和护理学博士,前者侧重护理科研与理论研究,后者强调护理实践应用及临床研究。

对于护理教育课程,学士课程包含传统的学科课程、护理管理与领导、家庭护理、老年护理、康复护理、重症护理、伦理学、经济学以及沟通交流、团结合作、跨国文化、护理实践标准等。硕士课程一般 1～1.5 年,主要学习护理理论、护理研究、临床应用和专科护理课程,如麻醉护理学、产科护理学、精神卫生保健等。博士课程一般需要 3～4 年,在校期间需要完成统计学和护理研究方面的教育和训练。

(二)护士分类及资格认证

美国卫生人力手册(The U.S. Health Workforce Chartbook)是美国卫生资源和服务管理局为帮助国家、政策制定者、劳动力规划人员、研究者和公众了解美国卫生人力、追踪卫生人员变化的工具,该手册提供了 35 个标准职业分类(SOC)的健康相关职业情况。根据手册,美国护士相关职业的工作说明、任职条件、注册许可、所需技能以及薪酬情况如表8-4 所示。

(三)执业权限

护士执业注册后,可以自主选择执业机构和形式,既可以全职、长期受雇于医院或社区医疗机构,也可以兼职或短期受雇于有需要的一家或多家医疗机构。

美国高级执业护士(APRN)的执业范围比注册护士更为广泛,部分经过处方权资格认证的 APRN 拥有开具非处方药物、处方药物和部分管制药物的处方权及申请独立工作经营执照、进行私人开业的权限,但具体处方权的使用程度和范围不同。根据 APRN 的不同类型,其执业的范围权限大体分为:①完全独立的高级实践权限,无需医师监督,可以在其专业范围和州颁布的药物处方范围内独立开具药物处方;②与医生协作下的高级实践权限,APRN需要与医生形成合作关系,APRN在医生参与或监督下开出药物处方权;③有限的实践权限,APRN执业实践的权限十分有限,有些州尚未完全开放其药物处方权。

(四)助产士配备与管理

助产士是美国卫生保健队伍中很小的一部分,但助产服务需求正在逐步增加。目前每年大约有1亿个母亲没有接受充分的产前护理,未来几年妇女生殖和产科保健提供者的短缺将进一步恶化。美国妇产科医师大会报告(2015)称,美国49%的县没有产科护理提供者,并提出解决这一问题的办法之一就是增加助产士的数量。

美国助产士包括注册护士助产士(Certified Nurse-midwives,CNM)、注册助产士(Certified Midwife,CM)、注册专业助产士(Certified Professional Midwives,CPM)三种。其中,注册护士助产士(CNM)是已经完成认可的护士助产教育方案的注册护士,并且通过考试的高级护士助产士。注册助产士(CM)在护理和助产领域均接受过训练,与注册护士助产士的认证标准是相同的,两者区别主要在于进入助产领域的知识和专业背景不同。注册专业助产士(CPM)是只接受过助产训练、并不是护士,不需要护士执照。美国的多数助产士为注册护士助产士(CNM),据美国助产认证委员会(American Midwifery Certification Board)资料,至2015年5月,全美约有11 194名CNM和97名CM。

美国助产教育认证委员会(ACME)是CNM/CM教育项目的官方认证机构。美国有39个ACME认证的助产教育项目,许多课程项目可以兼职学习,还有一些项目还能进行远程助产教育。大约82%的CNM具有研究生学位,4.8%的具有博士学位。2010年开始,CNM和CM进入助产实践需要研究生学位。

注册护士助产士(CNM)在美国50个州均可执业;注册助产士(CM)并非所有州均认可,目前主要在新泽西、密苏里、特拉华、纽约和罗德岛执业;注册专业助产士(CPM)可以在26个州执业。注册护士助产士(CNM)和注册助产士(CM)均是有执照的独立的卫生保健提供者,可以独立提供妇女整个生命周期的卫生保健,包括产前、分娩和产后护理,以及大部分的初级卫生保健、计划生育和妇科需求等(表8-4)。

二、澳大利亚

澳大利亚护理理事会负责全国的护士管理,各州均建立有护士管理局和护士注册委员会,负责护士注册及执业的业务管理。

(一)护士和助产士教育

澳大利亚的护理教育包括职业教育、普通护理学士学位、护理临床型研究生教育及护理研究型学位教育,其入学要求、教育过程与毕业后护士专业级别的规定如表8-5所示。

澳大利亚所有的助产护理服务必须由注册的助产士提供,助产士教育必须在公认的大学内进行,包括12个月的全职课程教育、护理学双学位教育和直接进入助产学学士或硕士教育。助产专业学生毕业后需通过护理和助产委员会的注册考试,成为注册助产士。

表8-4 美国护士职业手册

职业名称	工作说明	任职条件	许可证、证书和注册	工作场所	所需职业素质	职业发展	薪酬中位数(2017)
助理助手(护理助理、勤务员)	护理助理为住院病人提供基本护理,为养老院患者提供长期护理;勤务员负责运送病人和治疗区域的清洁	护理助理必须完成国家认可的教育项目,并必须通过国家的资格考试。勤务员通常至少有高中文凭,并接受短期的在职培训	护理助理需要进行资格考试,可以使用特定的职称,但各州职称不同,在一些州,护理助理可以获得额外的资历,如药物助理(CMA),可以给药。勤务员不需要许可证		沟通能力、同情心、耐心、体力/耐力		27 510美元/年
执照护士和职业护士(LNP/LVN)	执照护士和职业护士提供基础护理,在注册护士和医生的指导下工作	成为LPN或LVN需要完成批准的教育计划,且必须持有许可证。中专以上学历	完成国家批准的教育项目后,LPNs和LVNS可以参加国家理事会执照考试。在所有州,他们必须通过考试才能获得许可证,并作为LPN或LVN工作。LPN或LVN持有的证书表明具有特定主题的高级知识	护理中心或居家护理机构;州、地方和私人医院;医生办公室;家庭护理服务;政府	同情心;注重细节;人际沟通技巧;耐心;充足的体力耐力;语言表达能力	凭经验,LPN或LVN可以晋升到监管职位。一些LPNS和LVNS提前到其他医疗行业。例如,LPN可以完成一个LPN到RN的教育程序,成为注册护士	45 030美元/年
注册护士	注册护士(RNS)提供和协调病人护理,为病人和公众的提供各种健康教育,并为患者及其家属提供建议和情感支持	注册护士通常需要接受护理学士学位(4年)、护理学第二学位(2~3年完成)或认可的护理毕业文凭中一种,最低要求学士学位	在美国,所有护士都必须拥有护士执照,要获得执照,护士必须从批准的护理项目毕业并通过国家执照考试。护士还可以通过专业协会在特定领域,如门诊护理,老年病学,儿科等的认证	州、地方和私人医院;流动性医疗服务机构;护理中心或居家护理机构;政府;州、地方、私人教育机构	批判性思维;沟通技巧;同情心;注重细节;稳定的情绪;组织能力;充足的体力耐力	有经验的表现良好的注册护士可以搬到其他机构或晋升职位,承担更多的责任。在管理方面,护士可以从助理临床护士经理、护士长或护士长晋升到更高级的行政角色,如助理主任或护理主任、护理副总裁或首席护理官。拥有1年以上注册护士工作经验且获得护理硕士学位,可以成为临床护理专家(CNS)	70 000美元/年

续表

职业名称	工作说明	任职条件	许可证、证书和注册	工作场所	所需职业素质	职业发展	薪酬中位数(2017)
高级执业护士APRN(注册麻醉士、助产士、开业护士)	协调、提供初级和专业保健。各州的执业范围不同	最低要求硕士学位	所有的APRN都必须取得注册护士执照,完成被认可的研究生课程,并通过国家的认证考试	全国麻醉师认证和认证委员会提供国家认证考试,注册护士麻醉师(CRNAS)必须每4年通过继续执业认证计划重新认证 美国助产士认证委员会提供助产士认证,证书每5年重新认证一次 美国有许多开业护士资格考试,护士可以从一些专业组织进行认证,包括美国护士认证中心和儿科护理认证委员会等	工作场所广泛,包括医院、医生办公室、诊所,大多数高级执业护士全职	沟通能力;批判性思维;同情心;注重细节;人际交往技能;领导能力;善于思考	一些APRN可以承担领导或行政角色,也有一些进入学术界,获得博士学位的APRN可以在专业研究团队中进行研究	110 930美元/年

表8-5 澳大利亚护理教育情况

教育层次	入学要求	教育过程	毕业后专业级别或就业领域
护理初级教育(职业教育)			
护理Ⅲ级证书	中学10年级毕业	在技术与继续教育(TAFE)技校或医院、养老院6~8周的护理培训	AIN(护理助手)
护理Ⅳ级证书	高中11~12年级毕业、获得护理Ⅲ级证书	在TAFE技校1~1.5年培训	EN
护理文凭/护理Ⅴ级证书	获得护理Ⅳ级证书	0.5~1年短期培训	EN
高级护理文凭	获得护理文凭	0.5~1年短期培训	EN

教育层次	入学要求	教育过程	毕业后专业级别或就业领域
普通护理学士学位			
普通护理学士学位	高中12年级毕业考入大学,或EN	3年大学学习(包括33周社区与医院的护理实践)	RN
护理临床型研究生教育			
研究生证书(课程班)	获得护理学士学位/注册护士	学习0.5~1年,修完4门课程/36学分	CNS/CNC
研究生文凭(课程班)	获得护理学士学位/注册护士	学习1~2年,修完8~12门课程/48学分	CNS/CNC
护理硕士(课程班)	获得护理学士学位/注册护士	学习2~3年,修完12~16门课程/72学分	CNS/CNC/NP
护理专业博士	具有硕士学位的注册护士	学习3年,修完8门课程/24学分及毕业论文/48学分	CNS/CNC/NP;护理研究者、大学教师
护理研究型学位教育			
荣誉学士学位	取得普通护理学士学位后优秀生可被推荐就读荣誉学士学位	课程学习(文献综述、研究方法、研究伦理等)及科研技能训练,需独立完成2万字的毕业论文。全职1年或兼职2年完成	护理研究者
哲学硕士/护理硕士(研究型)	一等或二等以上荣誉学士或临床型硕士,有注册护士临床实践	课题研究,需独立完成6万字的毕业论文,全职2年或兼职4年完成	护理研究者、大学教师、病区管理者
哲学博士	一等或二等以上荣誉学士或经过科研培训的临床型硕士或哲学硕士	高水平的课题研究,需独立完成8万字以上的毕业论文,全职3~4年或兼职6年完成	护理研究者、大学教师、病区管理者

(二)护士岗位分类

按照岗位不同,澳大利亚的护士包括护理助手、助理护士、注册护士、临床专科护士、临床护理导师、临床护理研究员以及护理管理人员等。

1. 护理助手(AIN)主要在注册护士的指导与监督下,提供基本生活护理,如协助翻身、活动、洗澡、喂食等,护理本科二、三年级的学生可做护理助手。

2. 助理护士(EN)是指具有独立工作能力但需要在注册护士指导与监督下,为患者提供基础护理,如对患者进行护理评估、发现和确定患者的护理问题,采取适当的干预措施、监测护理的效果等。

3. 注册护士(RN)主要职责包括为患者提供基础护理、心理护理、重症监护、临终护理、基础生命支持,各种设备的使用、记录护理文档以及指导与监督助理护士或护理助手的工作,可以独立工作且与其他医护人员相互协作。

4. 临床专科护士(CNS)在不同医疗机构直接为患者服务,是不同领域的临床护理专家,专科方向有急救、影像、冠心病、哮喘、切口造口、糖尿病、精神科疾病等。

5. 临床护理导师(CNE)具有规定的临床服务资质和教育水平,经个人申请和考核认证,按照执业年限和水平分为临床护理助教(CNE)和护理教育导师(NEC)。

6. 临床护理研究员(CNC)是具有硕士以上学历、知识结构完善和有一定临床经历的注册护士,可以进行相关项目的研究以及实用性科研成果的转化等。

7. 护理管理人员一般是本科以上学历、同时拥有管理学相关证书的高年资注册护士,护理管理设有护理经理助理(ANUM)、护理经理(NUM)、护理主任(DNO)、协调总管和首席执行主任等岗位。

值得一提的是,澳大利亚社区护士是提供社区卫生服务的主体。澳大利亚社区护士分成很多专科,包括如全科社区护士、临床护士、精神卫生护士、儿童和家庭护士、专业婴幼儿护士、老年保健护士、心理治疗护士等,这些护士都需经过本科教育或硕士教育,能够独立提供基本的卫生服务。

三、英国

英国 56% 的护士分布在医院,15% 分布于社区,6% 分布于护理院,5% 分布在临终关怀机构,其余分布在各企业单位下属的医护机构。护士和助产士委员会(Nursing and Midwifery Council)承担全国护士的管理和认证等工作。

(一)培养及准入

英国护理教育是高中毕业后经考试入学,包括 3 年制大专或 4 年制学士教育。2009 年 12 月,英国卫生部规定自 2011 年起停止招收大专学历护士,2013 年起所有新注册护士必须达到大学本科水平,形成本科、研究生、博士三个层次的护理高等教育。但学习方式比较灵活,包括全日制、非全日制、工学交替制以及远程教学等形式。为增强团队合作,培养对他人角色的理解,学校还开设跨学科教育课程。对于继续教育,注册护士须每 3 年完成 100 小时的理论学习和 100 小时的临床学习,一般采取医院与大学合作的方式,由具有资质的护理学院承担继续教育任务。

完成护理本科教育并通过国家护士执照考试后成为注册护士,注册护士须在成人护理、儿童护理、心理健康护理或学习障碍护理中选择一个专业方向。为满足复杂的护理服务需求,从 2016 年开始,护士需要像医生一样每三年重新认证,确保护理专业知识、技能不断进步。重新认证需要符合条件的工作小时数(一般为 450 小时以上)和继续教育时数,以及患者、同事、其他医务人员的满意度评价等。

为满足更多的护理服务需求,英国通过学徒制和引入护理助理,增加注册护士从事专业护理的时间。一是国家卫生服务体系新、老员工或社会人员均可通过学徒制的方式成为护理人员,这些人员通过在护士和助产士委员会(Nursing Midwifery Council)认可的高等教育机构兼职学习,以达到与大学毕业注册护士的标准。二是护理助理作为一个有价值的新角色,接受更加深入的培训和更加复杂的任务,会增加病房中初级护理和社会护理的技能组合,帮助满足患者的需求,但他们不能拥有与大学毕业注册护士相同的执业范围。

(二)护士岗位分类

英国国家卫生服务体系医院的护士一般分为9级,不同级别护士责任不同。其中,1~3级无护理院校的教育背景,4级为取得护士执照的新毕业护士,5级为具有1~2年工作经验的注册护士,6级是年资较高的注册护士或助产士,7级为护士组长或专科护士,8级是具有管理能力、硕士以上的护理人员,并分为a、b、c、d四挡,9级为护士的最高级别。7级以上护士可以从事护理专家门诊,拥有一定范围内的处方权。

英国临床专科护士的分科较为细致,包括如姑息专科护士、老年痴呆专科护士、疼痛专科护士、心脏监护仪专科护士等,这些高级护理实践几乎覆盖医院和社区的各个临床专业领域,承担门诊咨询、家庭访视、教学、科研等任务,不但拓宽了传统工作内容和职业空间,还得到社会和患者的极大认可。

随着人口老龄化对护理服务需求的增加,英国建立了"护士银行",以医疗机构需求为基础,短期内快速提供计划内或计划外的临时注册护士或临时护士服务。经过多年的发展完善,"护士银行"在招聘、培训、上岗、评价等方面积累了成熟的运行机制,促进了护士的多点执业,减少了护士的流失,提高了人力资源利用效率。

四、加拿大

加拿大护士包括注册护士、开业护士、执照护士、注册精神科护士四个规范的护理组,注册护士占护士队伍的3/4,是最大的医疗服务提供者群体。

自20世纪90年代末,加拿大护理教育实行学士学位制,提供以学士学位为基础的护理教育。过去的几十年中,许多护理学院扩大了护理专业规模,开发了许多适应不同工作场所的护理教育项目。

注册护士资格标准包括确保进入职业所需的知识、判断、属性、技能,以及语言能力、良好性格、身体素质等,确保提供安全、胜任、符合伦理的护理服务。通过护理教育课程和注册考试后,可获得在所有省份的执业许可。

注册护士根据不同的患者群体(如儿童、老年人等)、健康需求(如疼痛管理、丧亲等)、专业类别(如骨科、血管外科等)、执业地点(如急诊科、学校、政府机关、科研机构等)、护理类型(如初级卫生保健、姑息护理、重症监护、职业健康、公共卫生或上述组合)选择专业化发展方向。目前,加拿大有20个护理专业的国家认证,确保注册护士的专业化发展。

为保证提供更好的护理服务,加拿大确保所有的护士每年都能参加高级培训机会,通过正式和非正式的学习,帮助注册护士应对不断变化的技术、理论以及特殊客户和职业需求。注册护士以多种方式发展专业知识,包括专业教育计划、专业认证、指导项目、高级学术教育和最佳实践指南计划等。同时,所有省级和地区护理监管机构均采取持续能力提升计划,帮助注册护士保持现有工作能力、增强执业相关技能,注册护士每年需要满足持续能力提升计划的要求,才有资格续签执照或注册。

加拿大助产教育是为期四年的学士学位课程,目前拥有七个助产教育项目,这些教育项目是"直接录取"的,即不需要护士或其他资格证书,是一个可以"直接进入"的行业。助产士可以在家庭、医院和社区工作,包括妇产中心和生育中心等,还可以根据需要提供急救服务。加拿大助产士是自主卫生保健提供者,可以独立工作,并根据需要与其他卫生保健专业人员合作。

五、新加坡

新加坡的护士分为助理护士和注册护士,其中,助理护士职责是协助注册护士确保护理工作顺利完成,主要负责生命体征测量和生活护理,为注册护士的技术操作做准备工作等。注册护士的主要职责是病房及病人管理,执行各项护理技术操作,跟随医生查房,记录病程并书写交接班报告、指导和监督助理护士完成日常工作。

新加坡护士岗位分为 3 个层次、9 个等级,其中第 1 层次设 4 个等级,分别为低年资注册护士Ⅱ、低年资注册护士Ⅰ、高年资注册护士Ⅱ、高年资注册护士Ⅰ。第 2 层次设 3 个等级,分别为临床护理专家Ⅱ(护理管理者Ⅱ、护士教育者Ⅱ、研究护士Ⅱ)、临床护理专家Ⅰ(护士管理者Ⅰ、护士教育者Ⅰ、研究护士Ⅰ)、4A 级。第 3 层次设 2 个等级,分别为 4B 级高级实践护士(护理部副主任、护理管理者、护士教育部负责人、护士研究专家)、5 级护理部主任。层级的晋升条件主要包括所在等级规定的培训课程、临床技能,所在专科护理技能实践演练,定期参加各类讲座,每年学习修满 60 小时,不同的工作年限要求等,符合条件者经考核达标后晋级,具体如图 8-3 所示。

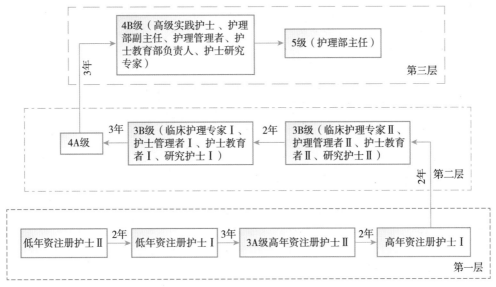

图 8-3　新加坡护士岗位晋级示意图

六、日本

日本具有多层次、多类型的护理教育体系,包括三年制短期大学教育、三年制护士学校教育、四年制护理大学本科教育,以及护理硕士和博士教育,此外还有准护士学校、由准护士晋升为正式护士的二年制短期教育、二年制护士学校教育等。

日本专科护士认证工作始于 20 世纪 80 年代,由日本护理协会与护理教育专门机构共同负责。专科护士以护理实践为基础,主要的专业领域包括:重症患者护理、肿瘤护理、精神护理、社区护理、老年护理、小儿护理、母婴护理、慢性疾病护理、感染性疾病护理等。

在日本,护士取得执照后终生有效,无须进行再次注册。护士大多数分布于医院,占62.8%;此外,社区诊所(包括助产士)占 22.4%,长期护理机构占 5.5%,居家护理占 4.1%。

七、我国台湾地区

我国台湾地区的护理教育分为普通教育体系和技术职业教育体系两大类,其中普通教育体系即高中毕业后进入大学护理院校,职业教育体系即中学教育后进入职业技术院校接受护理专业训练。我国台湾地区针对护理队伍建设有专门的护士能力进阶制度、进阶护理师认证制度、考试认证制度和各类培训计划。

为满足护理人员能力提升和职业发展需求,我国台湾护理学会建立了护士专业能力进阶制度,对护理人员专业能力要求、进阶层级、实施流程、晋升要求、不同医院间人员流动及层级认定原则等进行了规定。按照该制度,台湾地区护士层级分为 N0、N1、N2、N3、N4 等五个层级,每一层级承担不同的工作职责,其中 N0、N1 级主要进行基本护理、N2 级主要进行重症护理、N3 级主要进行教学和整体性护理、N4 级主要进行研究和专科护理。对晋级的训练重点、临床业务能力、学术能力、教学能力、行政能力等提出了具体要求,同时明确了进阶流程、考核方式等。护理人员在同等级机构间流动,其能力层级可以相互认定。不同等级机构间流动,则需要新单位的进阶考核。在考核期内(一般为 6 个月到 1 年)未达标者,则需要重新参加所申请层级的专业能力进阶训练(表 8-6)。

表 8-6　我国台湾地区护理人员专业能力进阶标准

	N0 → N1	N1 → N2	N2 → N3	N3 → N4
在职教育	1. N1 训练 15 小时 2. 参加病房报告或个案讨论 5 小时	1. N2 训练 15 小时 2. 参加院内外学术活动 5 小时	1. N3 训练 15 小时 2. 参加院内外学术活动 5 小时	1. N4 训练 15 小时 2. 参加院内外学术活动 5 小时
临床业务能力	1. 熟悉环境及工作流程 2. 熟练执行一般病人 / 个案护理	1. 一般性病人 / 个案护理 2. 重症或困难病人 / 个案护理	1. 重症病人 / 个案护理 2. 整体性护理	1. 重症病人 / 个案护理 2. 整体性护理 3. 专科护理

续表

	N0 → N1	N1 → N2	N2 → N3	N3 → N4
学术能力	通过报告审查合格（由医院或机构自行审查）	通过案例分析审查合格（由医院或机构自行审查）	通过个案报告审查合格（依照我国台湾护理学会个案报告审查办法）	1. 通过个案报告审查合格（依照我国台湾护理学会护理专案审查办法） 2. 研究报告（须发表于相关专业期刊）
教学能力	个别护理指导	1. 个别护理指导 2. 协助指导护生、新进人员	1. 主讲教育课程 2. 主持团体护理指导 3. 独立指导新进人员或护生	1. 主讲教育课程 2. 主持团体护理指导 3. 独立指导新进人员或护生
行政能力	参与管理设备、器材	参与护理品管活动	执行护理品管活动	担任组长或主持会议

　　为推进护理工作精细化和高品质发展，为患者提供高质量护理服务，台湾地区在 N4 层级的基础上，实施进阶护理师认证。进阶护理师是指具有专业技能、复杂情境决策与拓展专业领域业务能力的进阶护理师，需具备照护能力、教学能力、咨询能力、协调能力、领导能力、研究能力等六方面综合能力，目前为 N4 层级、取得护理学研究所或护理系硕士以上学位。

参考文献

[1] 戴付敏，Maryanne Welch, 张希 . 澳大利亚公立医疗集团护士岗位管理的借鉴与思考 . 中华护理杂志，2013（11）:53-55.

[2] 胡荣，姜小鹰 . 澳大利亚护理教育的发展史与现状 . 中华护理教育，2015,（11）: 876-879.

[3] Beard, EL. American Association of Colleges of Nursing. Jonas Healthcare Law Ethics & Regulation, 2002, 4(3): 55-56.

[4] Büscher, A, Sivertsen, B, White J, et al. Nurses and midwives: a force for health. nurses & midwives a force for health, 2009, 16(11): 1341-1346.

[5] Carey N, Stenner K, Courtenay M. An exploration of how nurse prescribing is being used for patients with respiratory conditions across the east of England. BMC Health Serv Res, 2014：14-27. Available from: https://link.springer.com/content/pdf/10.1186/1472-6963-14-27.pdf.

[6] Duff E. International Confederation of Midwives Definition of the Midwife. journal of midwifery & womens health, 2006, 51(4): 310-310.

[7] Ennes, H. OCCUPATIONAL OUTLOOK HANDBOOK. American Journal of Public Health & the Nations Health, 1958, 48(9): 1282.

[8] Fairman JA, Rowe JW, Hassmiller S, et al. Broadening the Scope of Nursing Practice. New England Journal of Medicine, 2011, 364(3): 193-196.

[9] Global Status Report on Noncommunicable Diseases 2014. Geneva: World Health Organization, 2014. Avaliable from: https://www.who.int/nmh/publications/ncd-status-report-2014/en/.

[10] Hildegard E. Peplau RN, BA, MA, EdD. A Definition of Nursing[M]// Interpersonal Relations in Nursing. Macmillan Education UK, 1988.

[11] Home C. Announcements: Living Well with Chronic Illness: a Call for Public Health Action. The Journal of the American Medical Association, 2012, 307(24): 2579-2580.

[12] Juraschek SP, Zhang X, Ranganathan V, et al. United States Registered Nurse Workforce Report Card and Shortage Forecast. American Journal of Medical Quality, 2019, 34(5): 473-481.

[13] Midwifery education trends report 2015. Silver Spring: American college of nursing midwives, 2015. Avaliable from: http://www.midwife.org/ACNM/files/ACNMLibraryData/UPLOADFILENAME/000000000295/ACNM-Midwifery-Ed-Trends-Report-Nov-2015.pdf

[14] OECD. Nurses. health at a glance, 2011: 76-77.

[15] Sermeus W, Aiken LH, Koen VDH, et al. Nurse forecasting in Europe (RN4CAST): Rationale, design and methodology. BMC Nursing, 2011, 10(1): 1-9.

[16] Shin S, Park JH, Bae SH. Nurse staffing and nurse outcomes: a systematic review and meta-analysis. Nursing Outlook, 2018: S0029655417302658.

[17] Sipe TA, Fullerton JT, Schuiling KD. Demographic Profiles of Certified Nurse-Midwives, Certified Registered Nurse Anesthetists, and Nurse Practitioners: Reflections on Implications for Uniform Education and Regulation. Journal of Professional Nursing, 2009, 25(3): 0-185.

[18] The globale strategic directions for strengthening nursing and midwifery. Geneva: World Health Organization, 2016.Available from: https://www.who.int/hrh/nursing_midwifery/global-strategy-midwifery-2016-2020/en/

[19] The Health Resources and Services Administration. The U.S. Health Workforce Chartbook，2013: 10.

[20] The midwife in maternity care Report of a WHO Expert Committee. The midwife in maternity care. Report of a WHO Expert Committee. world health organization technical report, 1966, 331.

[21] The new humanitarian. PNG grapples with ageing health workforce. http://www.thenewhumanitarian.org/analysis/2013/03/14/png-grapples-ageing-health-workforce [2019-11-11].

（闫丽娜　张盛林）

第九章

药师与药学人员

药师是卫生保健队伍的组成部分之一，是医疗知识传播者、优质药物供应者、药物使用培训者、药学服务合作者和健康促进者。本章在对药师职业和职责进行梳理总结的基础上，对部分国家药师队伍建设和管理的做法进行介绍。

第一节 药学从业人员与药师职责

一、药学人力资源职业分布

根据 WHO 卫生从业者分类与国际标准职业分类（ISCO，2008 年修订），药学相关人力资源包括药学服务、药品研发、使用及销售等人员，具体职业有四类：①药师，属于卫生专业人员，包括医院药师、工业药师、零售药师、配药师；②药学技术人员和药学助理，属于卫生助理专业人员，包括药学技师、药学助理、配药技术员；③药理学家、药理技术员、医疗和医药产品销售代表、药品零售店收银员、医疗产品机器操作员，属于卫生管理和支持人员。具体如表 9-1。

表 9-1 药学人力资源相关职业与职责范畴

职业	人员类别	范畴与职责	职业举例	备注
药师	卫生专业人员	药师是负责药品储存、合成和分发的一类卫生专业人员；药师根据医生和其他专业人员开出的处方，就药物的副作用和药师使用的方法提出建议；药师致力于药物研发、药物作用实验、处方调配、药物作用监测，以实现人类健康最优化	医院药师、工业药师、零售药师、配药师	药师通常要在大学完成药学理论、药学实践、药学化学或相关领域教育。但是，药理学家和相关人员属于生命科学专业人士，不在此列

续表

职业	人员类别	范畴与职责	职业举例	备注
药学技术人员和药学助理	卫生助理专业人员	药学技术人员和药学助理主要在药剂师和其他卫生专业人员指导下进行配药，并且负责清点、准备、储存药物和其他化合物，并向患者分发药品，并按照卫生专业人员的规定指导患者进行使用	药学技师、药学助理、配药技术员	这类职业通常需要通过正规培训获得相关知识和技能，药理学技术人员和相关人员属于生命科学技术人员，不在此列
个人卫生保健服务提供人员		主要是个人卫生服务领域的其他人员，包括牙医助理、医院勤务人员、医疗影像助理、药房助理等	药房助理、灭菌助手	
生命科学专业人员	卫生管理和支持人员	研究生物及其与环境的相互作用，并运用这些知识来解决人类健康和环境问题；他们收集、检测和分析人类、动物、昆虫、植物、土壤、水和空气样本，并在实验室和实地使用专业设备、仪器、技术等；在细菌学、生物化学、遗传学、免疫学、药理学、毒理学和病毒学等领域工作	分子生物学家、药理学家	这类职业的任务和职责包括收集、分析和评估实验和野外数据来开发新产品、工艺和技术，用于药物和环境的使用；同城必须在生命科学或相关领域高等教育机构接受3～6年的教育
其他非卫生专业人员		涵盖在卫生系统中工作的，除了卫生、生命科学和社会工作的其他专业人员，包括物理、数学和工程科学专业人员、教学人员、商业和行政人员、信息和通信技术人员、法律专业和其他相关科学专业人士，社会人士	生物医学工程师、医疗和医药产品销售代表	这类职业的任务包括对医疗卫生领域的物理、数学、工程和社会科学应用进行分析和研究；或在卫生系统中提供各种技术、商业和法律服务
服务和销售人员		涵盖除私人护理人员之外的服务和销售人员，或在批发或零售场所展示和销售货物	医疗产品销售演示者、药品零售店收银员	在某些情况下，可能需要专门的职业教育或长期在职培训

续表

职业	人员类别	范畴与职责	职业举例	备注
工厂和机器操作员和装配工	在卫生系统相关的工厂和机器操作员和装配工	医药产品机器操作员	对机械和设备有一定了解,能应对技术革新,具有较高水平的操作能力

二、药师的职责与作用

(一)药师在医疗卫生体系中的地位与作用

1. 药师是卫生保健队伍的重要组成部分　1988年12月,WHO在印度召开有关药师作用的第一次会议,明确提出卫生保健队伍中必须包括药师在内。1993年8月,WHO在东京召开有关药师作用的第二次会议,提出药学服务是一种实践的哲学,患者是药学服务的主要受益者。1994年,第47届世界卫生大会通过"药师在支持WHO药物策略中的作用"决议,提出药师的作用包括:确保药品和服务质量,监控和防止假冒和伪造药品或不合格药品的销售,向公众提供药品和用药信息与指导,把药学服务作为进一步合理用药和促进健康的手段。

2. 药师在自我保健和自我医疗方面发挥巨大作用　1998年,WHO通过"药师在自我保健和自我医疗中的作用",明确自我保健和自我医疗对药师提出更高的要求:一是医疗知识传播者,药师必须与患者主动交流,获得足够详细病史,推荐药物和提供信息;二是优质药物供应者,确保药品来自正规渠道并使合格产品;三是药物使用培训者,药师参加继续教育,确保不断更新和提高其本身的药学知识和水平,并且对非药学人员进行培训,确保其工作符合相应标准;四是药学服务合作者,药师必须与其他医疗保健从业人员、制药业、全国性协会、政府以及公众建立良好合作关系;五是健康促进者,作为医疗保健队伍成员,药师应该参与健康促进活动。

(二)药师的职责变化

1. 以药品为中心的传统药学发展阶段　20世纪50年代以前,药师主要是向社会公众提供安全的制剂和药品,药师不与患者讨论药物的治疗作用、处方成分,患者有关药物的咨询皆由医师进行解答。

2. 以安全用药为中心的临床药学发展阶段　20世纪60—90年代,随着新药品种和用药复杂性的不断提高,医师往往专注于疾病诊断和治疗,而难于掌握日益剧增的药物知识,医师处方经常出现用药差错情形,药物相互作用和禁忌证亦时常出现,患者用药安全度随之下降。因此,药师必须深入临床,为患者提供用药指导,医师在药物的选择和使用上需要药师提供更多帮助。这一时期,随着美国"临床药学专业"教育及临床药学实践的开展,传统药师逐渐转变为临床药师,除完成传统的药品调配、处方审核等工作外,还要深入临床、协助医师的临床用药,但药师对患者最终的治疗结果不承担直接责任。

3. 以患者安全用药为中心的药学服务发展阶段 20世纪90年代至今,药学服务被定义为:"负责地提供药物治疗,以达到明确的治疗目的而能改善患者的生命质量为目标"。药师必须改变过去只关注药品的行为,而将重心转移到患者身上。药学服务是一个全新的执业理念,患者期望其接受的所有药物治疗均符合适应症、疗效安全、服药方便。药学工作愈发强调"药学实践"或"药学服务",而不是"临床药学"或"临床药师"(表9-2)。

需要指出的是,药学服务并非是对临床药学的取代。药学服务是建立在药学基础上而发展起来的全新服务模式。临床药学的执行者仅仅是临床药师,服务对象主要是住院患者和医师。而药学服务比临床药学服务有着更为广泛的内涵,包括临床用药服务、社会零售药学服务、药学居家照护等。

表9-2 药学发展阶段及药师角色变化

	传统药学阶段	临床药学阶段	药学服务阶段
执行人员	药师	临床药师	全体药师
支撑学科	调剂学、制剂学	药学、医学	综合理论
工作目标	药品调配、发药	药物使用的合理性	改进患者生活质量
工作地点	药房	临床区域	不限
服务对象	医师	住院患者、医师	全体公众
专业活动	基本没有	服务面较窄	广泛深入

国际药联(International Pharmaceutical Federation,FIP)于1993年制定了《优良药事执业规范》(Good Pharmacy Practice,GPP),并于1997年进行了修订。GPP明确药师的核心任务是为患者提供安全、有效、适宜的药物和其他医疗产品,并为患者提供信息和建议,监测药物的使用效果,促进药物的合理和经济使用。要求药师不论在任何情况下都要把患者的利益放在首位,并必须与每个需要药学服务的个体进行有效的沟通,药师在提供服务时应考虑到与个体相关的所有因素。

第二节　药师的配备

一、药师配备现状

根据2019年《世界卫生统计》,世界各国药师配备水平较高的国家有安道尔、比利时、加拿大、芬兰、法国、希腊、爱尔兰、意大利、日本、约旦、黎巴嫩、马耳他、摩纳哥、卡塔尔、西班牙、叙利亚等,每万人口药师数均达到10人以上,其中摩纳哥最高,每万人口拥有药师25.7人(此外,摩纳哥每万人口拥有医生65.6人、护士和助产士202.6人、牙医10.0人,各类卫生人力资源配备均处于较高水平)。

根据 OECD 卫生统计数据,药师被定义为有药师的执业证书并且直接为顾客或患者提供服务的人,包括受雇于特定机构或自我雇佣、工作在社区药店、医院或其他卫生机构,助理药师或其他提供药学服务的人不包括在内。2017 年,35 个 OECD 国家平均每万人口拥有药师数为 8.3 人,各国具体情况见表 9-3。

表 9-3　部分 OECD 国家药师配备情况

国家	万人口药师数（2017 年）
比利时	12.4
意大利	11.7
西班牙	11.6
爱尔兰	11.5
芬兰	10.9
希腊	10.5
法国	10.4
加拿大	10.2
立陶宛	9.9
美国	9.5
葡萄牙	9.1
澳大利亚	8.8
英国	8.8
拉脱维亚	8.4
挪威	8.0
斯洛伐克	7.8
匈牙利	7.7
波兰	7.7
瑞典	7.7
以色列	7.6
爱沙尼亚	7.3
韩国	7.2
奥地利	7.1
卢森堡	7.0
瑞士	7.0
捷克	6.9

国家	万人口药师数（2017 年）
斯洛文尼亚	6.9
新西兰	6.7
德国	6.5
丹麦	5.2
智利	5.0
冰岛	5.0
土耳其	3.6
荷兰	2.1
日本	18.1
35 国平均	8.3

作为受过训练的卫生技术人员，药师对于患者药物的分配和安全有效使用起到保障作用。根据 OECD 卫生资源的统计报告，2000—2017 年间，OECD 国家药师的人口配备密度增长了 33%，每 10 万人口药师数由 2000 年的人增长到 2017 年的 83 人，其中日本、葡萄牙、斯洛文尼亚增长速度最快。其中，日本增长速度快主要是归因于政府将医生的药物处方与药师的配方发药分离开来（图 9-1）。

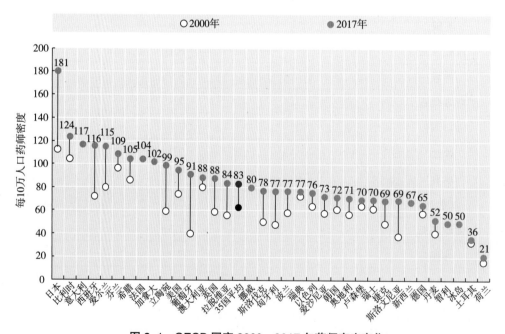

图 9-1　OECD 国家 2000—2017 年药师密度变化

二、社区药师

在 OECD 国家,大多数药师在社区零售药店工作,但是也有一些在医院、制药企业、科研学术机构工作。例如,在加拿大,2016 年约超过 3/4 的药师在社区药店工作,另有 20% 在医院工作,其余的在其他相关机构工作。在日本,2016 年约 57% 的药师在社区药店工作,19% 的在医院或诊所工作,另 24% 的在其他机构工作。

在 OECD 国家,每 10 万人口社区药店的药师数从丹麦的 7 人到希腊的 88 人不等,平均为 29 人。这种差异部分原因是各国药师的机构分布不同,有些国家主要是通过医院药房来为门诊患者发放药物,而另一些国家仍然是通过医生来为病人发放药物(如荷兰)。各国药店的经营和服务范围也有很大差异,例如在大多数欧洲国家,药店一般可以同时销售化妆品、辅助食品、医疗设备和顺势疗法产品。

过去几十年,社区药师的角色也在发生改变。尽管他们的主要职责是配药,但药师直接为病人提供服务的情况越来越多,不论是在社区药店还是作为综合性卫生服务提供者的团队成员,例如在澳大利亚、爱尔兰、新西兰等国药师可以提供流感的预防接种服务,以及澳大利亚、日本、新西兰、英国的药物依从性支持服务等(图 9-2)。

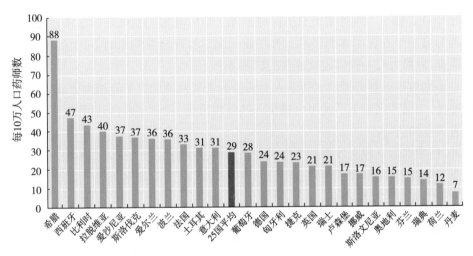

图 9-2　OECD 国家每 10 万人口社区药师数（2017 年）

第三节　部分国家的药学人力资源

选择不同区域的部分国家,包括英国、新加坡、日本、阿富汗、哥斯达黎加、太平洋岛屿国家、加纳、南非等,重点从其药学人力资源面临的主要问题和解决策略两方面,对药学人力资源的计划、管理和发展情况进行介绍。

一、英国

英国皇家药学会和英国通用药品委员会承担药师、药房的专业领导和具体管理事务,包括资格审批、教育认证、师资培训、标准制定等,为医药卫生行业、制药行业、公众、政府等各方面提供咨询意见。根据英国通用药品委员会资料,2010 年英国共有 50 664 名药剂师,大多数在社区工作。

近年来,英国的卫生人员需求和卫生保健需求一直在增长,药剂师供应不足。尤其人口老龄化以及对药物的依赖加强,数据显示,60 岁以上人口比例与处方药物数量之间存在着密切的关系,2000—2010 年的十年间,英国 60 岁以上人口占比从 20.7% 增加到 22.4%,处方药物调配量增长了 58.2%。

2011 年,英国劳动力中心(The Centre for Workforce Intelligence)提出,药学人力资源尤其药学学术人力资源不足,兼职药师和女性药师比例较高;药学人员年龄偏大,2010 年10.6% 的药剂师年龄在 60 岁或以上;连续增长的工作量可能会给药师健康带来不利影响。

为应对药学人力资源问题,英国加强了对药学人力资源的规划,具体措施包括:

1. 完善规划方法　随着对包括药师在内的劳动力的供应和需求预测的难度越来越大,规划中开始注意调整思路,如思考劳动力规划能为患者提供什么? 必须采取措施来衡量患者的结果,并增加改变劳动力技能的灵活性,以应对疾病和治疗模式的变化。这种变化可以通过采用更强的培训方法,让技术人员在更短的时间内获得新技能和新知识。

2. 呼吁各方参与　须将整个卫生保健工作人员的规划和发展结合起来,而不仅仅孤立地看待药师或某个专业团体的需求。如毕业后医学教育培训的原则、对卫生劳动力计划进行外部审查、发展为行业提供连续建议的机制等。

3. 以证据为基础制定规划　药学人力资源的未来发展取决于能否为劳动力发展提供强有力的证据,如药师供需不平衡可以提供一些解决措施,药学理事会认可的学位课程能否培养出患者满意的药师?

此外,药学人力资源有效率的工作需要重新审视技能组合。在许多医院,药房技术员承担了处方的审查工作,解放了药师一部分时间。同时,药房自动化和电子处方等技术也可以提高药房工作人员的工作效率。

二、新加坡

2011 年 12 月,新加坡共有 2013 名在药学委员会注册的药师。其中约 50% 的在公共机构工作,每万人口药师数为 3.89 人。

新加坡是世界上生育率最低和人口老龄化最快的国家之一。到 2030 年 20% 以上的居民将达到 65 岁以上,慢性病负担越来越重,需要更多的药师在社区中照料老人和慢性病患者。同时,疾病预防、促进健康生活方式等工作也需要药师参与。新加坡国立大学药学系是唯一一所培养药师的机构,虽然其培养能力在不断提高(从之前的每年 160 名提高到 240名),但仍不能以满足快速增长的卫生服务需求。

药师在改善护理和治疗方面发挥着重要作用,特别是在提供成本效益较高的药物治疗管理中,可通过减少与药物相关的问题和预防药物不良事件,提高卫生保健的效果。随着卫生保健的发展,药师正在接受新的角色,除了传统调剂药品外,还要确保以最优成本效益进行药物治疗,在慢性病管理、抗生素管理、专业实践(肿瘤学、传染病、重症护理和精神病学等)、药物审查、药物调节和药物治疗管理服务等方面均发挥了很好的作用。

新加坡药师行业一直与医疗卫生部门同步发展,国家药学部门确定了5个关键战略领域(表9-4),以实现国家健康 2020 计划,包括人力资源管理,教育和持续专业发展,信息、通信和自动化技术,政策和监管,领导力。

表 9-4 新加坡药师建设策略和行动

策略	行动
1. 人力资源管理:确保药师符合未来卫生保健制度和民众需求	在关键部门,就提高药师的知识和实践达成共识; 提高对药师工作的理解和支持,提高人员满意度; 解决药师招聘和保留问题; 鼓励药师在政府、教育机构和利益相关者组织中担任领导职务; 在研究计划中加强领导和协作,以评估药学实践对患者健康、人口健康和卫生保健服务的影响; 促进适当数量的药师提高专业资格、扩大其承担的责任
2. 教育和持续专业发展	与大学合作,确保核心药学课程满足未来药学实践所需的知识和技能; 与关键利益相关者合作,与领导部门协作,实施可跟踪的项目,提升能力以支持新的实践; 促进和增加专业人员的专业教育和培训; 利用研究和评估,改进教育和持续专业进修计划
3. 通信和自动化技术	在电子处方和自动化技术方面出台相关政策,促进实践的推进; 确保在各种环境下 ICAT 的开发和维护,并有效改善药物合理使用; 对制药公司使用 ICAT 如何影响卫生保健服务进行评估
4. 政策和监管	通过不间断的专业实践和能力评估,来保证公众用药安全; 启用监管框架,授权药师在新的实践模式中扩大服务,包括但不限于:发起、修改、监测药物治疗、获取实验结果、给予药物和疫苗注射; 制定框架,赋予药师更多的权利和责任
5. 组织协调	行政机构与相关组织合作,实现药学实践的理念统一; 行政机构与组织、学术界合作,建立国家层面的药学培训计划

三、日本

(一)概况

2008 年 12 月,日本共有药师 267 751 人、药房 53 304 所。其中,社区药师占 50.7%、医院药师占 18.8%、制药行业药师占 14.1%、药学研究者占 3.5%、其他部门药师占 6.9%、政府机构占 2.3%,合计每万人口药师数为 21 人。

根据日本学校健康和安全条例,所有学校(不包括大学)都需要配备一名药师,负责监测学校的环境条件,包括如教室照明、空气流通、自来水监测等。此外,药师还作为师资对学生提供教育,并为学校和其他有关组织提供持续发展方案。

日本设有终身药师,药学学生和药师可以发展成为终身药师。在医院,终身药师可以优先获得酬劳。

(二)主要问题

1. 学制改革对药师培养带来挑战　2006年,日本教育、文化、体育、科技等部门联合推出了6年制药师培养模式,提高了临床训练要求。其中,第4年学员须通过由计算机测试(CBT)和客观结构临床检查(OSCE)组成的测验;第5年培训内容包括22周的药学实践,其中11周在医院、11周在社区。药师培养模式的改变对培养机构的教学能力、毕业生临床能力认证、课程改进、临床实践的组织等均带来不少挑战。

2. 药品供应改革给药师提供服务带来风险　日本药物分为处方药和非处方药。为了更容易实现自我医疗,2006年,日本相关部门根据潜在的药物风险,将OTC药品分为三类,即第一、第二和第三类OTC,并规定了各类OTC药品销售的人员资格,药学专业人员应根据潜在风险提供合理用药信息。日本的社区药房分为两类,一类专注于药品调剂和病人咨询,另一类则负责药品供应和化妆品售卖,通常为连锁药店。同时,日本引入注册销售人员,他们可以销售第二类和第三类OTC药品,药师可以通过OTC药品销售使居民实现更好的自我医疗(表9-5)。

表9-5　OTC药品分类与人员要求

OTC药物分类	负责专家	提供相关信息	买方咨询时的回应
一类	药师	以书面形式提供信息	必须进行回应
二类	药师或注册销售人员	提供必要的资料以便于药物合理使用	必须进行回应
三类	药师或注册销售人员	不必要	必须进行回应

3. 老龄化对药师工作提出新要求　随着老龄化的发展,如何加强提供家庭保健服务成为一个关键问题。2013年,日本政府制订社区卫生保健计划,以满足当地卫生需求。计划中,药房和药师是多学科健康护理团队的重要组成部分,药师需要扩大和提高专业能力,以便积极参与到社区卫生保健计划中。

(三)主要策略

1. 开发药学人力资源核心课程　日本制药协会(The Japan Pharmaceutical Association,JPA)于2012年建立药师终身学习支持系统(Pharmaceutical Association Lifelong Learning Support System,JPALS),以支持药师终身职业发展。在调整药师培养模式的同时,日本开发了药师发展模型/核心课程,对药学人力资源应该具备的临床技能进行了设计。

2. 建立非处方药培训项目　由于大部分药师没有足够经验来销售非处方药物,一类OTC药品提供的合规率较低。有鉴于此,日本加强了非处方药物的供应系统,并设立国家培训项目,对非处方药的指导方针进行培训。

3. 加强社区卫生保健药师能力培训　针对社区卫生保健服务中,服务团队的其他卫生人员对药师不够接受的问题,针对性地加强了药师的能力培训,获得其他卫生人员的认可,提高患者健康结果。同时,由于许多药师不具备必要的临床技能来评估病人情况,也需要对药师进行有针对性的技能培训。

四、阿富汗

阿富汗人口约 3000 万人,80% 居住在农村地区,36% 的生活在贫困线以下,预期寿命仅有 48 岁。阿富汗全国大约有 10 131 名私人药店、2082 家公共药房、677 家医药批发商和17 家制药商,但仅有 1163 名药剂师和 822 名药房助理,药学人力资源数量仅为药店、企业的七分之一。阿富汗有 1 个公立的药师培养机构(喀布尔大学药学院)、21 个培训药房助理的院校。

在过去几十年里,阿富汗城市地区私立药房数量迅速增加,远远超过了药学人力资源的供应,导致越来越多的其他卫生工作者提供药学服务。根据一项对 136 名药学服务人员的信息分析,其中仅有 11% 是药师、21% 是助理药师,大多数是护士、助理医师等。另一方面,尽管药学人力资源缺口较大,但在 2009 年至 2010 年间,仅有 57% 的药师进入行业内工作,2012 年进入行业内工作的药师有 20% 失业。不同地区之间药师和助理药师的密度差异较大,农村地区药学服务人员更为缺乏,某些地区的农村完全没有药师。

阿富汗卫生部与不同的合作伙伴积极加强药物体系建设,其中即包括支持发展和改革药学院校教育。在美国国际开发署"加强药物系统"项目支持下,阿富汗卫生部于 2011—2012 年对全国药学人力资源进行了全面评估,制订了一份药学人力资源战略框架草案。

1. 以需求为基础,开展药学人力评估　工作团队首先确定所需数据和评估目标,为战略制定打好基础。在国家层面,确定药学人力资源总量、目前卫生人力资源相关政策和战略;在省级层面,确定提供药物相关服务的机构数量;在机构层面,确定各个机构雇员数量、提供药学服务人员数量,以及各个机构人力资源政策;个人层面,考察工作环境、监督现状、培训现状以及个人药学素质等。

2. 动员利益相关者参与　进行利益相关者分析,确定优先利益者。在战略制定过程中,影响药学人力资源规划、管理或发展的广泛利益相关方都被告知并邀请参与战略框架的开发。

3. 以证据为基础　阿富汗对全国药学人力资源缺乏相关信息资料,药学人力资源评估为规划、管理和发展收集了大量信息,对制定战略提供了相关证据和数据,帮助多方利益相关者对关键问题和背后的原因进行分析。

五、哥斯达黎加

哥斯达黎加药师协会从 1902 年开始就对药师进行规范和管理,从 1986 年开始对药师进行注册登记,哥斯达黎加没有助理药师。至 2012 年 3 月,哥斯达黎加共有 3378 名注册药师,平均每万人口 7.85 名。

哥斯达黎加三类机构需要药师:公立和私人药店、制药公司、药品经销商,全国共有 337家药品经销商和 75 家制药公司,大多数药师分布在药房(64.6%),包括公立和私立的社区药房和医院药房,平均每4454个居民拥有一所社区药房、每15 390个居民拥有一个公立(州)药房。

(一)主要问题

1. 药学专业教育培训标准不统一　全国共有5所药师培养院校,但不同院校药学学位教育差异较大,课程设置不统一,教育时间不统一,不同学校完成学位时间从3.3年到5.5年不等,教学深度各有不同,尤其对药学社区实践的时间要求从150～300小时不等。缺乏对于药学教育和人力资源的规划,药学教育仅仅是满足眼前需要而进行人才培养。

2. 缺乏系统性绩效评价　没有对国家/地区的药学绩效进行系统评价,也没有强制重新认证或授权药学人员执业的体系。如果药学人员因为执业操守、执业水平等给患者或社会带来伤害,可以采取的唯一措施是诉诸法庭。

(二)应对策略

1. 为药师提供继续教育　医药行业、专业协会、私人企业为药师提供广泛的培训项目。

2. 药学教育系统加强药学相关专业的整合　发展药学注册专业和药学管理专业,药学教育院校也制定了药学继续教育计划。

3. 建立药学教育认证体系　开发药学学位认证的具体标准,每两年进行一次药学教育需求调查。

4. 实施新的初级卫生保健计划(PHC-R)　将药房包括公共药房和私人药房转变为医疗保健的组成部分。

此外,哥斯达黎加社会保障体系认识到药学人力资源重新认证的重要性,为在公共部门工作的药学专业人员提供了更高的薪酬。

六、太平洋岛屿国家

太平洋岛屿国家涵盖多个种族、文化和语言群,该地区由7500多个岛屿组成,有22个独立岛屿国家,人口大约960万人,80%的人口居住在农村地区,由护士、助产士、急救护士和其他卫生人员组成的基层医疗保健队伍,为农村居民提供包括药学服务在内的基本卫生服务。

太平洋岛屿国家的公共部门约有300名药学人员,其中80%以上为助理药师或类似职业,平均每万人口不足1名药师,这一比例与撒哈拉以南的非洲国家相似。社区药房在太平洋岛屿的大多数国家都比较活跃,许多国家的药学服务由非药师提供,不同层次药学服务提供人员情况具体如表9-6。

表9-6　太平洋岛屿国家药学服务提供人员

层次	药学服务人员	工作地点	培养/培训
初级保健	护士、急救护士、初级卫生保健提供者	诊所、地区卫生中心、急救中心	在岗的五天PHCS培训

层次	药学服务人员	工作地点	培养/培训
次级保健	助理药师、药店人员、护士、其他次级保健提供者	医院、省级药房、地区卫生中心	药房服务Ⅲ级证书
三级保健	药师、药店人员	国家级药店	—

　　培养能力缺乏是太平洋岛屿国家药师队伍建设面临的主要问题。WHO 相关报告中指出："太平洋岛屿地区许多孕产妇和儿童相关死亡可以通过对基本药物使用进行培训加以预防。"过去一段时间内,联合国人口基金、联合国儿童基金会和 WHO 在太平洋岛屿地区进行了基本药物供应和管理培训(EMSM),但是该培训在很大程度上是支离破碎的,没有长期的培训计划。不同国家药品供应体系不同,所以培训后的能力也有所不同。斐济国立大学(FUN)和巴布亚新几内亚大学(UPNG)是太平洋岛屿地区仅有的两所提供药学学士教育的大学,但是大多数毕业生都进入了私立机构工作。两所大学最初开设了助理药师的学位课程,而后根据澳大利亚药师培养模式进行了升级。除了在所罗门群岛和汤加进行的半结构化药师训练外,其他药师的正规培训很少,相关的培训课程和培训材料缺乏,许多药学和卫生人员缺乏日常工作必备技能,该地区基本药物的供应持续低于 WHO 和联合国的目标。

　　加强培训是解决太平洋岛屿国家药学人力资源问题的主要策略。联合国人口基金会苏瓦地区办事处、堪培拉大学以及密克罗尼西亚联邦、基里巴斯共和国、巴布亚新几内亚、所罗门群岛、汤加王国、图瓦卢、瓦努阿图共和国等各国卫生部官员和卫生人员之间建立合作,加强人员培训。以需求为基础,让卫生人员参与改善自身情况的行动,了解当地对服务能力的需求,开发和试验新的教学方法,提高基本药物供应和管理能力,从而改善健康、减少卫生不公平现象。

七、加纳

　　加纳药学人力资源的职责范畴包括药物选择、采购、制造、调剂、药物信息和咨询、药物治疗监测等。2011 年,全国通过考试的药学人力资源包括 2969 名药师、2139 名药学技术人员和 4250 名药品柜台助理,但在医疗卫生行业内工作的仅有 1966 名执业药师(每万人口0.81 名)、1075 名药学技术人员(每万人口 0.44 人)和 3000 名药品柜台助理(每万人口 1.24人)。公立和私立部门雇佣的药师分别占 35% 和 65%。

(一)主要问题

　　2009 年,加纳对本国药学人力资源情况进行了评估,发现全国存在严重的药学人力资源短缺、分布不均、专业组合不平衡、继续教育缺失等问题。

　　1.药学人才分布不平衡　农村地区缺乏良好的基础设施,药学人员主要集中在城市地区;各地区每万人口药师数在 0.14～3.17 人之间、每万人口药学技术人员数在 0.12～0.52人之间,城乡分布极不均衡。

　　2.培养培训不够　全国共三所大学提供药学学士学位课程,合计每年约招收药学本科生 240 名;此外,药物柜台助理培训项目(MCA)每年培训 1200 名学生;目前尚没有对有执照的药品销售师提出继续医学教育要求。

3. 药学人力资源流失严重　2009 年以来加纳的培训机构培养了超过 2500 名药师,但只有 1500 多进入药学服务体系提供药学服务,加纳药学委员会证据表明,如何留住员工是最大挑战。此外,国家对药师实施绩效管理,但管理中缺乏标准,对于良好或不佳的表现,没有奖励或惩罚。

(二)解决策略

在 2009 年对全国药学人力资源评估的基础上,加纳制定了药学人力资源战略框架,是将药学人力资源纳入国家卫生人力资源计划中(表 9-7)。

表 9-7　加纳药学人力资源解决策略

主要策略	利益相关者	主要行动	困难和机遇
1. 将药学人力资源规划纳入卫生人力资源规划中	医药人力资源工作组;人力资源开发委员会、卫生部、教学医院	将医药人力资源规划纳入国家人力资源规划,积极参与各相关行政部门人力资源规划过程	机遇:医药人力资源规划制度化,WHO 为医药部门提供基于互联网的人力信息系统,区域卫生信息系统中包含药学人力资源指标。困难:经费不足,资金使用过程缺乏透明度
2. 减少招聘耗时	医药人力资源工作组、药房委员会、医院药剂师协会、财政部、经济计划部	缩短招聘时间、提高招聘能力、改善薪酬、增加其他激励手段	障碍:缺乏明晰的职业发展道路,缺乏毕业后医学教育项目,年度奖学金没有充分执行
3. 为公共和私营部门制定一套综合实践标准	药学委员会、国家药物制度	成立评审委员会,审查现有执业标准文件(如药学标准、药师执业标准等),制定综合实践标准	公共和私营教育机构对药学人员教育培训进行升级,药房委员会利用现有网站改进并运行在线持续专业发展项目
4. 以需求为基础、以实践为导向、与其他卫生专业实践相结合,审查和改革药学教育课程	培训机构、药房委员会、药剂科、卫生部、教育部	建立药学改革工作组;对现有工具进行评估,并将其标准化;开展培训项目审查和质量评估;根据评估结果制订和实施课程改革计划	药学委员会制定为期五年的专业培训计划,培训药师、药房技术员和持牌化学药品销售员
5. 加强培训机构的学术能力	教育部、国内外教育培训机构、教育信托基金	建立学术能力发展工作组,建立奖学金、国内外交流方案、提高图书馆能力,订阅数据库和期刊	设立由大多数利益相关者组成的顾问委员会,进行整体决策

八、南非

南非人口约 5000 万左右，57% 居住在城市。南非国家在健康领域的投入较少，健康产出和一些健康指标均不佳，非传染性疾病、伤害、艾滋病毒和肺结核相关的疾病共存，贫穷和失业、不公平的卫生服务，等问题突出。1994 年起，南非开始改革其卫生系统，建立一个以初级卫生保健为基础的卫生系统，并于 1996 年实施国家药物制度。

南非高疾病负担、高度不平等，以及卫生系统的一系列改革，为药学工作者提供了挑战和机遇。南非药学人才队伍由药师、基本助理药师（basic pharmacist assistants）和后基本助理药师（post-basic pharmacist assistants）组成，并在南非药学委员会（the South African Pharmacy Council，SAPC）注册。2010 年，南非有超过 12 813 名药师和 9071 名助理药师，但在城乡和地区之间分布差异非常大。全国共有 8 所药学院，一般为 4 年制本科教育，包括必须进行一年的实习。助理药师必须在认证药师的指导下，完成认证药师提供的培训课程。所有药师必须在公共药房工作一年，然后选择工作的部门。其中大多数药师在社区（43%）和医院（35%）工作，小部分在企业（6%）、管理（3%）和学术界（1%）工作。

（一）主要问题

1. 药师短缺和分布不均　不论在医院、社区、企业还是学术机构，南非的药师都处于短缺状态，有些地区药师的缺乏率高达 76%。同时，南非药师和药店的分布呈现城乡不均衡，药师和药店集中于城市化程度最高的两个省份。

2. 药学人力资源培养压力大　南非每年约培养 500 名药学人才，其中 20% 来自南部非洲国家，这些学生完成学业后不允许在南非进行实践训练。有估算表明，全国毕业生数量需要加倍才能满足药学人才预期需求，但对现有或新开办药学院具有挑战性，尤其如何提高薪酬待遇、留住院校师资是个难题。

3. 药学支持人员数量和利用不足　如助理药师、药学技术员等药学支持人员数量不足，这意味着药师必须要做很多辅助性工作。同时，也有报告显示，目前的药学支持人员没有得到充分利用，意味着并没有充分实现卫生人力资源的优化组合，对于药师团队的配备不尽合理。

（二）解决策略

南非药学理事会于 2012 年发布了药学人力资源报告，对全国药师人力资源情况进行了全面的统计和分析，并与国家发展趋势进行了比较，以协助卫生部门进行决策。

1. 加强药师的吸引和留用　过去 10 年中，全国每年平均有 479 名药师进入公共机构实习，但实习结束后并不是所有人留下来。政府采取了一系列措施招募和保留包括药师在内的卫生人力资源，特别是在农村和边远地区，包括提高药师薪酬、扩展药师职业发展机会，并提升公共机构服务条件等，如 2006 年实行药师服务费、2007 年在农村和服务不足地区设置技能津贴（劳工部将药师列为稀缺技能）、2009—2010 年实施特定职业配给（Occupation-specific Dispensation）、最近启动卓越医疗保健奖（表彰卫生领域的杰出成就，每年有一些名额给药师和助理药师）。通过这些措施，公立机构的药师比例从 2004 年的 12% 上升到 2010 年的 29%。

2.扩充药师支持人员数量

（1）加强培训助理药师：助理药师被确定为药师团队的重要组成，并制定战略发展助理药师队伍，药师协会于 2000 年启动两个层次的药师培训战略，加强基础助理药师和后基础助理药师培训。

（2）发展使用药学技术员：过去的十年中，南非的药品需求大大增加，需要更多在药师监督下、能够在初级卫生保健机构工作的药学支持人员。对此，药师协会逐步引进和使用药学技术员，在高等教育机构或培训机构接受 1～2 年的药学培训和为期 6 个月的药学实习，可担任药学技术员，承担相应的药学服务任务。

参考文献

[1] 孔亮,邱家学.GPP 的基本介绍.中国药师,2003,006(010):659-660.

[2] 刘胜男,赵志刚.美国住院药师培训制度概况.药品评价,2010,7(22):15-17,27.

[3] A global framework for quality assurance of pharmacy education. Netherlands: International Pharmaceutical Federation, 2008. Available from: http://www.fip.org.

[4] Chopra M , Lawn J E , Sanders D , et al. Health in South Africa 6 Achieving the health Millennium Development Goals for South Africa: challenges and priorities. Lancet, 2009, 374(9694): 1023-1031.

[5] Developing pharmacy practice: a foucs on patient care. Geneva: World Health Organization, 2006. Available from: https://www.who.int/medicines/publications/WHO_PSM_PAR_2006.5.pdf

[6] FIP Global Pharmacy: Workfore Report 2012. Netherlands: International Pharmaceutical Federation, 2012. Available from: https://www.who.int/workforcealliance/members_partners/member_list/fip/en/

[7] Global strategy on human resources for health: Workforce 2030. Geneva: World Health Organization, 2016. Availiable from: https://apps.who.int/iris/bitstream/handle/10665/250368/9789241511131-eng.pdf?sequence=1

[8] Good pharmacy practice (GPP) in community and hospital settings. Geneva: World Health Organization, 1996. Available from: https://apps.who.int/medicinedocs/en/m/abstract/Js21088en/

[9] International Pharmaceutical Federation Anneal Report 2016: Putting people first. International Pharmaceutical Federation, 2017. Available from: https://www.fip.org/publications?category=18

[10] Joint FIP/WHO guidelines on good pharmacy practice: Standards for quality of pharmacy services. Geneva: World Health Organization, 2011. Available from: https://www.who.int/medicines/areas/quality_safety/quality_assurance/FIPWHOGuidelinesGoodPharmacyPracticeTRS961Annex8.pdf

[11] Naoko A, Kaori N, Catherine D, et al. A report from the Japanese Society of Drug Informatics Forum: The role of pharmacists providing self-care. Pharmacy Education, 2015, 15(1): 182-188.

[12] Regional strategy for improving access to essential medicines in the Western Pacific Region (2005-2010). Geneva: World Health Organization, 2011.Available from: https://www.who.int/immunization/sage/12_RC62_10Item_15_Progress_reports_complete_nov11.pdf

[13] The role of the pharmacist in self-care and self-medication. Report of the fourth WHO Consultative Group on the role of the Pharmacist. Geneva: World Health Organization, 1998. Available form: http://www.who.int

[14] WHO Expert Committee on Specifications for Pharmaceutical Preparations. Geneva: World Health Organization, 2009. Available from: https://www.who.int/medicines/areas/quality_safety/quality_assurance/expert_committee/trs_1010/en/

（武　宁　李　艳）

第十章

社区健康工作者

第一节　概述

一、起源与发展

社区健康工作者致力于为所在社区居民改善健康。1978年《阿拉木图宣言》签署以来，社区健康工作者得到越来越多的关注和重视，并作为给予资源匮乏的贫困地区人民初级卫生保健的一种重要力量。同时，在面临日益严峻卫生人力资源危机的低收入和中等收入国家，社区健康工作者也成为人们关注的重点。

社区健康工作者最早出现在19世纪后期的东欧，当时被称为医生助理。在经历了一些健康危机后，社会各界开始认识到单纯靠以技术为中心的医疗保健并不能解决农村贫困人口的健康问题。中国的赤脚医生被看作历史上第一个大规模的社区健康工作者计划，而让当地非专业的"赤脚医生"参与提供医疗保健的想法获得全球性的支持，社区健康工作者计划在亚洲、非洲和南美洲得到积极的推广。值得注意的是，当时的社区健康工作者计划并非要重新建立原有的以医生为中心的医疗服务体系，而是重点偏向培训一批能为农村、社区等基层单位提供最需要的以预防和常规治疗等干预措施为基础的卫生工作者。

阿拉木图会议提出建立全面的初级卫生保健系统，为昂贵的城市卫生系统创造更低成本的替代方案，解决日益严重的卫生专业人员短缺问题，并指出社区健康工作者应与社区合作，政府需要为其提供支持。此后，许多国家开始启动社区健康工作者计划，然而他们往往由于受到训练不足、缺乏后勤支持、激励和监督不足以及与卫生系统缺乏联系等问题的限制，致使许多项目无法有效开展。为此，WHO开始促进医疗卫生任务的转移，将任务重新分配给非专业的卫生工作者，探索向服务范围有限的人群扩展服务的新方式，并急需迅速扩大非专业卫生人力队伍以解决全球卫生人力的短缺问题。在此背景下，从21世纪初开始，兴起了部署社区健康工作者的第二波计划。

随着国际社会的广泛共识，越来越多的国家和地区开始承认社区健康工作者成为一种独特的职业。2010年，社区健康工作者得到美国劳工部认可，并将其纳入美国标准职业类别（ISCO）。随后几年里，美国得克萨斯州、马萨诸塞州、俄亥俄州和明尼苏达州均采取行动，正式承认社区健康工作者的职业类别。社会各界呼吁将社区健康工作者纳入多学科护理团队，让其在改善健康护理、控制医疗成本以及帮助和消除脆弱人群持续存在的健康不平等方面发挥更大的作用。

根据 WHO2014 年全球卫生人力统计数据，全世界约有 131 万社区健康工作者。然而，这些统计数据来自不同渠道，各国在原始数据的覆盖面、质量和参考年等方面存在很大差异。社区健康工作者目前在卫生系统中还处于十分模糊的边界，世界各国对其界定标准不一，尚未形成广泛的国际共识。因此，如何界定及认识社区健康工作者在卫生系统中的作用是目前仍需要探讨的问题之一。

二、称谓与范畴界定

面对卫生人力队伍的短缺，社区健康工作者对提高基本卫生服务覆盖和可及性有重要作用，特别是在医疗服务可及性较差的地区，发展和支持社区健康工作者有助于缩小卫生公平差距。然而，社区健康工作者的角色多样和命名不一致使决策者和相关的研究人员尚未对社区健康工作者的定义达成一致的理解。与专业的卫生工作者相比，社区健康工作者的培训内容和期限明显不同。部分国家的社区健康工作者接受的是非正式培训，培训内容和持续时间各不相同，且多在公认的培训机构之外进行。而另一些国家的社区健康工作者是在国家认可的培训机构接受正规培训，培训内容和期限均为结构化。

根据 WHO 的卫生从业者分类，社区健康工作者可归属于卫生助理职业范畴。社区健康工作者为个人和家庭提供健康教育、转诊和跟踪、病例管理、基本预防保健和家庭探访服务，这类职业通常需要接受卫生行政部门认可的正式或非正式的培训和监管，包括社区健康助理、社区健康促进者等，不包括传统的医学和护理人员。

WHO 认为社区健康工作者是指其所在工作社区的成员，由社区选择、向社区负责，经过短期的培训，在获得卫生系统支持的情况下，独立或兼职于卫生系统。社区健康工作者广泛分布在世界各地，不同国家对其有不同的命名。例如，印度称其为社区卫生保健指导员、尼日利亚称乡村卫生保健工作者、博茨瓦纳称家庭福利教育员、牙买加称社区卫生保健员等，各国相关的具体职业和称谓总结如表 10-1 所示。虽然不同国家对社区健康工作者的命名及赋予它的功能不尽相同，但有一点是共同的，即他们都承担着社区最基本的卫生保健任务并参与社区的发展，在社区卫生服务方面具有支持作用，包括提供直接卫生服务、健康宣传等。此外，社区健康工作者与他们所服务的社区直接相关，他们生活在工作社区并对社区负责，与受过培训的卫生工作者（如医生和护士）相比，受教育程度较低。他们是为所在社区有需要的个人、家庭乃至社区解决有关社会、心理、家庭等方面问题，帮助其重获构建正常生活能力的社区工作者。

表 10-1 社区健康工作者类别和称谓

Accredited social health activist	经认可的社会健康活动家	Community health nursing	社区卫生护理

Auxiliary nurse	辅助护士	Family health workers	家庭卫生工作者
Auxiliary nurse-midwife	辅助助产士	Family planning agents	计划生育代理
Barefoot doctor	赤脚医生	Family welfare assistants	家庭福利助理
Basic health workers	基础卫生工作者	Female community health volunteers	女性社区健康志愿者
Birth attendant	接生员	Female multipurpose health worker	女性多目标卫生工作者
Bridge-to-health team	健康桥梁团队	Frontline health workers	一线卫生工作者
Care group volunteers	护理义工	Health agents	卫生代理
Close-to-community provider	接近社区的提供者	Health assistants	卫生助理
Community health nurses	社区卫生护士	Health auxiliary	医疗辅助
Commnity practitioners	社区从业者	Health extension workers	健康推广工作者
Community case management workers	社区个案管理员	Health promoters	健康倡导者
Community drug distributor	社区药品分销商	Health surveillance assistants	卫生监测助理
Community health agents	社区卫生人员	Lady health workers	女卫生工作者
Community health aides	社区卫生助手	Lay health workers	非专业卫生工作者
Community health assistants	社区卫生助理	Midwives	助产士
Community health care providers	社区医疗服务提供者	Mother coordinator	母亲协调员
Community health distributors	社区卫生分销商	Nutrition agents	营养推广者
Community health extension workers	社区卫生推广者	Nutrition counselors	营养咨询师
Community health officers	社区卫生官员	Outreach educators	宣传教育工作者
Community health promoters	社区卫生促进者	Outreach workers	推广人员
Community health representatives	社区卫生代表	Peer educators	同龄教育者

续表

Community health surveyors	社区卫生调查员	Promotoras	推广者
Community health volunteers	社区卫生志愿者	Rural health auxiliaries	农村卫生辅助人员
Community health workers	社区卫生工作者	Traditional birth attendants	接生婆
Community IMCI	社区儿童疾病综合管理者	Village drug-kit manager	乡村药箱管理员
Community resource person	社区资源管理者	Village health helper	乡村卫生员
Community surveillance volunteers	社区监督志愿者	Village health volunteers	乡村卫生义工
Community volunteers	社区志愿者	Village health workers	乡村卫生工作者
Community-based practitioners	以社区为基础的实践者	Voluntary health workers	卫生志愿工作者

三、发展社区健康工作者的作用

人口和疾病风险的不断增长对卫生人力提出新的挑战,当前世界卫生人力资源无法满足日益增长的医疗服务需求,卫生人员严重短缺、技能组合不充分、地域分布不均衡是卫生人力资源的突出问题,也是实现卫生相关千年发展目标的主要障碍。例如,根据 WHO 确定的最低要求,提供妇幼卫生基本服务需要达到每万人口 23 名医生、护士和助产士,但目前多数国家均未达到这一标准。而以社区为基础的健康工作者可提供大量挽救生命的儿童卫生服务,如计划免疫及非严重肺炎的管理等。

关于健康不平等和社会决定问题,最好通过公共卫生模式来解决,其中,让社区参与解决他们自身的健康问题,是在连续性医疗保健体系中改变各种系统的关键战略。扩大卫生人力队伍,加强初级卫生保健机构的跨学科团队,应将社区健康工作者纳入卫生服务体系。国际社会应根据本国实际,制定符合国家发展的行动计划,通过培养社区健康工作者扩大初级卫生保健覆盖面,及时实施有效的干预措施。

1. 有助于改善卫生健康服务的覆盖面及持续性。社区健康工作者发挥的作用与初级卫生保健的多数服务重点相关,是提供卫生保健服务的重要力量,他们在促进扩大一级预防、促进和治疗服务的覆盖面方面发挥着关键作用。目前,社区健康工作者在世界各国高度重视的初级卫生保健问题上,如在管理慢性病、改善孕产妇和儿童健康等方面的作用已经得到体现。此外,他们对于改善医疗保障的覆盖面及持续性、加强医疗服务提供者与患者之间的沟通、监测社区居民的健康状况以及提升对治疗的依从性等方面具有重要影响。为此，WHO卫生人力资源全球战略（卫生人力2030）提出，满足人群在可持续发展目标方面的需求，需要充分利用社区健康工作者在跨专业初级保健团队中的潜能，并呼吁将这类人员纳入到卫生体系。

2. 有助于加强医患沟通、提高服务质量。社区健康工作者的作用不仅体现在他们对临床护理和卫生系统的理解，还在于他们能够与社区成员或患者有着共同的生活体验，这种"以共同体验为基础的专业知识"让社区健康工作者和社区之间建立了一种信任关系，从而引发患者对其症状的坦诚回应以及对卫生服务提供的理解，有助于将文化因素纳入医疗方案并遵守执行，对社区健康生活方式提供建议。促进医患之间的良性互动，进而提高医疗卫生服务的质量和效率。

3. 有助于增强疾病预防，节约医疗成本。社区健康工作者具备简单的照护知识和社区工作知识，可以进行简单的健康教育、解答患者关于疾病和治疗方案的疑问，加深社区居民对疾病的重视和预防。同时，在资源有限、医疗服务需求突出的情况下，通过社区健康工作者对社区居民的健康指导和行为干预，有利于加强社区疾病预防，完善社区卫生服务功能。并且在一定程度上节约医护资源，提高社区卫生资源的利用率。

4. 有助于开展人文关怀，提供社会支持。健康服务需求包括医疗服务以及保健、心理、生存质量和营养支持等多方面的综合服务需求。社区健康工作者将人文关怀、社会福利和社会公平等价值理念引入到社区卫生服务，满足社区居民的多元化需求，通过整合相应的社会资源和卫生资源帮助社区居民构建良好的支持系统。

四、社区健康工作者的主要角色

（一）家庭访问者

社区健康工作者多为生活在本社区内的居民，了解和熟悉社区文化，借助家访与社区居民沟通是社区健康工作者的主要工作内容之一。一是在卫生服务团队中，社区健康工作者可在医护人员监督下，为社区居民提供包括转诊和随访、病例管理、基本预防性保健和家访服务等基本卫生保健服务。二是通过家访密切关注居民个人和家庭的健康状况，收集和监测健康信息，根据社区居民健康情况为其建立健康档案，利用一切预防和教育行动的机会，检查和监测社区居民健康的高风险情况，并保持最新纪录。

（二）临床协助者

社区健康工作者与医务人员之间存在独特而互补的关系。一方面，社区健康工作者在接受过一定的培训之后可以掌握基本的医疗保健知识，为社区居民处理一些基本的健康问题。如印度当地的社区健康工作者可以在糖尿病患者家中为其提供服务，确保他们的血糖、血压和血脂水平得到控制，并且可以在需要时将其转诊给医生，从而加强医疗服务体系的整体运作与秩序，降低医疗成本。另一方面，社区健康工作者可以帮助说服社区居民寻求医疗保健，在医护人员与患者及家属之间充当桥梁，更好地帮助社区居民表达自己的医疗服务需求，提高医疗信息的对称性，降低病人与医护人员的隐性冲突。

（三）健康教育者

社区健康工作者通过帮助居民了解、增强个人或人群健康的基本知识，对人群常见的健康问题进行宣传普及。一是向家庭和社区提供一系列有关健康问题的信息，包括营养、卫生、婴幼儿保健、免疫接种、计划生育以及预防常见传染病、预防中毒等。二是促进居民了解社区卫生服务的有关政策，让居民重视自身健康，了解自己的身体状况，改变健康观念。三是向社区居民传递平等和非暴力的性别规范，减少对妇女和儿童的暴力问题。四是还为那些通常无法及时获得医疗机构信息和基本医疗用品的居民进行健康教育，以预防和管理他们潜在的健康问题。五是通过改善社区居民获得卫生信息的机会以及有效利用卫生信息的能力，帮助社区居民做好医疗卫生保健。通过系列活动，营造有利于健康的社区环境，激发社区居民对卫生服务的需求，提高居民解决自身健康问题的能力。

（四）社会支持者

社区健康工作者帮助社区居民了解其不同阶段的需求，与其共同制定完整的健康计划，鼓励并督促家庭成员和患者共同实施。一方面，社区健康工作者可以帮助居民解决心理、家庭和社会关系层面的问题，通过对社区居民的社会心理给予介入和支持，消除病人和家属的心理恐惧，帮助他们形成健康的生活方式。另一方面，社区健康工作者可为社区居民及家庭的困境或问题提供所需资源，对社区卫生服务项目等提出改良方案或提出完善意见。通过调动社会支持，为家庭成员建立实施卫生保健的渠道，促进居民卫生保健能力的提高。

五、社区健康工作者有效服务领域

根据对国外相关文献的梳理，有确切证据表明社区健康工作者在以下三个领域的作用明显：①生殖、孕产妇、新生儿和儿童健康；②非传染性疾病防控，包括糖尿病、癌症、精神疾病、哮喘和其他；③传染性疾病防控，包括艾滋病、疟疾、肺结核和其他感染。具体见表 10-2。

表 10-2 社区健康工作者有效干预领域

健康领域	证据	
	高收入国家	中低收入国家
生殖、孕产妇、新生儿和儿童健康领域		
新生儿和儿童健康	可以有效提高婴儿家庭环境，减少儿童精神疾病，改善儿童发展，提高儿童福利	在资源有限的环境下为婴儿和儿童提供社区护理可以降低新生儿、婴儿和儿童的发病率和死亡率（如疟疾、肺炎和腹泻）。社区健康工作者在促进新生儿护理方面是有效的，同时可以对儿童肺炎进行有效管理。接受过培训的接生员与未接受过培训的接生员相比，安全分娩和适当转诊显著增加，且出生窒息和肺炎造成的围生期死亡率和新生儿死亡率有下降

健康领域	证据	
	高收入国家	中低收入国家
孕产妇健康	同伴支持可以有效降低产后抑郁母亲的抑郁症状,并对妇女围生期心理健康有积极影响	可以降低孕产妇死亡率和改善围生期和产后服务利用率。在死亡率高、卫生系统薄弱的环境下,经过培训的接生员可以降低死亡率。在提供心理社会和教育干预以减少母亲抑郁方面都是有效的
免疫接种	免疫计划增加接种疫苗的儿童数量。	可以通过促进接种和自行接种来提高免疫覆盖率,但质量不高或效果不一致。社区健康工作者可以使用紧凑的预填充自动处理装置提供疫苗或其他药物
避孕	可以减少青少年的意外重复生育	能够以高质量和高满意度安全有效地提供注射避孕。可以增加现代避孕药具的使用、避孕药具知识并改善对避孕药具的态度。可以提供关于避孕药具的咨询,提供避孕药具,并通过卫生设施获得更多专门的护理
母乳喂养	可以有效地增加母乳喂养的尝试次数和持续时间	与通常的医疗服务相比,使用非专业卫生工作者可能会增加母乳喂养。在促进纯母乳喂养方面是有效的
非传染性疾病		
糖尿病	可以提高糖尿病患者药物标签阅读能力,提高糖尿病患者自我管理能力。同时,可以适度降低血糖水平。对于I型糖尿病患儿,可以减少住院治疗	暂无报道
癌症	可以有效提高癌症筛查率	目前没有证据表明社区健康工作者可以在中低收入国家增加应对癌症的潜力
心理健康	可以减少抑郁和对抑郁治疗的羞耻感,提高寻求抑郁知识和抑郁治疗的有效性,并对健康状况产生有益改善	可以减轻成年人精神、神经和物质使用障碍负担,包括抑郁症和创伤后应激障碍,还可以改善儿童心理健康状况。在提供心理健康治疗方面通常比护理或有延迟治疗(等待治疗)更有效
哮喘	同伴支持电话可以有效增加无哮喘天数,同时增加哮喘病人床上用品的使用。在哮喘控制和药物依从方面的证据不足	目前没有文献报道社区健康工作者在中低收入国家应对哮喘的能力
其他非传染性疾病	同伴支持电话可以有效地改变饮食习惯,减少慢性病和高血压的急诊次数,减轻症状。可以促进抗高血压药物的服用	目前没有系统综述报道社区健康工作者在中低收入国家应对高血压和慢性病的能力

续表

健康领域	证据	
	高收入国家	中低收入国家
传染性疾病		
艾滋病	可以增强情感支持,增加护理能力,对艾滋病人进行更好的护理	艾滋病人逐渐接受从高层次的医疗和护理转移到社区健康工作者的护理,在不降低护理质量的同时,可能会提高生命的尊严和质量
疟疾	没有系统综述报道高收入国家社区健康工作者应对疟疾的能力	部分证据表明,中等质量的社区健康工作者在预防疟疾方面有效。可以高度遵循治疗指南,对疟疾进行高灵敏度和特异性的诊断测试。但是对疟疾发病率和死亡率的影响方面没有相关证据
肺结核	无	有助于降低肺结核发病率,增加肺结核治愈患者的数量。在秘鲁,心理社会支持、结核症状患者转诊以及在多药耐药结合病背景下追踪家庭接触者的工作已取得成效
其他感染	卫生防护中心的家访可以有效增加乙肝监测和乙肝病毒检测	有助于控制被忽视的热带病,如撒哈拉以南溃疡的控制

六、加强社区健康工作者的政策指南

2018 年 10 月,WHO 在阿斯塔纳会议上发布了《优化社区健康工作者方案的卫生政策和系统支持指南》(简称《指南》),基于各成员国既有证据,从社区健康工作者(Community Health Workforce, CHWs)的选择、培训、管理、监督、职业发展、系统支持等方面提出了 15 条建设策略。其中,《指南》所指社区健康工作者(CHWs)是为个人和家庭提供健康教育、跟踪管理、基本预防保健和家庭探访服务的人员,属于卫生助理类职业范畴,不包括在传统的医学和护理人员之列。

1. 选择适合的社区健康工作者　选择适合的社区健康工作者要遵循以下三个因素:选择目标社区成员、受教育程度适合、鼓励性别平等。CHWs 的本社区居民属性和社区的接受程度是选择社区健康工作者的重要因素;较高的教育水平虽然可提高服务效率和质量,但流失率更高,故应根据目标任务选择受教育程度适合的人员;鼓励性别平等,但要根据社会文化背景对性别进行选择。

2. 岗前培训时长适宜　应根据 CHWs 工作范围、预期职责和角色,完成任务所需的能力要求,自身知识水平和能力,所在社会、经济和地理环境,以及培训机构的培训能力和实践条件来确定 CHWs 的岗前培训时长。

3. 岗前培训课程适宜　CHWs 岗前培训课程应包括以下内容:一是健康促进和预防服务;二是转诊、与团队其他卫生工作者合作、患者追踪、社区疾病监测、健康数据的收集分析和使用;三是社会和环境方面的健康决定因素;四是心理社会支持;五是保密、沟通、社区动员等人际关系技能;六是个人安全相关知识;七是符合角色预期和执业范围的诊断、治疗和护理技术。

4. 岗前培训方式适宜　CHWs 岗前培训方式参考以下建议:一是注重理论和实践的平衡,优先加强实践培训。二是优先使用面对面学习方式,辅以在线学习。三是培训地点尽可能优先安排在社区内或社区附近。四是提供有利的培训环境。五是考虑可行的跨专业培训方法。

5. 对 CHWs 进行能力认证　高质量卫生服务的关键是劳动力符合一定标准,建议对 CHWs 进行正式的能力认证,发放资质证书,以增加工作的自尊感和积极性,并作为进一步培训提升的依据,还可以保护公众免受不当社区卫生服务造成的伤害。

6. 对 CHWs 进行监管　应该对 CHWs 进行支持性的监管,一是监管程度要适当,并且确保监管者接受了充分的培训;二是在监管的同时对 CHWs 进行指导和训练,并在监管过程中对 CHWs 服务绩效等信息进行收集,提高服务效率和质量。

7. 为 CHWs 提供适宜薪酬　适宜的薪酬能够提高员工积极性、减少流失率、提高服务质量,建议根据工作需要、工作复杂性、工作时长等,为 CHWs 提供适宜的薪酬。

8. 与 CHWs 签订书面协议　书面协议有助于促进 CHWs 工作的稳定性,并提供职业保护,建议与受薪的 CHWs 签订包含工作职责、工作条件、薪酬和权益的书面协议。

9. 为 CHWs 提供职业晋升机会　应为 CHWs 提供职业晋升和发展机会。由于 CHWs 的教育程度、资历、角色各不相同,因此为其提供的职业晋升机会也各不相同。在 CHWs 项目实施之前,应将职业晋升机会设计到项目方案之中。

10. 确定所需 CHWs 数量　应从以下十个方面确定项目开展所需 CHWs 数量:一是基于流行病学和预期服务需求计算的工作量;二是目标人群所需的服务频率;三是 CHWs 提供的服务性质及所需服务时间;四是 CHWs 每周工作时间;五是地理状况(包括人口密度、距离等);六是气候状况;七是交通成本和可及性,八是卫生工作者安全;九是服务人口的流动性;十是人力和物力支持状况。

11. 收集并使用数据　为了有助于服务的监督和改进、帮助找到符合本社区的解决方案、并促进 CHWs 知识和技能的提升,应培训 CHWs 使用移动设备对所提供的服务进行记录,对相关数据进行收集并使用。

12. 明确 CHWs 的类型　多学科、跨专业的团队合作是保障初级卫生保健服务有效提供的重要路径,建议将 CHWs 作为初级卫生保健团队的一部分,根据人口健康需要、文化背景和劳动力配备等因素,在开展特定任务时对 CHWs 的类别进行选择。

13. 社区参与 CHWs 项目　应注重采取社区参与策略:一是与社区领导充分沟通,二是让社区参与 CHWs 的选择,三是让社区对 CHWs 进行监督,四是社区有权对 CHWs 活动进行选择和优先级设置,五是应以社区需求为基础开展活动,六是社区代表应参与 CHWs 项目的计划、预算和决策过程。

14. 动员社区资源　一是确定优先卫生和社会问题,并与社区携手制订和实施相应的行动计划;二是动员和协调不同利益相关者、不同部门和社会组织等本地资源,解决优先卫生问题;三是促进社区对常规干预措施公开评估,并对结果进行传播;四是加强社区与卫生服务机构之间的联系。

15.物资供应充足 采用以下策略确保 CHWs 所需物资供应充足、质量合格、存贮得当、废物管理合规：一是建立完整的物资供应链；二是召开物资监管、补充、工作环境、培训和反馈等质量改进会议；三是对不同的供应链建立移动医疗支持端。

第二节 医务社会工作者

医务社会工作泛指医药卫生和健康照顾服务领域中的社会工作专业服务，是工业化、城市化和现代化的产物，反映人们改善生活状况与提高生活质量的愿望以及社会发展趋势。

一、起源与发展

(一)主要发展历程

医务社会工作由英国起源，英国是世界上典型的工业化国家之一。在其现代化发展进程中，各种社会问题也逐渐暴露，其中城市贫民道德与健康水平下降、国家关注疾病与健康问题以及公共卫生改革等问题尤为突出。16 世纪，英国已有"施赈者"在医院里从事救济贫病的工作。1880 年前后，英国慈善医院、济贫院、地方医院和诊疗所开始聘请社会工作者(初谓"收账员")，以保证所有病人能竭其所能支付住院治疗费用，英国式医务社会工作雏形诞生。1894 年，纽约 The Post Graduate 医院首先聘用社会工作者在小儿科服务。

1900 年以来，工业化、城市化、社会现代化与世界经济贸易中心逐渐从英国、西欧转移到美国，贫困、环境污染、职业病防治、疾病健康与生物医学模式转变同样引发医务社会工作议题。1905 年，麻省总医院的 Richard Cabot 医生意识到，疾病的根源不只是单纯的生理性因素，疾病发生、治疗和康复痊愈是深受社会因素影响的。他认为社会工作者是临床医生的"专业伙伴"，他在马萨诸塞州总医院聘请首位社会工作者。在第二次世界大战前，日本就有一些医疗机构引入了医务社会工作的尝试，例如恩赐财团济生会芝医院设有"济生社会部"、圣路加国际医院设有"社会事业部"，但随着战争的扩大，这些类似活动就中止了。战争结束后，在联合国军总司令部(CHQ)的指导下，日本开始以医院、保健所和结核病疗养所为中心配置医务社会工作者。GHQ 下发给日本政府厚生省一份名为《关于保健所职能扩充及强化》的备忘录，根据这份备忘录的精神，日本政府于 1947 年修改了《保健法》，提出保健所共有 12 类业务，其中之一就是"关于促进和发展公共医疗事业的事项"，二战后的医务社会工作开始发展起来。目前，在医务社工发展较早的一些国家，平均每 1 000 人就有一名社工。

(二)职责范畴

各国社会工作者的专业职责范围、服务领域和岗位设置一般具有以下基本特点：①社会工作者主要在公共服务、社会服务、福利服务和各式各样的非政府组织中工作，就业机构和工作岗位性质多是免费的"社会福利与社会服务"，集中体现政府社会福利职责。②社会工作者的服务对象主要是各类弱势群体和需要帮助的人群。③社会工作者的专业职责范围广泛、服务内容千变万化，主要功能是满足服务对象的需要。④社会工作者的工作分析、数量规模和岗位管理主要取决于服务对象的数量、规模和问题。有多少服务对象，服务对象面临的主要问题是什么,社工解决问题需要多少时间,这些往往是社会服务机构和公共机构决定是否招聘和聘用多少社会工作者的基础和前提。⑤社会工作者工作分析、岗位管理和专业职责既受专业发展规律约束,又受行政管理规则约束。⑥社会工作者专业服务性质主要是助人专业技术和专业工作方法,目的是提供专业服务。⑦社会工作者的专业职责范围和工作方法不是一成不变的,而是随社会发展而不断发展。⑧社会工作者的岗位设置、岗位管理、职业分类和评价,尤其是工作分析、编写岗位职责说明书和开展岗位评价议题的出现,是社会现代化与社会福利发展达到一定程度的历史产物。

医务社会工作范畴的变化经历了三个主要阶段:第一阶段是从医院社会工作起步,服务范围主要局限于医院和病房,服务对象是患生理疾病的病人;第二阶段是医务社会工作,服务范围从医院和临床医疗,扩大到公共卫生、预防疾病、社区照顾、社区支援、社会工作行政、政策倡导、理论研究等方面;第三阶段是卫生保健或健康照顾社会工作,社会工作者的职责由"生理疾病治疗"拓展到"健康服务",凡是与健康有关的领域都是社会工作者的职责范围与服务领域。

20世纪70年代以来,伴随"医疗处境"向"健康照顾处境"转变,医务社会工作中开始出现诸如"健康照顾社会工作""健康照顾中的社会工作干预"等名称,工作范畴由医疗向健康拓展。现今,医务社会工作已经不限于在医院内部进行活动,而是延伸到了出院以后的康复过程、初级卫生保健与社区卫生服务及公共卫生与环境保护服务中。

二、队伍建设与管理

社会服务中的志愿者更多承担辅助者的角色,辅助专业人士进行社会服务工作的发展,主要特点是无偿性、志愿性。同时,志愿者也是许多专业社会工作者的职业起点,各个国家对医务社工的资格要求、培训规定、报酬支付等组织管理方面有较大差异。大致可归纳为两类情形,一类是职业化的专业社工,有相应的学历、资质、报酬等管理要求。另一类是志愿者性质,多数是志愿服务,以公益、慈善为主,不索取报酬。

(一)美国

在美国,想要成为一名社会工作者,最低要求是具有社会工作的学士(BSW)学位。但是,一些具有心理学、社会学和教育学学位的人也能够在社会工作中找到入门级的工作。如果对提供治疗性服务有兴趣,则拥有社会工作的硕士学位(MSW)是必需的。不同州对社工的要求是不同的,但是大部分州都要求社会工作者们要在相应的领域有相关的许可或证明,并具有一定的学历标准的要求。例如,一个职业医务社会工作者往往会需要MSW毕业、被要求参加考试并且要有2000个小时的临床督导经验,并且有年审。

2014年,美国社会工作者的工作岗位约为649 300人,被雇用在各种体制的机构。根据美国劳工部数据,每10位社会工作者中就有5位在医疗保健和社会救助部门工作,包括医院,精神健康诊所和私人诊所等。在州和地方各级,每10位社会工作者中又有3位被政府机构雇用。美国的医务社会工作者身份大多属于"政府雇员",主要职责是为弱势群体和所有需要帮助的人群提供免费的福利服务,谋求社会公平和社会平等。他们的工资水平与公务员一致,普遍没有创收的任务和指标,其薪酬可能因为地理位置,教育背景和专业领域等因素而不同。根据全国社会工作者协会资料,那些具有社会工作学士学位的人在刚刚开始他们的社会工作职业生涯时,每年可挣到 3 万美元左右。而具有社会工作硕士学位的,通常平均挣到 4 万～5 万美元,薪酬的数额取决于工作经验。美国劳工部报告显示,精神健康和药物滥用领域的社会工作者约为 3.5 万美元,医疗和公共卫生领域的社会工作者约 4.3 万美元。

(二)日本

在日本,想成为一名社会工作者并非易事,必须进高等学府接受社会工作学专业教育,毕业后再参加严格的资格考试,合格者才有机会从事这种工作。日本医务社会工作者的国家资格是社会福祉士,领取福祉职业薪水,具有明确的专门职业。2006 年日本诊疗报酬调整中,除了承认社会福祉士的"病毒疾患指导费"的设置标准之外,还明确"恢复期训练住院费""恢复训练综合计划评价费""出院时恢复训练指导费""在家时医学综合管理费"等诊疗报酬,使有社会福祉士资格的医务社会工作者能够开展业务,确立了在保健、医疗制度中的位置。

同时,日本有 400 多个非政府组织,他们的活动范围非常广泛,从国际支援到援助社区有困难的群体,应有尽有并且随处可见。日本很多非政府组织起源于社区,承担一些具体、实在的工作,无论活动规模、服务领域,都有居民和相关机构支持他们或者成为会员。在非政府组织工作的人员以中高年龄者居多,他们大多有着丰富的社会和人生经验,有较强公益意识。要应聘非政府组织的工作并不比应聘一些大企业容易,需要有很强的责任感、积极性和协调性。非政府组织由于没有资金和时间慢慢培养人才,所以比较少录用新的毕业生。这些非政府组织中,除了有报酬的固定员工(400 多个组织中有报酬的约 180 人左右),大多数是义务工作人员。

(三)埃塞俄比亚

埃塞俄比亚与坦桑尼亚通过利用医务社工,加强社区卫生服务系统。即吸纳医务社工参加社区卫生服务,共同承担和完成提高社区 HIV 患者健康及其他服务的职责和愿望。该团队服务者包括社区卫生工作人员、志愿者或健康延续服务工作人员,能够帮助人们有效地使用卫生服务。

这种模式利用社区现有的正式和非正式网络(如农民或妇女),来支持社区卫生服务人员、强调缩小社区卫生服务差距的改进方案。通过吸引现有的社区网络代表、社区健康工作者以及健康设施工作人员聚在一起,形成一个社区团队,负责发现在提供服务、测试解决方案和监测改变中出现的挑战。该模式的运用在这两个国家中证实了对扩散工作量和增加服务范围上的有效性,尤其是社区中已有的团队和社区网络为健康促进、教育、提高意识、动员、病例发现、转诊和随访等方面作出了很大的贡献。

(四)中国香港

中国香港的社工管理模式和运作经验都非常成熟。根据政府最近的统计数据,香港具有社工资格的人数约 17 590 多人,平均每 400 人就有一名社工,社工数量和发展程度要高于社工起源较早的国家和一些发达国家。

在中国香港,社工是一份比较体面的工作,即使在民间机构任职的社工,刚入职的年轻人收入与其他商业公司同等人员的收入差不多,高级社工月收入甚至可以达到5万~6万港币/月。

中国香港社工是必须经过严格资格认证的,法律规定对社工采取强制注册管理,未注册及登记者不得从事社工工作。社工的文化水平普遍较高,超过九成的社工都具有社会工作学历学位,香港大学、香港中文大学等均开设有社会工作相关专业,保障相应的人才供应。香港采用社会工作者注册制度,未经注册的人士无权使用"社会工作者"的名称或其他相关称谓,有专业的社工教育与严格的行业自律作为注册制度的补充。

第三节　部分国家的社区健康工作者

一、美国

美国的公共卫生系统中,社区健康工作者一直致力于改善社区与卫生保健系统之间的联系,已迅速成为公共卫生事业的一支重要力量。他们凭借对社区文化以及居民健康需求的了解,积极参与社区的健康教育与促进、疾病预防与控制等,对当地的卫生健康服务体系具有重要意义。2002年,美国公共卫生协会发表了一项决议,确认社区健康工作者在改善社区卫生保健服务方面的价值,认为他们是社区值得信赖的成员,对所在社区有着密切的关注和理解,并呼吁支持社区健康代理人项目,以满足国家的卫生保健需求。这种信任关系使得社区健康工作者可以作为卫生系统、社会服务与社区之间的联络人,他们通过知识拓展、社区教育、非正式咨询以及社会支持、宣传等一系列活动,增加社区居民的健康知识和自我满足,进一步加强居民与社区之间的联系。

美国的社区健康工作者通常有如下特征:部分有偿、在社区和医疗服务系统之间提供文化调解、提供非正式的咨询和社会支持、提供文化和语言方面的健康教育、了解个人和社区的需要、确保卫生服务的可及性、建立个人和社区之间的联系、提供转诊及跟进服务。

美国社区健康工作者被认为是公共卫生和初级卫生保健项目的重要成员,它的出现一定程度上缓解了医疗卫生行业的巨大压力,日益受到社会各界的广泛认可,美国多个州已将社区健康工作者的认证与培养以立法形式确立下来。

(一)计划和项目

社区健康工作者的培训通常是在机构一级或是通过代理进行的,大多数地区在社区学院和社区健康工作者所工作的机构(如非营利社区中心和诊所)设有培训或认证项目,其中许多项目都得到国家财政或其他方式(如技术援助和培训等)的支持,培训课程一般基于社区和机构的需求和偏好以及项目设置的理念和保健重点进行设置。

社区健康工作者认证和培训计划大致包括三类,即"州认证项目""社区学院培训"和"培训机构项目"。其中,"州认证项目"是由州立卫生部门或机构进行认证或发放许可证,如俄亥俄州、北卡罗来纳州和内华达州设有州一级的培训标准,并在州卫生部门提供培训。"社区学院培训"是指在社区学院进行的认证项目和非认证项目,但并非是州一级的认证。"培训机构项目"即在培训机构层面进行的特别培训项目,如非营利的社区中心和诊所,有时也与其他教育单位合作开展。机构层面的培训项目一般不受国家的支持或监管,而社区学院项目和国家管理的培训与认证项目更有机会得到国家的支持。此外,每项计划的课程安排不尽相同,但其目标都是为了满足社区居民的多元化需求。其中,得克萨斯州实施了一项州立法认证计划,至今已正式认证超过 500 个社区卫生代理人。

(二)标准与要求。

社区健康工作者的培训和认证计划以及计划的制订实施均以持续评估为指导。得克萨斯州是美国第一个立法建立强制性社区健康工作者培训和认证计划的州,并且设立社区健康工作者发展委员会。培训机构管理部门一般从以下方面进行综合评估:①审查和评估培训计划的运行情况;②研究制定具有统一适应性的培训课程;③研究社区健康工作者的认证条件以及认证的相关配套措施;④探讨可行的社区健康工作者的评估方法;⑤积极建立相关的试点项目,并给予一定的资金支持;⑥寻求联邦政府的支持与帮助,促进社区健康工作者服务成为国家医疗补助计划的一部分;⑦除履行以上职责外,积极帮助社区解决其他相关问题。此外,相关管理部门还会明确社区健康工作者的认证要求以及培训目标等,例如,得克萨斯州的认证要求是:社区健康工作者必须是年满 18 周岁的该州居民,完成 160 小时的社区健康工作者培训计划,或在最近 6 年内至少累积 1 000 小时的社区健康工作服务。

目前,在得克萨斯州大概有超过 30 个社区健康工作者培训项目,认证课程需满足三个因素:①培训计划、课程和讲师必须由发起人或培训项目论证;②课程至少 160 小时,涵盖 8 项核心能力——沟通、人际关系、服务协调、能力建设、宣传技巧、教学技巧、组织技能、掌握健康知识;③课程可以面对面或在线提供。此外,印第安纳州有一个国家认证项目是为那些专门在妇幼保健项目工作的社区健康工作者设立的,并且对在符合医疗救助条件机构工作的、经认证的社区健康工作者提供一定的补偿,州卫生部门还设立专门的培训包,为那些在符合医疗救助条件机构工作的社区健康工作者提供技术援助。

通过培训,社区健康工作者可获得自我发展的若干机会和可能:①获取职业发展机会,可通过一定的方式转移到其他职业当中,一些社区健康工作者在参加了社区学院的培训项目后,继续接受高等教育,并进入护理和社会工作专业。②提高收入能力,经过培训并在获得认证的情况下,社区健康工作者能够获得更高的工资,提高生活水平。③提高社区健康工作者的护理标准。④通过国家一级的认证能够增加社区对其工作能力的认可,对社区健康工作者的个人实现有着积极的影响(表 10-3)。

表 10-3　美国部分州社区健康工作者培训和认证项目

州	培训机构	培训重点	是否立法	是否认证	起始年代
阿拉斯加	州政府支持的培训中心	急救	是	是	20 世纪 50 年代
康涅狄格	Three Rivers 社区学院	高级医疗入门	否	否	2003 年

州	培训机构	培训重点	是否立法	是否认证	起始年代
康涅狄格	CDC 红十字下属部门	HIV/AIDS 预防 社区卫生教育	否	否	1999 年
佛罗里达	高尔夫海岸大学	家庭发展和高级医疗	否	否	2003 年
印第安纳	非营利性围产护理服务机构 州医疗部门认证的培训机构	家庭妇幼保健	否	是	1994 年
俄亥俄	州卫生部门	卫生教育和高级卫生 同级护理	是	是	1999 年
俄勒冈	波特兰社区学院	社区健康工作者能力培育	否	否	1998 年
德克萨斯	包括社区学院的认证培训中心	卫生教育和高级卫生	是	是	1999 年

经济、社会和人口的不断发展催生了居民对社区健康工作者的强烈需求。由于美国种族构成的多样性以及语言的多样性，双语的临床医生和护士持续短缺，在这种情况下，急需一批熟悉社区语言和社区文化的社区健康工作者。他们在慢性病和传染病的管理、性传播疾病的咨询、肺结核的治疗与控制以及孕产妇和婴幼儿保健等方面发挥着重要作用。除了直接为社区居民提供卫生服务外，社区健康工作者还积极参与卫生资源评估，为政府制定公共卫生政策提供建议，对美国医疗服务的发展具有重要意义。

二、巴西

巴西是贫富差距较大的国家之一，对于生活在贫困线以下、难以接受到基本医疗服务的人来说，社区健康代理人的出现让许多巴西人获得了及时救治，扩大了巴西医疗卫生服务的覆盖面，对巴西初级卫生保健系统的建设起到重要作用。

1. 社区健康代理人的产生　1993 年，巴西塞阿拉州健康代理人计划在纽约赢得联合国儿童基金会莫里斯佩特奖，这是自这个奖项设立以来第一次颁发给拉丁美洲国家。正如赤脚医生在亚洲和非洲激发人们的健康想象一样，塞阿拉州的健康代理人计划和联合国儿童基金会的颁奖引起巴西政府的对健康代理人的注意。1987 年，塞阿拉州的儿童健康指标还处于全国末端，而在 90 年代中期，该州在东北地区拥有最好的儿童健康指标，这一变化正是社区健康代理人计划的结果。由此，类似的方案迅速蔓延到巴西许多其他城市。尽管还未有详细的材料评估，但塞阿拉州的健康代理人计划仍然被认为是公共部门扩展初级卫生保健的最好范例。这一成就是巴西政府在 20 世纪 90 年代初实施社区健康代理人国家计划的重要决定因素。

社区健康代理人项目由巴西卫生部于1991年创建,旨在预防和控制北部地区的霍乱疫情,改善弱势群体特别是儿童和妇女的接触,降低婴儿死亡率,促进卫生保健。在此期间,社区健康工作者通过广泛的宣传教育以及帮助居民建立自己的保健方案等方式,增加人们对卫生信息的获取,让社区居民能够自我照顾。此外,它们对于解决初级卫生保健问题以及促进社区和当地卫生系统的沟通衔接等都起到重要作用。项目启动以来,巴西社区健康代理人一直是全职的工薪族,他们必须生活在负责的辖区内,完成基本教育和初级培训课程。

2. 家庭健康计划服务　作为巴西卫生系统的组成部分,社区健康代理人旨在向所有公民提供免费的初级保健服务,家庭健康计划的提出正是为了实现这一目标。家庭健康计划是一项1994年实施的全国性战略,由联邦、州和地方政府资助,并作为构建市政卫生体系的战略,以期重新调整护理模式并为组织健康服务和行动赋予新动力。它的目标是通过由全科医生、护士、护理助理和社区健康工作者组成多专业团队,在大城市的周边地区和农村进行医疗服务,从而扩大全国范围内的医疗保健。家庭健康团队通过监测疾病的环境和个体风险因素,负责在既定的区域内对人口进行初级保健,提供诸如疫苗接种、定期检查、产前护理和传染病教育等服务。根据家庭健康计划,每个团队应负责居住在划定地理区域的600～1 000个家庭。其中,社区健康代理人的岗位职责包括绘制地区图、在家庭健康团队中登记家庭、更新健康信息,以及识别暴露于健康风险因素的个人和家庭,他们的日常活动范围从激励患者获得护理、将检查结果提供给患者、检查患者是否正在服用药物,到为政府健康数据库收集数据等,处处体现着初级卫生保健的理念。同时,作为社区与诊所之间的联系,社区健康代理人积极帮助社区居民与专业医疗人员预约,鼓励社区成员在诊所寻求治疗。

要加入家庭健康计划,医生、护士、护士助理和社区健康工作者必须参加考试和入门培训,其中社区健康工作者必须是在所居住社区工作的有文化的成年人,由当地卫生委员会选择,接受有关基本健康概念、健康生活方式、卫生生活条件和公共卫生战略的培训,包括八周的区域卫生学校教学培训、四周的现场指导培训以及每月和每季度的持续培训,定期复习所学课程。由于社区健康工作者并非专业的医疗从业人员,因此他们需要接受当地诊所中护士和医生的监督。其中,负责监督的护士会将50%的时间用于监督工作。患者出院后,社区健康工作者会随访患者,维持护理的连续性,确保卫生系统对当地卫生需求的责任。截至2009年,家庭健康计划是世界上最大的以社区为基础的初级卫生战略之一,有超过31 000个家庭健康团队和24 000个社区健康工作者在工作,照顾了巴西61%的人口,为9900万到1.18亿巴西公民提供了潜在的健康覆盖。

巴西社区健康工作者在整个健康团队中的工资是最低的,仅有较少的附加福利。由于他们不是专业的医疗专业从业人员,仅了解一些基本的卫生保健知识,因此社会认可度较低,其中约有六分之一的人的薪水甚至低于联邦宪法规定的最低工资。

过去三四十年中,巴西在一系列国家健康指标方面取得了巨大的突破。这些变化改善了医疗保健的可获得性,特别是对于那些没有接受过医疗服务人来说,大大提高了他们对医疗服务的可及性。巴西社区健康工作者是由联邦法律正式承认的职业,意味着打破了对于没有接受特定专业培训的社区健康工作者提供健康服务的偏见,对社区健康工作者日后的发展具有重要意义。

参考文献

[1] Balcazar H, Rosenthal EL, Brownstein JN, et al. Community health workers can be a public health force for change in the United States: three actions for a new paradigm. American Journal of Public Health, 2011, 101(12): 2199-2203.

[2] Classifying health workers: Mapping occupatins to the international standard classification. Geneva: World Health Organization, 2008. Availble from: https://www.who.int/hrh/statistics/Health_workers_classification.pdf.

[3] Crisp N, Gawanas B, Sharp I. Training the health workforce: scaling up, saving lives. Lancet, 2008, 371(9613): 689-691.

[4] Fausto MC, Giovanella L, de Mendonça MH, et al. The work of community health workers in major cities in Brazil: mediation, community action, and health care. Journal of Ambulatory Care Management, 2011, 34(4): 339.

[5] Frankel S. The community health worker: effective programmes for developing countries. Community Health Worker Effective Programmes for Developing Countries, 1992.

[6] Gilkey M, Garcia CC, Rush C. Professionalization and the experience-based expert: strengthening partnerships between health educators and community health workers. Health Promotion Practice, 2011, 12(2): 178-182.

[7] Giugliani C, Harzheim E, Duncan MS, et al. Effectiveness of community health workers in Brazil: a systematic review. Journal of Ambulatory Care Management, 2011, 34(4): 326-338.

[8] Global strategy on human resources for health: Workforce 2030. Geneva: World Health Organization, 2016. Availiable from: https://apps.who.int/iris/bitstream/handle/10665/250368/9789241511131-eng.pdf?sequence=1.

[9] Kash BA, May ML, Tai-Seale M. Community health worker training and certification programs in the United States: findings from a national survey. Health Policy, 2007, 80(1): 32.

[10] Love MB, Gardner K, Legion V. Community Health Workers: Who they are and What they do? Health Education & Behavior the Official Publication of the Society for Public Health Education, 1997, 24(4): 510.

[11] Marlynn LM，Bita K，Bicardo C. Community Health Worker(chw) Certification and training: a national survey of regionally and state-based programsSouthwest Rural Health Research Center. 2005. Available from: https://www.researchgate.net/publication/267306771_Community_Health_Worker_CHW_Certification_and_Training_A_National_Survey_of_Regionally_and_State-Based_Programs_Project_Officer.

[12] Michael YL, Farquhar SA, Wiggins N, et al. Findings from a community-based participatory prevention research intervention designed to increase social capital in Latino and African American communities. Journal of Immigrant & Minority Health, 2008, 10(3): 281.

[13] O'Brien MJ, Squires AP, Bixby RA, et al. Role development of community health workers: an examination of selection and training processes in the intervention literature. American Journal of Preventive Medicine, 2009, 37(6 Suppl 1): S262.

[14] Singh M, Singh M. UNESCO Guidelines for the Recognition, Validation and Accreditation of the Outcomes of Non-Formal and Informal Learning. Unesco Institute for Lifelong Learning, 2012, 11(33): 1631-1636.

[15] Standing H, Chowdhury AM. Producing effective knowledge agents in a pluralistic environment: what future for community health workers? Social Science & Medicine, 2008, 66(10): 2096-2107.

[16] The 2014 Update, Global Health Workforce Statistics. Geneva: World HealthOrganization; 2014. http://www.who.int/hrh/statistics/hwfstats/ [2019-02-20].

[17] The World Health Report 2006: working together for health. Geneva, World Health Organization, 2006. Availabe from: https://www.who.int/whr/2006/en/.

[18] WHO guideline on health policy and systm support to optimize community health worker programme. Geneva: World Health Organization, 2018. Available from: https://apps.who.int/iris/bitstream/handle/10665/275474/9789241550369-eng.pdf?ua=1.

[19] Zhu N, Ling Z, Shen J, et al. Factors associated with the decline of the Cooperative Medical System and barefoot doctors in rural China. Health Policy, 1990, 14(2): 151-151.

（肖采璐　武　宁　刘梦荃）

第十一章

卫生管理者

卫生管理者是卫生人力的重要组成部分,好的管理者对于提高卫生服务质量,实现卫生服务目标非常必要。本章对卫生管理者实践框架和管理能力框架进行总结,并介绍发达国家(欧洲)和低收入国家(多哥、南非、乌干达)的卫生管理者实践。在此基础上,对各国医院院长的职责、胜任力、培养、管理与任用等情况进行介绍。

第一节　卫生管理者能力框架

一、卫生管理实践

总体上,卫生管理者的管理实践可归纳为四个方面:为社区服务、具备高效的领导团队和组织、努力实现目标、以身作则。

(一)为社区服务

1. 积极响应社区需求,并且为了单位和社区利益积极行动。

2. 从长远出发,建立组织文化。

3. 致力于部门愿景、使命和核心价值观。

4. 从短期和长期分析组织面临的优势、劣势、机遇和威胁。

5. 专注于患者,集中力量和资源,满足客户的需求和期望,规划和改善对客户的服务。

6. 与外部和内部客户建立并维持关系,促进与服务合作伙伴和代理商的合作,实现"双赢"。

(二)高效领导团队和组织

管理者需要创造一定的工作环境,促进成员的信息互通和共享,实现参与和合作,并鼓励员工将自身目标与组织目标相结合。管理者应做到:

1. 促使和激励员工实现最好的自己。

2. 有效提升员工积极创造的情绪。

3. 制订有效的工作计划并进行有序的督导。

4. 对员工提供不间断的指引和教导。

5. 加强团队合作,实现最佳产出。

6. 设定共同目标,引导并促进团队实现共同目标。

7. 为员工的工作设定较高但可实现的目标。

8. 鼓励团队成员学习、分享和相互支持。

9. 与团队成员分享成功和荣誉。

10. 与内部和外部合作伙伴建立合作关系。

11. 通过授权分散权力。

12. 建立信任与合作。

13. 接受和容忍差异与多样性。

(三)努力实现目标

管理者需要具有改革的前瞻性,并敢于突破传统,可以用更少的资源实现最多和最好的产出,可以使用灵活多样的路径达到目标。

1. 集中力量实现目标。

2. 善用利用资源,克服种种限制,避免各种浪费,确保物有所值。

3. 制定持续改善的绩效指标。

4. 审查并改进工作流程。

5. 通过预防措施来识别和解决问题。

6. 让改变发生。

7. 作为持续改进的推动者和催化剂。

8. 超越传统界限工作并产生结果。

9. 准备好承担风险、克服障碍和管理阻力。

10. 从错误和成功中学习,不要失去力量和勇气。

(四)以身作则

管理者必须"言行一致",员工更关注的是管理者做了什么而不是说了什么,有效的管理者应该能够做到以下几点:

1. 拥有积极的形象。

2. 有上进心并且愿意在本职工作之外作出更多贡献。

3. 精力充沛,坚韧不拔。

4. 行为合乎道德。

5. 诚实可靠。

6. 维护个人和员工的信誉。

7. 信守承诺,实现目标,能够勇于承认错误。

8. 保持不断的自我提升。

9. 充分了解自身优点和缺点,并能认清工作环境。

10. 不断提升管理知识、技能和技术。

11. 善于向上下级和员工征询意见。

12. 寻找机会积累不同工作经验。

13. 拓展人脉和网络,不断提高自身。

二、卫生管理者管理能力框架

为构建并解决卫生管理的工作结构,WHO 制定了加强卫生管理的框架,进一步明确"良好的卫生管理需要哪些条件"(图 11-1)。该框架建议,要实现好的卫生管理,必须实现以下四方面内容:

1. 确保卫生系统中卫生管理人员充足。

2. 确保管理者具有适当的能力,包括知识、技能、态度和行为。

3. 具有必要的管理支撑系统,包括规划系统、金融系统、信息系统、人力资源和绩效管理系统、监控系统、药品管理系统、自我管理系统。

4. 为管理者提供便利的工作环境。

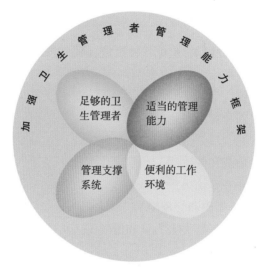

图 11-1 加强卫生管理者管理能力框架

(一)足够的卫生管理者

有效的卫生管理需要数量足够的卫生管理人员,并保持合理的人员流动,即"引进具有创新观点的管理者、保留具有足够经验的管理者,并在两者之间取得平衡"。低收入国家普遍面临卫生管理者缺乏的问题,并且他们通常是从事卫生技术工作后成为管理者。事实上,许多卫生管理者都将管理工作与临床或其他技术工作结合起来。各个国家对"卫生管理者"的定义不尽相同,但共同点都是指将大量时间用在管理工作上的人,包括:①对卫生服务的数量和覆盖范围进行规划、评估和实施的人;②对员工、预算、药品、设备、建筑、信息等资源进行管理的人;③对外部关系和合作伙伴,包括服务用户关系进行管理的人。

卫生管理者指主要以卫生管理为本职工作的人员,通常,卫生管理者的定义被滥用了,"当我们谈论管理者时,好像它是一项适合所有人的帽子"。如果将"卫生管理者"用在任何只承担部分管理责任的人身上,那么其重要性就会减弱,而且很难将领导和管理列为优先事项。这种界定可以明确区分出卫生管理者和后勤支持人员,卫生管理者指对卫生服务的数量、质量和服务范围负有全面责任的人,而后勤支持人员指只管理一个具体系统的人员,如管理物流的人员。

大部分低收入国家的卫生人力资源信息管理系统不能识别并区分卫生管理者,是因为卫生管理者通常在数据库中是根据其技术资格进行分类(通常是临床)。记录卫生管理者的信息并进行区分有许多用途:一是提供管理职位空缺的基本信息;二是为招聘提供依据,如哪些职位、服务年限、业绩记录、资历和能力;三是有助于对关键问题进行研究,例如如何留住有经验的经理;四是了解卫生管理者资格和培训信息。除了以上信息外,各国通过卫生管理者信息系统,还能够得知短期、中期和长期卫生管理者的供应和短缺情况。基于此,对卫生管理者提出以下要求:①卫生管理职位需要适当的描述和形式化;②明确卫生管理者在各级卫生系统中的角色和权威程度;③明确卫生管理者在各个级别所拥有的权力和所具备的能力。

(二)发展管理能力

目前,针对提高卫生管理者管理能力的培训很多,但是这些培训通常是由短期的、狭隘的需求驱动的,而不是旨在提供具有长期和广泛交叉利益的通用能力,培训往往存在一些问题:一是大部分培训都是短期的一次性培训,且培训内容未经卫生部门统筹,可能会出现严重重复;二是培训内容通常为个人知识培训,而不涉及管理团队的技能、态度和行为的内容;三是培训的机会成本很高,因为需要脱产培训,管理者无法参加工作;四是管理者通常无法选择参加何种培训。

培训是一种获取管理能力的方式,此外,管理能力需要通过各种方式获得,包括指导、学习和行动,传统的以课堂为主的学习方式很少能培养胜任能力。大多数低收入国家没有制定卫生管理者能力框架,也并没有为管理人员提供获得能力的国家培训计划。

(三)必要的管理支撑系统

卫生管理者需要运行良好的支持系统才能有效地完成工作,包括规划系统、财务管理系统、信息系统、监控系统、人力资源管理系统、绩效管理系统、资产管理系统(药品、建筑、设备等)。管理者需要学会如何更好地利用支持系统,才能在系统中获得尽可能多的信息。

目前,大多数现有的工作往往集中于单个支持系统,例如,许多卫生管理者花费大量时间学习规划,然后制订计划;许多国家在改善药物和信息管理方面都作出重大努力;许多卫生管理者为了获得特定的资金,都至少接受过财务管理方面的培训。相对而言,建筑和设备的管理和维修系统则容易被忽视。如果一个或两个支持系统功能糟糕,那么管理就会受到影响。因此,重要的是要有一个平衡方法,避免把精力集中在一个或两个支持系统上。

为了可比性和一致性,卫生管理支持系统(特别是规划、财务和人事等支持系统)都必须在国家层面上制定。原则上,支持系统应当进行定期评估和修改,以适应环境的变化。支持系统的改革需要在国家需求和地方需求之间保持一定的平衡。地方卫生管理者能够在当地使用信息,并在一定程度上调整系统以反映地方需求。例如,乌干达卫生规划系统的改革旨在简化规划,并改善优先次序,然而由于该系统过于集中和制度化,导致规划系统不能反映地方卫生优先事项,因此影响了地方卫生管理者的积极性。

(四)为管理者提供便利的工作环境

了解工作环境很重要,事实上,工作环境能够影响卫生管理者的工作效率和管理能力。

卫生管理者面临的工作环境可分为三类：

1. 卫生部门内部的直接工作环境　包括有多少权力被下放（如预算、员工管理）？卫生管理团队的性质？容忍贪污的程度？高层管理人员的支持程度？管理人员感到的专业、社会和地理孤立程度？是否对优秀的地方卫生管理人员有奖励？地方卫生管理者对国家决策的影响？地方卫生管理人员通常对上级卫生管理人员提供的支持抱有很高的期望，但是对地方优先卫生事项往往缺乏反应。

2. 广义的工作环境，包括其他公立和私立部门的利益相关者。在卫生管理者的工作中，各种利益相关方发挥着主导作用——如地方政客、非政府组织、当地社区等。捐助者被认为是卫生管理人员管理环境中发挥重要影响作用的角色，一方面捐助者向管理人员提供了急需的资源，另一方面，捐助方常常给管理者发出相互矛盾的信息，其提出的要求很少考虑卫生管理者的优先发展事项。

3. 文化、政治和经济背景　文化、政治和经济背景可能会限制管理者的决策范围，同时，管理的总体标准、对法制的重视程度，也是卫生部门运作的广泛背景之一。

工作环境也可以用于指卫生管理者在工作中遇到的伙伴关系。"为卫生服务建立伙伴关系"是改善健康结果的有效方法，这些伙伴关系包括：私立机构、非政府组织、学校、地方议会、行业或社区领导人等。

卫生部能做什么来使环境尽可能地有利？尽管一些环境因素超出了政府部门的控制范围，但仍然有很多事情可以做。例如：①与国家级的捐赠者合作，协调环境，使卫生管理者不必以不同的需求、优先事项等对不同捐助者作出回应；②国家卫生部门用言语和行动证明，卫生管理者是重要的和有价值的，理应受到重视；③良好的沟通有助于创造有利环境，如给卫生管理者提供国家计划和准则等关键文件，为卫生管理者提供卫生管理的规则和政策方向；④鼓励卫生管理者参加论坛、学会和协会——可以有效促进卫生管理者能力建设；⑤支持性监督可以给卫生管理者提供归属感，可以为解决实际管理问题提供帮助。通常情况下，卫生管理者的上级是问题和焦虑的根源，而不是帮助管理者完成工作的资源；⑥权力适当下放，卫生管理者不应当仅仅是执行国家规则的使者，而应该有一定的资源配置权限，这样能够提高卫生管理者的工作满意度。

简而言之，国家卫生部的高级管理人员可以为地方卫生管理者提供许多支持。即使卫生管理者面临的某一方面环境超出了部门的控制范围，但是能够明确地认识环境的作用并讨论它在特定环境中的意义，这种行为本身对于地方卫生管理者就很有帮助。当对地方卫生管理者工作的环境有了了解，卫生部可以为其提供更好的支持。对于本国文化、政治和经济方面的环境，卫生部应帮助卫生管理者认识到文化、政治和经济方面的环境给卫生管理带来的约束，并讨论如何在约束中进行管理工作。

通过一些简单的绩效考核指标，可以大大提高卫生管理者的管理绩效。如在乌干达实施的黄星计划旨在奖励优秀的卫生管理者，该计划设定了 35 个反应管理的最佳指标和标准，以便对 47 个地区的卫生管理进行监测。南非的"健康晴雨表"通过识别卫生管理中存在的问题，可以有助于改善初级卫生保健的质量和利用。

第二节 低收入国家卫生管理者实践

本节以多哥、南非和乌干达为例,介绍低收入国家的卫生管理者的情况以及加强低收入国家卫生管理的实践原则。

一、低收入国家卫生管理者现状

(一)专业管理人员数量不足且流动不合理

多哥、南非、乌干达等国家专业卫生管理人员数量和工作时间均不足,管理人员通常都有双重角色。地区卫生管理者多数是医生和护士,兼有技术和管理的职责,多哥管理人员平均只把一半时间用在管理工作上(表11-1)。由于在管理岗位任职的人员通常是医生和护士,在统计数据里,这些人通常是根据他们的专业资格而不是管理角色录入到数据库中的,因此卫生管理人员信息系统不健全,管理人员数量本身非常难以获取。

目前,基本上所有国家都没有针对卫生管理人员的全国性分析,也没有对管理者招聘、保留、资格/能力等的定性分析。在多哥,管理团队负责人通常要求获得公共卫生硕士学位,许多人被任命后都去参加公共卫生硕士培训,要离开岗位长达两年,这对业务的开展产生重大影响。南非和乌干达也有类似情况。

对于管理人员的岗位稳定性,三个国家有显著不同。乌干达地区卫生管理人员的晋升空间有限,故其管理人员稳定性高。南非和多哥的地区卫生管理者更倾向于去私立机构(非政府组织或营利性诊所)工作,或去省级机构工作。

表 11-1 多哥卫生管理团队的规模、流动和时间管理

地区	管理团队人员数量	花费在管理上的时间比	管理负责人在本岗位上的工作时间/年	管理团队成员在本地区的平均工作年限
Tone	8	50%	3	4.25(2～10)
Kozah	8	54%	1	5.75(1～17)
Sotoboua	13	48%	1	4.15(0.5～15)
Kloto	11	39%	1.75	5.80(1.75～15)
Districe des Lacs	9	63%	2	3.20(2～7)
Distr.Lome III	9	45%	7	5.55(1～10)
平均	9.7	49.8%	2.60	4.80

(二)卫生管理者管理能力普遍欠缺

卫生管理者需要经验、知识、技能和行动力,由于大多数卫生管理者在进入管理岗位之前大部分是医生或者护士,他们所接受的临床培训一般不包含管理内容。因此,卫生管理的

培训通常是进入管理岗位之后进行的,包括学历教育、在职培训项目、在职支持和发展等。

1. 学历教育　三个国家中,大多数地区、街道和医疗机构的管理负责人都是通过正规学术课程获取管理学位的。南非和乌干达有许多培训机构提供公共卫生硕士课程和公共管理硕士课程,包括大学和非大学、公立和私立机构。而多哥的医生主要是去邻国贝宁获取正式学历。这些课程往往是以传授知识为主,而不是基于经验去解决问题。部分课程是基于需求设立的,也有许多课程是根据未经评估的需要或基于潜在的商业利益发展而来的,虽然包含一些案例研究,但这些课程不一定与学生在工作中遇到的问题有关。

2. 非学历培训　三个国家的管理人员在职培训的重点多是疾病和项目管理,对于其他通用管理技能的培训较少,如决策和授权、对政治和社会经济环境的认识、沟通谈判、时间管理等。有研究发现,这三个国家的管理人员将 65%～80% 的培训时间用于规划、报告和相关培训研讨会。

3. 在职支持与发展,包括技术援助、指导和辅导、网络学习等形式。技术援助在这三个国家普遍存在,乌干达的经验表明,隶属于地区卫生管理小组的顾问能够提供实际的在职支持和指导,指导者通常是组织中更有经验的管理者,通过与卫生管理者合作,提供机会、信息和资源。而辅导者往往专注于特定的需求,在有限的时间内提供知识、技术和技能,如多哥的辅导服务帮助卫生管理者提高地区医院的妇幼服务质量。同时,现代学习技术也被使用,如以工作实践为基础的问题解决方式、远程教育等。在乌干达,国家层面组织的卫生管理培训越来越多的使用互联网,但是由于电力和电脑设备薄弱,要充分发挥互联网的潜力可能需要一段时间。

发展管理人员能力首先需要确定他们需要何种能力,根据当地特点制定能力框架,并根据能力框架制订培训和发展方案,但三个国家普遍缺乏卫生管理者能力框架,也缺乏管理培训的总体规划,培训课程缺乏统筹,许多课程都是在捐助者资助下设计的,在内容和方法上有大量的重复。在许多低收入国家,用于发展管理能力的资金历来不足,而当预算不足时,管理能力培训往往成为牺牲品。南非和乌干达正通过制定就业税来促进管理人员的战略规划和培训。

(三)卫生管理支持系统不完善

1. 规划系统　三国都建立了基于国际惯例的规划进程,且对地区卫生管理人员进行了大量的规划制定培训,但由于规划需要大量的中央财政支持,地方规划和实施能力不足。在乌干达和多哥,卫生管理人员在制定规划上耗时较多,而留给执行的时间很少。此外,利益相关者往往没有全部参与到规划制定过程中,如非政府组织的意见往往被忽略,仅在需要交通、物资或资金支持时才被联系。

2. 财政系统(预算和筹资系统)　中央对财政的控制过于集中,地方卫生部门仅对少部分资金有话语权。在乌干达,卫生人员的工资、药品、疫苗等经常性发生的项目也是由中央进行管控的。在南非,只有同级别的财政部门进行授权,卫生部门才能重新分配资金。在多哥,主要的财政责任属于民主管理组织,它们有权对用户进行收费并可以灵活分配。三个国家中,国家财政根据预算预先把资金拨付给地方行政部门,并在国家层面指定专款用于具体活动(如国家免疫日等)。乌干达地区预算是根据地理面积、人口、婴儿死亡率、贫困程度、卫生需求等进行计算得到的。南非存在两种主要的预算系统,一种涉及经常性业务,由省级卫生部门负责,另一种涉及综合发展计划,基本由当地政客控制,主要涉及资本融资,这两种预算的周期不一致,使用不同的财政年度。

3. 信息系统 计算机和电子通信的发展促进了信息系统在短时间内取得较大发展,近年来,三国的信息系统有所改善,配置了电子设备及系统、获得了相关培训和支持,员工可利用信息分析问题,并找到解决方案。但低收入国家信息系统仍面临着一些问题,主要是信息系统不完备、对信息系统的利用不够,区域信息系统亟待建立。

4. 卫生人力管理系统 目前,这三个国家的卫生人力支持系统仍不完备,卫生人力规划缺失,没有完整的人力资源系统和计划。卫生系统没有用人自主权,卫生管理者对于卫生人力的管理主要在于提交员工需求、建议员工重新调配或晋升、管理继续教育、对员工进行监督考核等,但不能控制政府办医疗机构卫生人力的招聘和解雇。卫生人力发挥最大绩效的条件不完备,目前只有南非对卫生人力发挥最大绩效创造了相关条件,且发展的部分资金来自于国家培训税。卫生人力激励机制不完善,虽有评价考核制度但执行不够严格。

5. 卫生服务监管系统 乌干达和多哥有国家卫生监管方案,所有的卫生管理人员都进行了相关训练,能够熟练使用监管方案。其中,乌干达的监管系统最有效也最发达,可从国家卫生部延伸到各省、各地区。

6. 药物管理系统 三个国家都有国家药物政策和基本药物清单,南非和乌干达基本药物资金主要来自政府拨款,而多哥所有药物都由使用者付费支付。

7. 管理者自我管理系统 几乎没有证据表明,管理者掌握了管理自身的策略和技巧。管理效率的主要制约因素之一是管理者认为自己有足够的时间,很少有管理者拥有向前推进系统、日程管理或系统归档等基本办公系统,因此,管理者在追查放错的文件和重新安排会议时间方面浪费了许多时间。

(四)工作环境便利性不足

便利的工作环境包括适当的授权、为管理者提供足够的支持、鼓励员工成长、对管理进行激励、对管理绩效进行问责等,三个国家在权力下放方面都取得显著进展,制定了卫生规范和标准,但仍然面临一些问题:

1. 不同层面的角色、权力和责任不明确。如南非地方政府和地区卫生管理机构、乌干达地方政府和地区医院、多哥的地区医院和地区卫生署之间的角色、权力和责任不明确。在南非,地区卫生管理机构的角色、权力和责任是国家和省级层面长期争论的主题,相关文件笼统且不易获取,许多指导性文件在地区层面不易获得,有些文件过于笼统,无法对具体角色、职能和职责提供足够指导。

2. 沟通不足,信息难以获取。管理人员需要及时获取政策信息,目前缺乏相关的政策传达系统,管理人员将大量时间花费在长途参加会议上,政策的改变难以及时获取。

3. 监管过于频繁,缺乏整体监管系统。监管团队通常包括财务、规划、管理和工程背景的人员,国家卫生部门工作人员也会参与监管。但是,监管通常跟随项目开展,过于频繁,地区难以应付,缺乏整体性监管系统。

4. 管理岗位吸引力不足 一般来说,担任地区卫生管理职位的薪金与政府部门类似职位差不多,进入管理行业的住宿和交通等经济激励更好,且能够享受到地位、工作自主权、升迁机会等非经济激励措施。但对于医生来说,可能会失去私人执业的机会。在多哥,尽管为卫生管理者提供了免费住宿和汽车,但是卫生管理者仍旧严重短缺。在南非,许多地区卫生管理者都由护士任职,医生倾向于在三甲医院的管理岗位上工作,或转向为非政府组织和捐助者工作。

5. 工作自主权不够　有研究显示,南非和乌干达的卫生管理人员对各项资源配备几乎没有自主权,多哥的卫生管理人员对财政资源没有自主权。因此,地方管理者在尝试新事物方面几乎没有积极性,大部分时候,他们从事的更多工作是执行而不是管理。

6. 缺乏学习机会　在乌干达,地方政府将所有培训予以统筹,寻找支持资金非常困难,许多管理者不得不自掏腰包获得晋升所需资格。同时,学习机会并不公平。

7. 发展受限　在三个国家中,从事卫生管理工作获取晋升的机会有限。如乌干达卫生管理者的职业道路非常有限,有些人不得不在岗位上一直待到退休。

二、加强卫生领导和管理的原则与建议

(一)实践原则

加强低收入国家卫生领导和管理的关键原则包括:

1. 结果导向　卫生管理者要对卫生管理的结果负责。

2. 以证据为基础　卫生管理必须充分建立在现有证据和国际经验基础上,并时刻监测管理进展。

3. 统一战线　加强卫生管理必须成为卫生部门战略的一部分,并在相关人力资源开发计划中有所体现,不应孤立进行。

4. 持续改进　加强卫生管理必须循序渐进,在能够立即改进的方面着手,并且长期坚持。

5. 及时变通　在应对管理挑战时,需要关注卫生管理框架的四个维度,及时调整管理方式,调动所有可利用资源。

6. 积极协调　通过积极协调所有的内部和外部资源,在卫生管理方面发挥更大效力。

以上六个原则,强调卫生领导和管理是卫生目标的一部分,管理活动应该建立在现有证据基础上,且应用监测手段确定活动是否产生预期效果,领导和管理必须反映卫生管理框架四个维度之间的平衡。

(二)措施和建议

加强卫生领导和管理的目的是为了实现国家和全球卫生目标。目前,许多有关领导力强化的例子都是小规模的,有必要使其扩大到全国一级。加强低收入国家卫生领导和管理的具体建议包括:

1. 明确数量需求　管理者是卫生人力资源的重要组成部分,应明确其管理需求,包括管理职位、职位描述、数量需求。

2. 制定和使用国家能力框架　该框架应该描述不同管理岗位所需的能力,以及通过何种方式可获得这些能力。

3.加强支持系统建设 卫生管理者需要养成与支持系统谈判的技能,获取最佳的支持,同时,中央卫生部门需要注重支持系统的改革和建设。

4.优化工作环境 中央卫生部门必须在口头和行动上证明管理者的重要性和价值,包括对优秀管理者进行激励等;捐助者与政府优先事项保持一致,加强管理人员的工作便利性;建立适当的伙伴关系,管理者需要具备适当的能力和有利的环境,与各方利益相关者保持联系。

此外,应对管理的效果及时监测,对管理活动进行衡量,有助于了解管理活动的有效性。

第三节 欧洲卫生管理者管理实践

卫生行业面临的情况日益复杂,卫生管理人员面临比以往更大的挑战和更多的机会。在各国政府的努力下,欧洲的医疗体系正发生快速变化。欧洲各国对卫生保健的提供都负有责任,同时卫生保健服务也受到欧洲立法的影响。因此,欧洲国家卫生管理人员既要面对本国的相关政策,也要面对欧洲和全球相关政策的附带影响。虽然有些政策看起来与卫生服务无关,但实际上会对其产生影响,如欧洲条约中的相关条款使得患者可以在欧洲内部流动,接受不同国家的医疗服务,同时,在承认教育和资格基础上,卫生人力可以在欧洲内部自由流动。

本节围绕欧洲卫生管理人员展开分析,目的是在这种复杂背景下,建立一个动态的、统一的框架来描述和分析不断变化的卫生管理者,同时结合不同国家的经验来说明医疗改革给卫生管理带来的挑战和机遇。

一、欧洲卫生管理者框架

(一)谁是卫生管理者

欧洲各国对卫生管理的界定有很大不同,卫生管理者的角色也有差别。总体而言,欧洲的卫生管理者可分为三类,分别是职业经理人、行政人员和临床经理。不同类型的管理者在教育投入和培养方面各不相同,专业化的管理者由于其接受了更多的管理技能培训、取得了相关任职资格而受到越来越多的重视和肯定。

1.职业经理人 这类管理者在西欧分布较多,将卫生管理作为一类专业,管理者在接受了专业的管理培训和资格认证后,可获得相关的管理技能和地位,英国、西班牙、德国此类管理者较多。其中,医疗卫生改革是使得卫生管理成为一种职业的关键驱动力,如随着行政权力的下放,纯粹的行政职位对管理技能和资格的要求越来越迫切,同时越来越多的医学和护理人才正脱离临床实践,进入专业管理领域。

2.行政人员 许多东欧国家的医院和社会保健组织中,医疗技术人员往往主导管理,医生、护士和其他工作人员之间的地位差异由来已久,行政人员是一类较不正式的角色。这些国家面临如何吸纳优秀人才进入卫生管理部门的问题。

3.临床经理 临床经理是将管理与临床实践相结合,产生的一类新型管理人员。在欧洲的多数国家特别是西欧国家,临床经理日益增多。临床经理产生的驱动力在于卫生服务的目标要与临床医师的活动相结合,高级别医师通常是部门主管,已经发展出超越临床管理者的角色。临床经理对于拓宽卫生管理者的角色、集中力量支持临床活动以及对于临床和管理的转变都具有深远影响。

欧洲各国对卫生管理的界定和内涵有很大差异,不同国家对卫生管理者的培养方式和投资水平各不相同。由于专业化的管理者接受了更多的教育,其社会地位更高,发展也更好。西欧各国有专为职业经理人开发的专业医疗管理项目,目前也开始招聘临床医生,对其进行管理方面的培训;此外,越来越多的卫生管理者参加了工商管理硕士或公共管理硕士培训,这些培训原本是针对高级管理人员的,目前也考虑了中层管理人员的需求。卫生管理者还可以参加相关的远程学习和领导力培训项目,是专为卫生管理中出现的新需求而开设的。东欧国家的卫生管理者培训起步较晚,得到了欧洲和国际社会的技术和财政支持。

有一个值得注意的问题,现有的培训是否为卫生管理者提供了其所需的知识?例如,在波兰和匈牙利,目前的培训重点是医院管理,而非医院和其他部门的合作(未来卫生管理的重点领域)。此外,许多欧洲国家尚未正式承认在国外获得的各种管理资格。职业化、角色、教育类型、背景差异等是探索欧洲国家卫生管理的关键因素,这些因素往往影响着对卫生管理的认识和态度以及管理工作的日常开展。以英国为例,不同类型的卫生管理者对英国卫生服务现代化各要素的态度截然不同,其中护理管理者对卫生现代化最为支持,是卫生现代化变革的重要推动者,而医生则是卫生现代化的阻碍者。

综上所述,欧洲卫生管理者在不同社会和文化特征下具有多种分类,如何在不同卫生系统中识别不同类型的管理者是一个重要问题。

(二)卫生管理者的工作内容包括哪些

对卫生管理者在组织中所发挥的作用进行研究是认识卫生管理者的重要途经。英国国家卫生服务体系(NHS)对管理者界定为在卫生保健系统中负有监督责任、或履行支持职能的人。基于此,管理者承担的管理职责包括:

1. 战略管理　对组织的目的、作用及与外部环境的关系进行把控,包括制定组织的高层远景和目标,并制定实现目标的战略。

2. 服务与运行管理　服务与运行管理指组织为了实现其目标所必须执行的基本任务,包括资源分配、内部结构、系统和过程的管理和发展等。例如,管理人员需要对新的医疗、制药和信息技术的影响进行预测,选择可能为患者及组织提供最大成本效益的技术,同时通过复杂的预算,对优先确定和获取的资源进行谈判,而不危及组织长期的财务可行性。

3. 人员管理　管理人员必须与不同专业和非专业人员进行联络,同个别工作人员及其代表机构和工会打交道。传统意义上,这属于人力资源管理(HRM)领域,但管理角色越来越多的结合了人力资源管理的内容。

另一方面,从卫生管理者所从事活动的规模和范围的差异,可对管理者角色进行区分。卫生管理者的活动范围从初级卫生保健机构到大型医院,职责范围包括一般行政管理以及需要更多专业培训的管理,如科学、治疗和技术支持、人事、金融、质量、设备甚至物业管理等。

Mintzberg 的经典模型提供了一个有用的方法来理解卫生管理者的主要工作内容(图

11-2）。从图可知,卫生管理者承担着人际关系、信息和决策的职责,这些职责会根据特定环境和职务而进行组合。

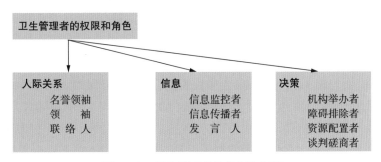

图 11-2　卫生管理者的角色和权限

(三)卫生管理者面临的社会背景

国家的历史、经济、政治、文化和环境因素对卫生管理者的界定及范畴非常重要,也决定着各国管理者的差异以及可能的趋同趋势。如以税收或以社会保险制度为基础的不同国家在卫生服务筹资模式上存在显著差异,卫生服务的提供方式也存在不同组合,如医院和初级卫生保健机构、全科医生和专科医生、公立医疗机构和私立医疗机构等,这些不同组合受到国家的经济、社会、政治背景、历史的影响或限制。在卫生改革背景下,各国拥有不同的优先事项,由于历史和文化因素不同,在某一国家运行良好的管理措施可能并不适用于另外一个国家。

尽管各国卫生制度不同,但所有欧洲国家的卫生管理者都面临着共同的压力,一方面需要控制卫生支出,另一方面需要满足快速增长的卫生需求。当然,卫生管理者面临的压力只是经济全球化和世界经济竞争日益激烈进程中的一个组成部门。同时,卫生人员的国际间流动日益频繁,也给卫生管理带来难度。

卫生管理者在卫生系统中负责实施和管理卫生改革措施,旨在发展和实现卫生保健组织的目标。卫生管理者框架中介绍了卫生管理者的三个方面,分别是卫生管理者的角色、工作内容和面临的广泛社会背景,这三个方面可以构建一个总体概念模型——强调卫生管理者角色不断变化的本质,此模型适用于所有卫生保健系统(图 11-3)。

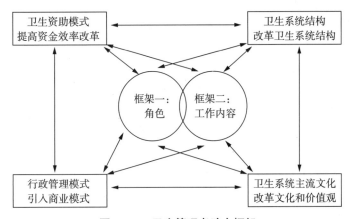

图 11-3　卫生管理者动态框架

二、欧洲卫生管理新模式

每个欧洲国家都会对各种外部和内部因素作出不同的反应,这些因素正在推动他们的医疗系统变革,这种变革的共同特点是被市场化所激励。换句话说,商业和私立机构的管理理论、概念和实践等已经扩展到卫生领域。新的卫生管理模式称为新公共管理(new public management,NPM)。也有批判者认为NPM过分强调营利,过多的考虑了营利性组织中的财务效率等概念,而忽略了卫生机构的公益性特点。另外,NPM作为一个全球概念,可能会在卫生改革方面产生趋同感,但实际上不同国家NPM在规模、范围和形式上都存在显著差异。不过,NPM所提供的框架非常实用,它首先描述了不同欧洲国家卫生改革的总体范围,其次帮助各国更好的理解卫生管理者的特征以及工作内容。NMP包括以下四种模式:

(一)NPM1:效率驱动

这种模式使"官僚化"的公共部门更加商业化、高效和理性。NMP1包含八方面的特征:①财务主导,关注投入产出比,不断加强组织财务职能,成本计算精细化;②加强管理体系建设,明确设置目标和绩效,权力向高层管理者转移;③扩大专业审计和第三方审计范围,坚持透明绩效观;④注重患者满意度,提高私立部门办医比例,增加市场竞争意识;⑤放松对劳动力市场的管制,可签订短期劳务合同;⑥管理权力从卫生专业人员向专业管理人员转移,吸引专业人士参与管理并对管理进行专业监管;⑦实行追溯责任制;⑧工会边缘化。

(二)NPM2:精简与分权

庞大、官僚、等级森严、过于集中、不灵活、麻木不仁、难以管理是传统公共管理部门的问题,NMP2有以下几个特点:①将市场意识扩大到更复杂和更成熟的准市场,从计划经济转向准市场经济来分配资源;②从层级管理转到合同管理,在地方一级建立更松散的公共管理机构;③缩小战略核心,扩大运营外围;④调整组织结构,缩减管理人员规模,裁减较高和较低层的管理人员;⑤将独立部分的资金收支分开;⑥加强影响力管理,发挥网络管理的作用,强调组织之间的战略联盟;⑦尝试从标准化的服务形式转向更具灵活性和多样性的服务系统。

(三)NPM3:追求卓越

这种管理模式中,组织文化受到重视,理性主义的方法受到挑战。这种管理模式中,关注点在于价值观、文化和角色,更关心的是个体在组织中的作用和地位。这种模式有两个显著特点:一是自下而上的形式,强调组织发展和学习,以结果来衡量绩效;二是自上而下,确保文化、管理等自上而下的变革,强调自上而下的领导形式。

(四)NPM4:公共服务导向

公共服务导向的模式融合了私立和公立机构的管理理念,强调对于患者的责任。此模式有五个特点:①关注服务质量;②关注患者需求;③将权力从指定机构转移到选举出的机构;④强调实干;⑤建立公共服务的价值观,对公共管理部门进行问责。

三、卫生管理者在卫生改革中的重要性

(一)卫生管理者是卫生改革的推动者

卫生改革艰巨复杂,组织内部和外部的因素都对卫生改革的结果产生影响。虽然很难

确定哪些因素是影响改革是否成功的关键,但毫无疑问,卫生管理者在卫生改革中作用巨大。虽然卫生管理者对许多内外部因素无能为力,但他们可以对这些因素进行预测并作出反应,卫生管理者对于利用各种因素促进变革至关重要。当然,对于面临的改革难题,没有最佳的解决方案,需要平衡不同利益相关者之间的利益和冲突,并在可获得资源的基础上作出最佳解决方案。如果缺乏强有力的领导和管理,卫生改革很容易失去方向。从新的卫生管理模式来看,目前的欧洲卫生管理给管理者提供了巨大的机会,因为新的卫生管理模式强调的是结果和产出。

(二)卫生管理者是卫生改革利益相关方的协调者

卫生管理者作为利益相关方关系的协调者,可从三个层面起作用:一是微观层面,重点关注个体之间的关系,比如卫生管理者引入临床治疗指南用以控制医生的医疗行为;二是中观层面,重点关注不同机构、不同职业、机构和国家之间不断变化的关系。以医生为例,医生被要求参加更多的审计、循证实践、同行评议等,最终发展出管理临床的相关监管方法;三是宏观层面,重点关注的是卫生系统不同部分如何整合,如预防与治疗如何结合? 对患者和公众参与决策越来越重视。如果要提高管理的绩效,这三个层面的关系需要谨慎处理。

(三)卫生管理者是卫生改革信息的转化者

卫生改革越来越重视证据和基于证据的临床实践,卫生改革需要在获取充足信息和证据的基础下进行决策。与此相反,组织往往对于卫生监测、评估等信息的关注有限。但是,随着信息系统的发展与应用,卫生机构内部和其他利益相关方可获取的信息越来越多,卫生管理者是决定数据如何转化为改革政策的关键。一项针对 20 个 OECD 国家的调查发现,管理者越来越多的对"有知识"的员工进行监督(如临床医生),倾向于从这些员工身上获得"无记录的信息",进而对改革决策提供支持。

(四)卫生管理者是卫生改革中人力资源管理的促进者

在大多数欧洲国家,卫生改革的关键特点是强调现有员工的生产和分配,努力使员工提供更有质量的卫生服务。即改进现有团队或个人的技能、改变工作人员的行为、发展新的专业技能或非专业技能是改革的重要手段。因此,要实现改革目标,首先要发展适当的工作人员,若没有良好的人力管理,其他一切改革都不可能实现。对人员进行管理的有效手段是建立切实可行的人力资源管理制度,为卫生改革提供人力支持,所以人力资源管理要融入医疗卫生政策和规划中,努力改进人力资源管理方式。

第四节 医院院长

一、院长职责与胜任力

ACHA(American College Hospital Administration)于 1976 年 10 月发表了一篇题为《医院首席执行官的职责》报告,提出了医院院长 7 项必备的职业能力要求:

1.计划和组织能力 为了满足日益增长的卫生服务需求,与董事会成员共同制定医发展战略和规划。

2. 实现目标的能力　通过有效的管理,确保医院目标的实现。

3. 医疗服务质量监控能力　通过与员工密切协作,确保提供维持满足人群所需要的高质量的医疗卫生服务。

4. 资源配置能力　通过获取并使用可利用的资源,确保社区人群有能力对提供的医疗卫生服务进行消费。

5. 危机处理能力　当危机出现时,能够采用及时有效的手段建立平稳发展的机制。

6. 保障政策一致性能力　通过持续地对医院运营过程的监控和在需要的时候倡导变革,确保与宏观卫生政策保持一致。

7. 树立良好信誉能力　通过建立并维持有效的外部交流和联系,促进医院在社区和不同公众群体中树立良好信誉。

(一)美国

私立非营利性医院占全美医疗机构的一半以上,构成美国医院的主体。这些医院通常由出资人组成董事会对医院进行委托管理,并在经营上获得联邦或地方政府的税收豁免。医院通过为社会提供多重的健康相关活动来实现其经营目的,包括救治病人、进行医学科学研究、医学教育、为社区提供医疗资源、对公众进行健康教育、健康促进以及实施预防医学项目。

医院院长一般要求为大学本科毕业并取得 MBA 或 MHA(卫生管理硕士)、MPA(公共卫生管理硕士)学位,对于经济学、市场学、人力资源管理、商业法学、信息技术、市场策略、组织行为学等课程接受过强化教育,至少应有 10～15 年的工作经验。

(二)英国

英国实行国家卫生服务制度,医院院长基本上是学习管理、经济、法学等专业,并通过培训的专职人员。各科室主任也必须取得管理硕士学位或通过管理专业培训后才能担任;对于临床医师出身的管理人员,在其从事管理工作之前,须接受半年到三年的正规管理知识培训。

(三)日本

日本医院运行遵循《病院法》,规定医院的正副院长须由医师(即由医科大学毕业后取得医师执照的人)担任。通常,国立医院、国立大学附属医院这类大医院院长均由知名专家担任且大多具有教授职称,公立医院院长一般由某一学科方面的专家、或在某一方面有影响的医师担任。民营企业、财团、社会团体所兴办的医院在选择院长时,更倾向于选择社会上有影响的医学专家,尤其是曾经在公立医院担任过院长的医学专家。

院长除从事本专业外,主持医院全面工作,决定医院发展方向。副院长一般也由专家担任,协助院长工作或兼任诊疗部长,在业务上有权威性,负责医疗、教学、科研等工作。事务部长是医院实际组织者,又称运营部长,全权负责医院日常管理,一般从各级卫生行政领导机构的官员中选派,也可从医院选调,事务部下设若干个事务科。

二、院长职业培养

多数各国重视医院管理人才的教育培训,建立了包括正规化学历教育、岗位培训和继续教育在内的培养体系。学历教育方面,医院管理硕士(MHA)作为培养高级医院管理人才的项目,在很多国家和地区广为采用。MHA 一般围绕医院高级管理人员的工作任务和基本职责设置课程和培养模式,其主要特点为重视大卫生观念,特别是以卫生统计学和流行病学为代表的公共卫生方法学的训练;注重现代管理理念的培养,如医院规划、质量管理、财务会计等经营管理实务,并把重点放在实际运用技能上;通过大量的见习和案例教学,培养解决实际问题的能力。美国主要由大学的公共卫生学院提供医院管理岗位培训和继续教育项目,法国的国家公共卫生高级学院是国家培养医院院长的专门机构,日本国立医院管理研究所专门进行医院管理教育和研究。

(一)美国 MHA

美国芝加哥大学于 1934 年首先开设医院管理硕士(MHA),是医院管理领域职业管理者发展的一个里程碑。此后,各地、各高校逐步建立和发展起各具特色的 MHA 培养模式。其中,哈佛大学 MHA 课程重点培养解决卫生挑战所需的批评性思维和解决问题的技能,约翰·霍普金斯大学 MHA 课程重点培养医疗机构管理需要的概念抽象能力、分析能力和知识应用能力(表 11-2)。

表 11-2 约翰·霍普金斯大学 MHA 课程设置

课程名称	学分	课程名称	学分
必修课程:51 学分			
卫生保健系统	3	健康与社会行为	3
医学中的领导力与组织行为学	3	改革的组织基础 / 卫生事业管理	3
卫生经济学	3	卫生政策研究	3
医疗机构中的金融学	3	决策统计学	3
医疗机构中金融学的应用	3	卫生人力资源	3
行为学概论	3	卫生信息学	3
医疗机构的设计	2	决算与财政政策	2
营销战略	2	管理战略	2
伦理学	2	卫生法学	2
职业发展	1		
选修课程			
远郊卫生保健	3	医疗保险和医疗补助	3

续表

课程名称	学分	课程名称	学分
成本效益与决策分析	3	卫生保健系统的比较	3
瑞典与芬兰的卫生保健与政策	3		

(二)澳大利亚 MHA

澳大利亚医院院长被称为 CEO,属于职业化管理者,须经过 MHA 或 MBA 学习,必须是皇家医院管理学会的成员。澳大利亚拉筹伯(La Trobe University)大学开设 MHA 课程,系统培养管理知识,提高管理技能,培养学员在项目管理、人力资源等方面的领导能力与实践经验。分析真实的卫生保健和公共卫生中存在的问题,提升学生在应对实际问题、项目管理与规划等方面的能力(表 11-3)。

表 11-3　拉筹伯大学 MHA 课程设置

课程名称	课程名称
必修课程	
卫生人力资源管理	澳洲卫生服务系统
卫生数据决策分析	卫生组织管理
卫生资源管理	项目开发与评价
医疗质量管理	医疗卫生安全与社区服务
选修课程	
澳洲国际健康关系	政策规划与实践
卫生经济学	健康促进
卫生法学与伦理学	健康管理策略与实践
卫生政策分析	

(三)法国医院高级管理人才培养

法国国家公共卫生高级学院是国家培养医院高级管理人才的基地,为国家储备医院高级管理人才。培养中注重实践能力训练,实习和实践主要在中央医院等规模较大的医院进行。主要课程包括卫生统计学、管理概论、组织学、行为科学、医院人力资源、医院服务论、市场营销、医院资源配置、公共卫生学、国际医院与预算、公共卫生系统、医疗和护理活动、医院战略和计划、医疗质量管理控制、后勤功能和管理、院内危险因素管理等。

学员在毕业前需通过考试,考试合格后分配至各地的中央医院,然后以助理员的资格工作实践两年,再由国家公共卫生高级学院进行终考,考核合格取得医院高级管理资格,获得该资格的学生方可由国家任命并逐步晋升管理级别。

(四)日本

日本国立医院管理研究所是由政府主办、专门进行医院管理教育和研究的机构,研究所免费为全国各大国立医院培训高级管理干部,围绕医院管理运行,传授医院管理的最新研究成果,介绍国外先进管理理念。研究所专为院长、事务长、总护士长等医院高级管理职位设置研讨班,其中院长班包括为期 2 个月的学习和 5 天的研讨会,课程包括诊疗管理、医疗评价、人事管理、医院经营、医院建筑和设备、医院行政管理、护理管理、医疗纠纷等。同时,研究所还定期举办财务管理、劳资问题、医院设计与规划等专题研讨会,聘请有经验的专家承担教学任务,针对性的对学员进行培训,形成高效而实用的培养模式。

三、院长聘任和管理

欧美国家医院院长或首席执行官一般由董事会聘任,院长一般没有固定任期,经过考核就可以连任。医院董事会或管理委员会负责重大决策,医院依规章制度办事。

(一)美国

董事会是医院的最高权力机构,主要职责包括:①聘任和考评医院主要行政负责人(尤其是院长);②评价和监控医院医疗服务质量;③保证医院财务足够且充足;④制定适合于医院的规章条例;⑤任命医师和各类医务人员。医院董事长一般为义务服务者,由医院所在社区选举产生,董事会成员一般任期为 2~3 年,可以连任,选举董事会成员时一般考虑各种特殊能力或技能,如法律、财务、基金筹集等。

医院院长由董事会任命,通常也是董事会成员,不设董事会的医院,院长直接由医院职工民主选举产生。医院一般设 2~4 名资深副院长,分别主持医疗业务和行政财务管理工作;设 2 名副院长,由医疗资深副院长领导,分别管理护理和医技服务(如病理、放射、生物医学工程、物资、设备管理等)。此外,医院也会设 2 名院长助理,属行政资深副院长领导,分别管理人力资源、职工保健、环境卫生、总务、安全、合同管理等。院长全面主持医院各项管理工作并对董事会负责,院长、资深副院长、副院长和院长助理组成院务委员会,讨论决定医院重大行政事宜。

医院院长和其他管理人员不论来自医师还是其他专业人员,一旦被聘为医院管理人员,都要以管理医院作为第一职业,不但在上岗前要接受管理专业的培训或学位攻读,而且每年还要定期轮训。医院院长懂得如何满足病人需求、优化医院服务流程,努力实现医院的优质高效低耗,全面赢得病人满意。他们更懂得如何减少重复建设,避免资金盲目投入,知道如何以最少的投入获取医院最大的效益,并实现对产权人资产的保值增值。

(二)日本

不同性质的医院,其院长的产生和管理方式不同。

国立医院院长一般通过两种方式产生:一是通过选举产生,由职员投票选举,再由上级主管部门正式委任;二是通过任命产生,由上级主管部门直接任命委派。不论何种产生方式,院长均实行任期制,每届三年,可以连任两届。国立大学附属医院、厚生省(卫生福利部)直属的医院、全国红十字会医院、一些国家机构直接管理的医院等国立医院均按此执行。

公立医院院长的产生与国立医院相似，但有些公立医院不采用任期制，一些社会声望高、国内有影响的院长有时任期时间可在 10 年以上。

医科大学附属医院的院长与国立大学附属医院院长的产生与任期相似。

民营医院院长一般由理事会研究决定，一般采用外聘的办法，聘任具有管理才能的医学专家、或医疗管理方面的知名人士来担任，尤其倾向于选聘从国立、公立医院退休的知名院长来担任。

私人医院的院长一般由开办者本人担任，本人退休后交给子女或家庭成员担任。

日本医院事务长的选拔与院长不同，主要是由医院所有者直接任命。其中，国立医院由医院上级部门任用，大学附属医院由大学直接任用，公立医院的任用方式与国立医院大体相同。国立和公立医院的事务长一般实行任期制，期满后可调至其他医院任事务长等职务。民营医院和私人医院事务长一般由董事会决定，任期也由董事会决定。

四、院长薪酬与激励保障

医院院长大多采用年薪制，由基本薪酬、绩效薪酬和长期激励等部分组成，各国医院院长年薪的组成结构、各部分所占比重有所不同。总体上，固定薪金所占比例一般在 45%～65%。

院长的管理技能、资源使用效率和领导组织能力，是其职业投资回报的必要基础。一般而言，院长薪酬总体水平较高，且注重短期激励与长期激励相结合。

美国医院首席执行官薪酬中，长期激励所占比重为 60%；英国医院院长年薪结构中，基本年薪占总收入的比重不足 50%，与德国相反。

五、院长的退出机制

对于医院院长的退出，各国有不同的标准或准则，包括退休、主动辞退、被动辞退等方式。其中，退休为院长年龄到法定规定后退出；主动辞退主要指院长根据自身的健康、年龄、外界的挑战等因素主动退出；强制性退出或被动辞退主要指院长被院方解雇。不同的产生方式、任期管理方式，院长的退出方式各有不同。

美国医院院长退休与否很大程度上是权衡社会安全福利和联邦医疗保险的情况，根据美国医疗管理者学会的一项调查，美国社区医院院长在 2011 年掌权的年限中值为 4 年，年龄、健康、个人财政状况以及外界的变化与挑战是影响院长退休的常见因素。美国医院院长退休后多是希望用空余的时间与家人团聚、旅游、喜爱的运动或参加志愿者活动，还有的退休后加入到教学行列。

日本医院院长任期满后，一般会去别的医院继续任院长；而对于不以医院管理为职业的院长，则任期满后继续从事原来的专业，如教授或医师，以医科大学附属医院的院长居多；此外，还有的院长或调任其他工作，或去民营医院任院长。而日本医院的事务长是一支完全职业化的管理队伍，退休后多去民营医院任职，以医院管理为终生职业。

参考文献

[1] 刘颖,梁立波,孙宏,等. 公立医院薪酬激励的国际经验及对我国的启示. 中国医院管理, 2015,35(6):12-15.

[2] 裴丽昆,David Legge, Pauline Stanton. 中国—澳大利亚合作开展卫生管理教育的尝试. 中华医院管理杂志,2002(04):24-26.

[3] 王励. 日本医院的职业化管理. 当代医学,2002(12):32-33.

[4] 徐燚,张光鹏,郭岩. 从中美两国医院院长任职资格的差异探索医院管理"职业化"途径. 中国卫生事业管理,2010,(04):37-39.

[5] Afford C, Baeten R, Buchan J, et al. Human resources for health in Europe. Human Resources for Health, 2005, 7: 20(4): 40-40.

[6] Barner R. The new millennium workplace: Seven changes that will challenge managers and workers. The Futurist, 1997, 30(2): 14-18.

[7] Carl A, Rita B, James B, et al. Human resources for health in Europe. New York: Open University Press, 2006. Available from: https://www.researchgate.net/publication/239594404_Human_resources_for_health_in_Europe.

[8] Egger D, Travis P, Dovlo D, et al. Strengthening Management in Low-Income Countries. egger dominique, 2005.

[9] Ferlie E. The new public management in action. Boston: Oxford University Press, 1997.

[10] Ham C, Honigsbaum F. Priortiy setting and rationing health services. In: Saltman R.B, Figueras J and Sakellarides C, eds, Critical chalenges for health care reform in Europe. Buckingham, Open University Press, 1998.

[11] Health care systems in transition: Czech Republic. Geneva: World Health Organization, 2000. Available from: https://apps.who.int/iris/handle/10665/107666.

[12] Hood C. Contemporary public management: a new global paradigm? Public Policy and Administration, 1995, 10(2): 104-117.

[13] Lynn LE. The new public management: how to transform a theme into a legacy. Public Administration Review, 1998, 58: 231-237.

[14] Maliqi B, Dorros GL, Adams O. Managment matters: coping with the crises of management and managers in the health system. Evidence and information for policy. Geneva, World Health Organization, 2003.

[15] Managing the health millennium development goals-the chanllenge of management strengthening: lessons form three countries. Geneva: World Health Organization, 2007. Available from: http://www.who.int.

[16] Mintzberg H. The manager's job: folkore and fact. Harvard Business Review, 68(2): 163-176.

[17] Strengthening management in low-income countries. Geneva: World Health Organization, 2005. Available from: http://www.who.int.

[18] Towards better leadership and management in health: report on an international consulatation on strengthening leadership and management in low-income countries. Geneva: World Health Organization, 2007. Available from: http://www.who.int.

[19] William CC. Medical Sociology: United States Edition. pearson schweiz ag, 2011.

[20] World Health Organizaiont. Strenthening management capacity. https://www.who.int/management/strengthen/en/ [2020-03-26].

（武　宁　张　颖）

附　录

附录一　国际卫生人力资源职业分类

卫生人力资源分类：国际分类标准职业对照

卫生人力国际分类很大程度上以国际职业分类标准（ISCO，2008年修订版）为基准，这套体系旨在对通过群体共识、其他统计调查以及行政管理记录所收集到的职业信息予以分类和汇总整理。本类别采用了职位和代码的等级结构，尤其可根据履行工作职责和工作任务所需的技术水平和技术专业上的差异来体现出卫生人力各职业细分的区别。ISCO工具适合于统计学用户和以顾客为导向的用户，同时也是许多国家职业分类的参考基准。

本对照旨在指导如何将卫生工作者归类到最详细的群组当中，同时给出了相关职业入选和排除的举例说明，从而满足统计学描绘、描述及分析的目的。职业对照可作为模型用于方便开展卫生职业交流，长期确保在国内国际之间增强卫生人力的数据兼容性，同时让不同来源中获得的卫生人力数据和信息变得更有利于科研工作的开展，有利于决策以及应对措施的执行。但仍需认识到，本标准职业分类尚不能完全体现出国家卫生劳动市场的复杂性和动态变化。

卫生人力分类与职业分类相对应可分为五大类：卫生专业人员、卫生助理专业人员、卫生服务个人护理工作者、卫生管理和支持人员以及其他未有分类的卫生服务提供者。

职业分类	ISCO 代码	定义	职业分类举例如下	备注
卫生专业人员 卫生专业人员在疾病和其他健康问题诊断和治疗方面具有广泛的理论和实践知识，并在此基础上开展研究和咨询工作并提供预防、治疗、康复及健康推广服务。卫生专业人员对人类疾病和治疗方法进行研究并对其他卫生工作者进行监督。这其中所需的专业知识和技能通常要在健康相关领域的高等教育机构学习3～6年后方可获得				

职业分类	ISCO代码	定义	职业分类举例如下	备注
全科医生	2211	全科医生(包括家庭医生和初级保健医生)通过运用现代医学的原理和程序来对疾病、伤害和其他身心障碍进行诊断、治疗和预防,以保持人类一般健康。全科医生负责制定计划、监督并评价其他医疗护理提供者对治疗护理计划的执行实施情况。全科医生的专业方向通常不会单独局限于某些特定的疾病类别或者治疗方法,而且承担着为个人、家庭和社区提供持续综合医疗护理服务的责任	医学博士(全科)、医务官(全科)、医师(全科)、全科执业医生、执业家庭医生、初级保健医师、地区医生、从事全科事务的住院医师等	列入本类别的职业要求取得基础医学教育的大学学位外加毕业后临床培训或同等实践培训经历。已经完成大学基础医学教育并且正在接受毕业后临床培训的实习医生同样包含在本类别当中。尽管部分国家将"全科医学"和"家庭医学"认定为医学专科,但相关职业仍需列入本类别当中
专科医生 ★	2212	专科医生通过运用现代医学的原理和程序,使用专门的测试、诊断、内科、外科、物理学和心理学技术来对疾病、伤害和其他身心障碍进行诊断、治疗和预防。 专科医生负责制订计划、监督并评价其他医疗护理提供者对治疗护理计划的执行实施情况。他们专攻于某些疾病类别、患者类型或治疗方法,并在其选定的专业领域开展医学教育和研究活动	专科医师(内科医生)、外科医生、麻醉医生、心脏病学家、急诊医学专家、眼科医生、妇科医生、产科医生、儿科医生、病理学家、预防医学专家、精神科医生、放射科医生、接收各类专科培训的住院医师等	列入本类别的职业要求取得基础医学教育的大学学位外加毕业后的专科临床培训(不包括全科实践培训)或同等实践培训经历。按专科医生(全科医生除外)来培养的住院医师也列入本类别。尽管部分国家将"口腔病学"视为医学专科,但口腔医生应归入"牙医" 利用活得有机体开展生物医学研究且不参与临床诊疗实践的医学研究专业人员应排除在外(归入"生命科学专业人员")
		★ 医生按专业组划分		各国和各相关方很有必要区分出不同类别的专科医生。为确保与国际接轨,便于按照各医学专科来报告并归类专科医生的相关数据,应按照此处的专业组与专业医生进行对照。按照各主要诊疗实践领域,每个专科只能归入其中一组(如果信息不可用,则归入本类别中的最后一个专业组)
		妇产科医生及相关分支的专科医生专注于妇女生殖系统的护理,包括孕前、孕期和分娩后	妇科医生、产科医生	
		儿科医生及相关分支的专科医生专注于婴幼儿和青少年健康问题的预防、诊断和治疗	儿科医生、新生儿科医生	

续表

职业分类	ISCO 代码	定义	职业分类举例如下	备注
		精神科医生及相关分支的医生专注于精神疾病和行为障碍的研究和治疗	精神病医生、儿童精神病医生、老年精神病医生、神经精神病学家	
		专业医学组医生和相关分支的医生(未分类)专注于健康问题的诊断、管理和非手术治疗	心脏病学、皮肤性病学、法医学、胃肠病学、血液学、免疫学、传染病、内科学、神经学、职业医学、肿瘤学、放射学、康复医学、呼吸医学、泌尿学等专科的医生	
		外科专业组医生和相关分支医生(未分类)专注于健康问题的外科手术治疗	普外科、事故与急救医学、麻醉学、重症监护、神经外科、眼科、骨科、耳鼻喉科、儿科、整形外科、胸外科和血管外科的专科医生	
		其他未分类的专科医生包括除产科、妇科、儿科、精神病科、外科或内科之外的其他专科医生		
护理专业人员	2221	护理专业人员根据现代护理实践和标准为因年龄、伤害、疾病或其他身心障碍而产生的健康潜在风险进行治疗、支持和护理服务。护理专业人员负责对患者的护理进行规划和管理,包括在临床和社区环境当中在其他医护工作人员的监督下独立工作或者与医生及其他人员进行合作以实施预防和相关治疗措施	专业护士、专科护士、执业护士、临床护士、地区护士、手术室护士、公共卫生护士、麻醉护士和教育护士等	本类别中所包含的职业在专业能力上通常要求完成护理专业高等教育机构的正规教育培训。护理人员与助产士以及相关专业人员之间的区分应当以此处定义相关的工作性质作为依据基准。个人所具备的资质或者国内人员主要占比均不构成上述区分的主要因素,因为护士和助产士的培训安排在各国之间存在着极大的差异性,而且国内的培训安排随时间推移也会不断变化

职业分类	ISCO 代码	定义	职业分类举例如下	备注
助产士	2222	助产士负责在孕前、孕期和分娩后对助产护理服务进行计划、管理、提供和评估。助产士根据现代助产实践和标准提供分娩护理以降低妇女和新生儿的健康风险,可独立工作或者与医生及其他人员进行合作。助产士可以对助产实践和程序进行研究,并在临床和社区开展助产教育活动	助产士	本类别中所包含的职业在专业能力上通常要求完成护理专业高等教育机构的正规教育培训。护理人员与助产士以及相关专业人员之间的区分应当以此处定义相关的工作性质作为依据基准。个人所具备的资质或者国内人员主要占比均不构成上述区分的主要因素,因为护士和助产士的培训安排在各国之间存在着极大的差异性,而且国内的培训安排随时间推移也会不断变化
传统和替代医学专业人员	2230	传统和替代医学专业人员通过运用源自特定文化的理论和经验,运用源自广泛研究所获得的知识、技能和实践,对患者的疾病、伤害和其他生理、心理等社会疾病进行检查、预防和治疗。他们会使用各种应用手段如利用针灸、阿育吠陀、顺势疗法以及草药等来研究、开发并实施治疗计划	针灸师、阿育吠陀实践者、中草药医生、顺势疗法医师、自然疗法医师、UNNAI 从业者等	本类别中所包含的职业在专业能力上通常要求广泛理解传统和替代治疗的受益和应用,通过人们对此类技术广泛深入的研究以及对人体解剖学和现代医学的学习来掌握所需的专业能力。只单独使用草药、精神疗法或手法治疗活动来从事治疗工作的人员不归入本类别
辅助医师	2240	辅助医师(包括临床官及相关人员)提供的咨询、预防、诊断和治疗等医疗服务,在范围和复杂性上比医生体提供的有限。他们在医生监督下工作或自主工作,并执行临床、治疗和外科手术,以治疗、预防特定社区常见的疾病、伤害和身心障碍	临床官、初级护理人员、高级护理人员、外科技术人员、医士等	列入本类别的职业通常要求完成理论与实践医疗服务的三级培训。仅提供急救治疗和救护处理等服务的工作人员归入"救护人员"

职业分类	ISCO 代码	定义	职业分类举例如下	备注
牙医	2261	牙医(包括牙科医生及相关人员)应用现代牙科学原理和程序,对牙齿、口腔、颌骨和相关的疾病、损伤和异常进行预防、诊断和治疗。牙医使用广泛多样的专业诊断、外科手术和其他技术来促进和恢复口腔健康	牙医、执业牙医、牙科医生、牙髓病医生、口腔颌面外科医生、口腔病理学家、矫形牙医、牙齿矫正医生、牙周病学家、口腔修复医师、口腔学家	列入本类别的职业正常要求完成牙科医学理论与实践或相关领域的大学培训。尽管部分国家将"口腔病学"和"牙齿、口腔颌面外科"视为医学专科,但这些领域的职业应始终归入本类别
药剂师	2262	药剂师负责储存、保存、合成和分配药品。药剂师根据医生和其他卫生专业人员的处方,就药物的正确使用和不良反应提供咨询。药剂师对于提升人体健康的药物进行研究、实验、合成、配药和监测	医院药师、工业药师、零售药师和配药师等	列入本类别的职业正常要求完成药剂学、药物化学理论与实践或相关领域的大学培训。研究活的有机体的药理学家及相关专业人员则应排除在外(归入"生命科学专业人员")
环境和职业健康人员	2263	环境和职业健康人员负责对相关环境及职业健康项目进行评估、计划和实施,用以识别、监测和控制可能影响人类健康的环境因素,确保安全和健康的工作条件,并预防由化学、物理、放射、生物制剂或人体工程学因素引起的疾病或伤害	环境卫生官员、职业健康及安全顾问、职业环境卫生师、辐射防护顾问等	本类别中所包含的职业在专业能力上通常要求完成环境或职业健康安全专业或相关领域高等教育机构的正规教育培训。评估、计划并实施相关项目来监督或控制人类活动对环境影响的专业人员应排除在外(归入"生命科学专业人员")
物理治疗师	2264	物理治疗师通过计划、实施和评估康复项目来改善或恢复人体的运动功能,最大限度地提高运动能力,缓解疼痛综合征,治疗或预防与伤害、疾病和其他损害有关的身体挑战。在此期间,物理治疗师会应用广泛的物理疗法和技术,如运动、超声波、加热、激光和其他技术。物理治疗师会制定并实施旨在筛查并预防常见身体疾病和功能障碍的计划项目	物理治疗师、老年物理治疗师,骨科物理治疗师,小儿物理治疗师等	本类别中所包含的职业在专业能力上通常要求完成物理治疗专业或相关领域高等教育机构的正规教育培训

职业分类	ISCO代码	定义	职业分类举例如下	备注
营养师	2265	营养师负责对营养项目进行计划、实施和评估以增强食品和营养对人类健康的影响。营养师可以进行研究、评估和相关教育,以提高个人和社区的营养水平	饮食学家、临床营养师、食品服务营养师、营养学家、公共健康营养师、运动营养师等	本类别中所包含的职业在专业能力上通常要求完成食品与营养科学、营养教育、饮食或相关领域高等教育机构的正规教育培训
听力学家和语言治疗师	2266	听力学家和语言治疗师负责对影响人们听力、语言交流和吞咽的生理障碍进行管理、治疗和评估,为丧失听力、语言障碍以及相关感觉和神经问题开展装置矫正和康复治疗。他们负责计划听力筛查项目并提供有关听力安全以及沟通交流的顾问咨询服务	听力学家,言语治疗师,言语病理学家,语言治疗师	本类别中所包含的职业在专业能力上通常要求完成听力学、语言病理学、临床语言科学或相关领域高等教育机构的正规教育培训
验光师	2267	验光师为眼睛和视觉系统的疾病提供诊断、管理和治疗服务,为眼部护理和眼部安全提供咨询和建议,并为视力障碍患者提供光学辅助或开具治疗处方	验光师、眼科配镜师、视轴矫正师	本类别中所包含的职业在专业能力上通常要求完成验光、视力矫正或相关领域高等教育机构的正规教育培训
其他未分类的卫生专业人员	2269	该组别包含了其他未分类的卫生专业人员,如足病医生、职业治疗师、康乐治疗师以及其他提供诊断、预防、治疗和康复等服务的卫生专业人员	足病医生、职业治疗师、康乐治疗师、艺术治疗师、舞蹈和运动治疗师	

卫生助理专业人员

卫生助理专业人员负责执行技术和实际任务以支持疾病、伤害、损伤的诊断和治疗,并对医疗、护理和卫生专业人员制定的卫生保健、治疗和转诊计划加以落实执行。具备相关正规资质认定通常是从事此类职业的必备要求;某些情况下,相关工作经验和长期在职培训也可以取代正规教育文凭

职业分类	ISCO代码	定义	职业分类举例如下	备注
医疗影像及治疗设备技术人员	3211	医疗影像及治疗设备技术人员负责检测和操作放射、超声等医学影像设备,制作人体结构图像以满足损伤、疾病及其他损害的诊断和治疗。他们可以在放射科医生和其他卫生专业人员的监督下实施放射治疗并对病人的情况进行监测	放射诊断技师、放射治疗师、核磁共振成像技师、核医学技师、乳房 X 线检查技师、超声波技师	本类别中所包含的职业在专业能力上通常要求完成医疗技术、放射学、超声成像学、核医学技术或相关领域的正规培训

职业分类	ISCO 代码	定义	职业分类举例如下	备注
医学和病理学实验室技术人员	3212	医学和病理学实验室技术人员对体液和组织标本进行临床检验以获得有关病人健康状况或死亡原因的信息。他们会检测并操作分光光度计、量热计、火焰光度计等设备来分析生物物质包括血液、尿液和脊髓液等	化验师、化验助理、血库技术员、细胞学技术员、病理学技术员等	本类别中所包含的职业在专业能力上通常要求完成生物医学、医疗技术或相关领域的正规培训。在活得有机体上开展实验室测试的技术人员应归入"生命科学技术人员"。为协助犯罪调查而开展临床试验的法医科学技术人员应归入"物理和工程科学技术人员"
药物技术员及助理药师	3213	药物技术员及助理药师在药师或其他卫生专业人员的指导下完成与配药相关的多种不同人物,包括清点、准备和储存药物和其他药物化合物和用品,根据卫生专业人员开具的处方向客户分发药物药品并指导其使用	制药技师、制药助理、配药技师等	本类别中所包含的职业通常要求通过正规培训掌握制药服务方面的知识与技能。只处理活得有机体的药物技术员及助理药师应排除在外(归入"生命科学技术人员")
医疗和牙科修复技术人员	3214	医疗和牙科修复技术人员按照卫生专业人员制定的处方或指示设计、安装、修理医疗和牙科设备和用具。他们会通过颈托、矫形夹板、假肢、助听器、拱形支架、假牙、牙冠和牙桥等支持工具来纠正物理医学或牙科问题	医疗器械技师、牙科矫形师、牙科矫形技师、义齿修复学家、义齿技师、假牙技师、牙科技师	本类别中所包含的职业通常要求通过正规培训掌握一定的医学、牙科学和解剖学知识。构建并维修内外科精准医学器械的技术人员应排除在外(归入"工人")
助理护士	3221	助理护士为因年老、疾病、受伤或其他身体或精神损伤而需要护理的人士提供基本护理和个人护理,为病人和家属提供健康建议;对病人进行监测并实施由医疗、护理和其他卫生专业人员制定的护理、治疗和转诊计划	助理护士、登记护士、执业护士	本类别中所包含的职业在专业能力上通常要求通过护理专业的学习掌握相关的知识和技能;在某些情况下,在职培训也可以取代正规教育。该类别的纳入标准应当以本定义相关的工作性质作为依据基准,个人所具有的资质或者国内人员主要占比均不构成纳入标准

职业分类	ISCO代码	定义	职业分类举例如下	备注
助产士助理	3222	助产士助理负责在怀孕之前、孕期和分娩后提供基本保健和建议,向妇女、家庭和社区提供关于生育与应急计划、母乳喂养、婴儿保健、计划生育和有关内容的咨询意见;实施由医疗、助产士和其他卫生专业人员制定的护理、治疗和转诊计划	助产士助理、传统助产士	本类别中所包含的职业在专业能力上要求通过正规或非正规培训来掌握正常和紧急助产护理所需的知识和技能。该类别的纳入标准应当以本定义相关的工作性质作为依据基准,个人所具备的资质或者国内人员主要占比均不构成纳入标准。主要依靠非正规学习以及社会传统做法所掌握积累的经验和知识来提供基础妊娠和生育护理的传统和非专业助产士也归入本类别。在妊娠和分娩期间为妇女和家庭提供情感支持和一般护理的分娩助理人员则应排除在外(归入"个人护理工作者")
传统医学和替代医学助理	3230	传统医学和替代医学助理主要使用特定文化理论和经验的草药和疗法来预防、护理和治疗身体和精神疾病、失调和损伤等。他们会利用传统技术和药剂来实施治疗,可独立工作或者按照传统医学人员或其他卫生专业人员所确立的治疗护理计划来开展工作	针灸技师,阿育吠陀技师,接骨师,中医师,顺势疗法技师,刮痧和拔罐治疗师,乡村治疗师,巫医	本类别中所包含的职业在专业能力上要求通过相对较短的教育和培训掌握相关知识和技术,或者通过其所在地的社会传统做法掌握相关知识和技术。通过精神疗法治疗人类疾病而不使用草药或其他药物或物理治疗的信仰治疗家应排除在外(归入"宗教助理专业人员")。使用传统按摩方式以及使用压力来提供治疗的职业如穴位按摩师和日式按摩治疗师等均归入"理疗技师及助理"

续表

职业分类	ISCO代码	定义	职业分类举例如下	备注
牙科及治疗师助理	3251	牙科及治疗师助理根据牙医或其他口腔健康专业人士所制定的护理计划及程序为预防及治疗牙齿和口腔疾病提供基本的牙科护理服务。他们还负责检查病人的口腔、牙齿及相关组织以评估口腔健康状况;就牙齿卫生提供意见;执行基本或例行的牙科临床程序;协助牙医完成复杂的牙科程序	牙科助理、牙科保健师,牙科治疗师	本类别中所包含的职业在专业能力上通常要求完成口腔卫生、牙科助理或相关领域的正规培训
医疗记录和健康信息技术人员	3252	医疗记录和健康信息技术人员负责开发、实施和评估医疗设施和其他卫生保健机构的健康记录、处理、存储和检索系统以满足卫生服务提供的法律、专业、伦理和行政记录保存要求	病案技术员、健康咨询员、病案记录分析师、病案组主管、临床编码员、疾病登记处技术员等	列入本类别的职业要求通过正规教育和／或长期在职培训掌握医学术语、健康信息法律法规、健康数据标准以及计算机和纸质数据管理等方面的知识。普通文秘或文书工作人员则排除在外
社区健康工作者	3253	社区健康工作者向特定社区提供健康教育、转诊和随访、病例管理、基本预防保健和上门服务。社区健康工作者向个人和家庭提供支持和援助,帮助他们适应卫生和社区服务系统	社区健康工作者、社区健康助理、社区健康促进员、乡村健康工作者	本类别中所包含的职业通常要求接受卫生及社会服务管理部门认可的正规和非正规培训及监督。常规个人护理服务的提供者和传统医生不包含在内
配镜技师	3254	配镜技师根据眼科医生或验光师的处方来设计、佩戴和配镜来矫正视力下降,为患者提供矫正眼镜、隐形眼镜、低视力辅助设备和其他光学设备服务	配镜技师、隐形眼镜配镜师	本类别中所包含的职业在专业能力上通常要求完成眼科光学的正规培训
理疗技师及助理	3255	理疗技师及助理为运动功能受到损伤威胁、损伤或疾病的患者提供物理治疗,为患者提供物理支持设备,并对人工治疗、电疗、超声波和其他物理疗法进行管理和监测。这些治疗通常理疗师或其他卫生专业人员制定的康复计划来完成	疗技师、物理康复师、穴位按摩师、电按摩师、水按摩师、按摩治疗师、日式按摩师等	本类别中所包含的职业在专业能力上通常要求完成物理康复或相关领域的正规培训。在常规健身和娱乐活动中指导身体运动的健身教练则应排除在外(归入"社会、文化及相关助理专业人员")

续表

职业分类	ISCO代码	定义	职业分类举例如下	备注
医疗助理	3256	医疗助理在医生或其他卫生专业人员的监督下开展基本的临床和行政管理任务。他们负责执行日常基本的任务和程序如测量病人生命体征、用药和注射、在医疗记录系统中记录信息、准备和处理医疗器械和用品、收集和准备体液和组织标本供实验室检测等	医疗助理、临床助理、眼科助理	本类别中所包含的职业在专业能力上正常要求完成医疗服务提供的正规培训。凭借高级培训和技术来提供独立医学诊断和治疗服务的临床护理提供者应归入"医护人员"
环境和职业健康检查员	3257	环境和职业健康检查员负责调查与环境因素有关的规章制度的执行情况,对可能影响人类健康、工作场所的健康和安全,以及商品和服务生产过程中的安全因素进行监督,在卫生专业人员的监督下实施和评估恢复或改善安全和卫生条件的计划	卫生监督员、食品卫生安全监督员、职业卫生安全监督员、卫生保健员、卫生监督员等	本类别中所包含的职业在专业能力上通常要求完成卫生科学、职业与机构安全卫生或相关领域的正规培训
救护人员	3258	救护人员负责在将患者送往医疗、康复和其他卫生机构之前和期间为受伤、生病、身体虚弱、其他身体或精神受损的病人提供紧急保健服务。救护人员要对患者运送过程中的健康状况进行监测,并根据实际情况执行紧急医疗处理程序。同时救护人员还要负责在大型公共集会和其他有可能发生突发卫生事件的场合巡逻并提供急救信息	救护主任、救护人员、紧急医疗技术员、紧急救护人员等	本类别中所包含的职业通常要求在急救医学治疗、患者转运、救护原则或者相关领域接受过正规培训。不提供医疗护理服务的救护车司机应排除在外(归入"机器操作员和装配工")
其他未分类的卫生助理人员	3259	该组别包含了其他未分类的卫生助理人员,包括如脊医、骨疗师、呼吸和麻醉技术人员、艾滋病病毒咨询师和其他执行技术人员,以及为诊断、预防、治疗、宣传和康复卫生服务提供支持的人员	脊医、骨疗师、呼吸技术人员、麻醉技术人员、艾滋病咨询师、计划生育咨询师	本类别中所包含的职业在专业能力上通常要求完成卫生服务提供的正规培训。尽管在某些司法管辖区域内脊医和骨疗被认定为医学专科,但这些学科的从业人员均应始终归入本类别

续表

职业分类	ISCO代码	定义	职业分类举例如下	备注
卫生服务个人护理工作者 个人护理工作者会在卫生保健和居住环境中提供直接个人护理服务、协助办理卫生保健手续并提供简单和日常性质的卫生服务。这些职业通常需要较高的读写和计算能力,较高的手工熟练程度,以及良好的人际沟通技能					
卫生护理助理	5321	卫生护理助理在医院、诊所和护理院等各种卫生保健机构为居民和患者提供日常个人护理、支持和日常协助活动。他们会按照既定的护理计划和做法,在医疗、护理或其他卫生专业人员或助理人员的直接监督下协助病人处理个人、身体活动和治疗护理需求	护理助理(医院或诊所)、病人护理助理、出生助理员(医院或诊所)、精神病学助理等	本类别中所包含的职业通常不要求拥有丰富深刻的医疗护理知识或培训。归入此类的工作人员主要在医疗护理环境(如医院、医疗护理机构、康复中心、居民护理机构及其他长期医疗或护理监督的机构)当中提供各类服务
家庭护理工作者	5322	家庭护理工作者负责向因年老、疾病、受伤或其他身体或精神状况而需要家居护理的人士以及其他独立居住环境的人士,提供日常的个人护理、支援及协助。他们会根据卫生专业人员制定的护理计划来协助客户满足个人、身体运动和治疗护理等方面的需求	护理助理(家庭)、家庭护理助理、家庭分娩助理、个人护理提供者等	本类别中所包含的职业通常不要求拥有丰富深刻的医疗护理知识或培训。归入此类的工作人员主要在基本护理院环境(包括生活帮助设施、持续护理退休社区以及现场医疗或护理监督极少甚至没有的其他类型设施)当中提供各类服务。在妊娠和分娩期间为妇女和家庭提供情感支持和一般护理(但不提供降低健康风险的分娩护理)的家庭分娩助理也归入本分类。在护理院及护理中心为儿童提供护理和监护的护理工作者则应排除在外
其他未分类的卫生服务个人护理工作者	5329	该组别包含了其他未分类的卫生服务个人护理工作者,包括如牙科助理、医院勤务员、医学影像助理、药房助理和其他提供日常健康和个人护理支持服务的人员	牙科助理、急救员、医院勤务员、医学影像助理、药房助理、采血员、灭菌助理	
卫生管理和支持人员 卫生管理和支持人员包含了大量其他类型的卫生体系工作人员,例如卫生管理人员、卫生经济学家、卫生政策学家、生物医学工程师、医疗物理学家、临床心理学家、社会工作者、医务秘书、救护车司机、建筑维修人员和其他综合管理、专业、技术和支持人员					

职业分类	ISCO代码	定义	职业分类举例如下	备注
卫生管理人员	1342	卫生管理人员负责计划、指导、协调并评价医院、诊所、公共卫生机构和类似组织提供的临床和社区卫生服务；为所管理的单位提供全面的指导、政策和业务标准等，包括对人员的聘用、培训和工作进行监督和评价；对卫生服务和资源的使用进行监测并与其他卫生服务提供者、委员会及资助机构联络协调服务的提供	卫生设施管理员、医疗管理员、临床主任、护理主任、医院护士长、社区卫生协调员、首席公共卫生官员等	本职业类别中主要工作任务和职责包括根据高等教育、广泛工作经验和长期在职培训组合所正常取得的知识和技术来指导组织活动、部门活动和其他工作者及其他任务
其他未分类的卫生管理人员		该组别包含了其他未分类的卫生管理人员（不包括卫生管理员）在卫生体系内工作，包括如：政府卫生部门管理者、人力资源经理、供应链经理、区域卫生政策和规划人员以及主要任务和职责包括为组织、部门活动和其他工作者提供指导的其他人员	政府卫生部门管理者、人力资源经理、医疗用品采购经理、区域健康规划主任、老年护理服务经理、社会福利经理、信息和通信技术服务经理	
生命科学专业人员	2131, 2133	生命科学专业人员（包括细菌学家、药理学家和相关人员）主要研究活的有机体及其相互之间以及与环境之前的相互作用，运用自身知识解决人类健康和环境问题。这些专业人员使用专业设备、器材和技术在实验室和实地收集、检查和分析人类。他们在多种不同的领域展开工作，如细菌学、生物化学、遗传学、免疫学、药理学、毒理学和病毒学等领域	空气污染分析师、细菌学家、生物技术学家、细胞遗传学家、生态学家、环境保护顾问、微生物学家、分子生物学家、分子遗传学家、药理学家、水质分析师等	本职业类别中职业任务和职责包括收集、分析并评价实验和现场数据以识别并开发新的产品、工艺和技术，从而满足制药和环境使用要求。所需知识和技能通常在生命科学高等教育机构或者相关领域内学习3～6年而获得，需取得第一学历或更高的资质认证

续表

职业分类	ISCO代码	定义	职业分类举例如下	备注
社会工作和咨询人员	2635	社会工作和咨询人员为个人、家庭、团体及社区提供辅导、治疗及调解服务以应付社会及个人面临的困难;帮助服务对象发展技能、获取资源并支持所需的服务以应对由健康问题、生活转变、药物成瘾和其他个人、家庭和社会问题而引起的问题。他们会与其他社会服务机构、教育机构和卫生提供者保持联系,挖掘客户和社区需求	成瘾顾问、丧亲顾问、临床社会工作者、区域社会福利主任、性侵犯顾问、妇女福利顾问等	本职业类别中主要工作任务和职责包括在个人、家庭或群体当中计划并提供顾问、技术发展、危机干预和调解服务,从而在自身环境局限之下协助客户功能,改善关系并解决个人和家庭问题。所需知识和技能通常在生命科学高等教育机构的社交与顾问方面学习3~6年而获得,需取得第一学历或更高的资质认证
其他未分类的非卫生专业人员		该组别包含了其他未分类的非卫生专业人员(卫生、生命科学和社交工作专业人员除外)。在卫生系统中工作,包括如物理学、数学和工程科学专业人员、教学专业人员、工商管理专业人员、信息通信技术、法律和社会科学等专业人员	会计、生物医学工程师、临床心理学家、环境工程师、卫生经济学家、卫生政策分析师、卫生政策学家、卫生统计学家、卫生职业教师、医药产品销售代表、医学物理学家、运营研究分析师、光学工程师、安全工程师、软件开发人员、员工培训人员、大学医学讲师、兽医流行病学家等	本职业类别中主要工作任务和职责包括开展分析和研究并就物理、数学、工程和社会科学在医疗卫生领域的应用提供建议;在高等教育层面提供卫生科学与服务的理论与实践教学;以及在卫生体系中提供各种技术、商业和法律服务
生命科学技术人员	3141	生命科学技术人员(不包括医生)提供活体有机物研究、分析和测试的技术支持,根据研究成果开发并应用产品和工艺来解决人类健康与环境问题。他们通常在生命科学专业人员的指导下收集、制备标本和样本、校准并操作实验仪器和设备,进行常规现场和实验室测试并监测实验执行情况以确保遵守质量控制程序和健康安全指南。他们主要在如生物学、生物化学、生物技术、环境保护和制药学等领域开展工作	细菌学技术员、生物化学技术员、药理学技术员、血清学技术员、组织培养技术员等	列入本类别的职业通常要求通过生命科学或相关领域的正规培训掌握相应的知识和技能

职业分类	ISCO 代码	定义	职业分类举例如下	备注
医务秘书	3344	医务秘书利用医学术语和保健实施程序的专业知识来履行各种沟通、文件、行政和内部协调职能,为医疗设施和其他医疗相关组织的卫生工作者提供支持。他们负责安排医疗预约、记录和审查医疗病历和信件、查访患者完整病例历史、准备健康保险索赔和订单购买并监督其他医务室支持人员的工作	医务秘书、医务室行政助理、医院病房秘书、病人护理秘书、医疗保险账单秘书、化验室秘书、医学速记员、医学转录员、病理学秘书、牙科秘书	列入本类别的职业要求通过正规教育和/或长期在职培训掌握医学术语和保健实施程序等基础知识。普通秘书、接待员和文书工作者不归入本类别
非卫生技术员和其他未分类助理专业人员		本组别包含了卫生体系中工作的其他未分类的技术人员和助理专业人员(卫生、生命科学和医务秘书除外),包括如物理与工程科学技术人员、信息与通信技术人员、业务与行政助理专业人员以及社会和宗教助理专业人员	记账员、计算机网络技术员、数据录入主管、残疾服务官员、信仰治疗师、健身教练、法医学技术员、健康保险理赔官、卫生设施许可管理主任、医疗用品采购主任、精神健康支持工作者、水处理厂操作员	本职业类别中主要工作任务和职责包括履行与科学研究及操作方法有联系的技术和相关任务并执行医学和健康领域相关的应用;财务、法务以及健康与社会服务行政管理方面的技术和实践服务及支持职能;完成体育、文化和宗教相关知识实践应用有关的技术任务以改善健康状况
文书支持人员		本组别包含了卫生体系中工作的临床支持工作人员(不包括专业卫生信息技术员和医务秘书),包括如普通文员、打字员、客服文员、材料记录员和其他记录、组织、存储、计算和检索信息的人员,履行于财务操作相关的文书和秘书性职责并请求获取信息和安排	普通文员、普通秘书、普通接待员、会计人员、数据录入、健康保险员、住院登记员、人力资源助理、医疗预约计划文员、医用品库存管控员、薪资管理员	本类别中的很多职业需要相对高的文化素质和算数技能,良好的人际交流技术和较高的手灵巧度。所需的知识和技能通常在继续教育中获取掌握而且在某些情况下可以参加专门的再继续职业教育和/或长期在职培训
服务及销售人员		本组别包含了卫生体系中工作的服务及销售人员(个人护理工作者除外),主要负责提供个人与防护服务或者在批发或零售店以及类似机构内展示并销售产品	大楼管理员、机构餐厅厨师、医院保安、医学产品销售展示员、殡仪员、药品零售点收银员等	本类别中的很多职业需要相对高的文化素质和算数技能,良好的人际交流技术和较高的手灵巧度。某些情况下可以参加专门的再继续职业教育和/或长期在职培训

续表

职业分类	ISCO代码	定义	职业分类举例如下	备注
工人		本组别包含了在卫生体系中工作的工人,包括如建筑工人、电气和电子技术员、机械师、精准仪器制作技师以及其他运用知识和技术来搞建设并维护建筑物的人员、制作和控制设备或工具的人员或者在周围使用化学产品来预防健康风险的人员	救护车机械师、建筑外墙清洁工、计算机硬件技术员、卫生系统排字员、疟疾控制喷雾器人员、光学镜片模具师、整形外科用品制作员、手术器材制作员、制冷机械师等	本职业类别中主要工作任务和职责一般要求理解生产工艺的全部阶段、所用材料和工具以及最终成品的用途,通常在完成继续教育后掌握,某些情况下可以参加专门的再继续职业教育和/或长期在职培训以掌握相关知识技能
机器操作员和装配工		本组别包含了在卫生体系中工作的机器操作员和装配工,包括如装配工、司机及其他操作并监控机器设备的人员、驾驶机动车和移动式机器的人员或者按照规范组装产品的人员	救护车司机、眼镜架装配工、洗衣机操作员、医药设备操作员	本职业类别中主要工作任务和职责一般需要体验并理解行业机器设备,同时要能够处理机器设备的操作并适应技术创新。通常要求较高的手灵巧度
非技术工人		本组别包含了在卫生体系中工作的非技术工人,包括如清洁工、食物处理助理、垃圾收集工以及其他从事简单普通任务(需要使用手持工具并耗费大量体力)的人员	医院园艺工、厨房帮工、厕所清洁工、医疗用品仓库管理员、垃圾收集工、窗户清洗工等	本类别中的绝大多数职业需要小学教育和/或短期在职培训掌握相应的知识和技能
其他未有分类的卫生服务提供者				
武装部队人员		本组别包含了武装部队人员(其他未分类),以增进健康为主要目的而采取行动,包括如现役医学护理军官和战地医学技术员	现役武装部队军医、战斗医务人员、海军护士长、退伍军人医院护理助理等	武装部队人员开展的很多工作在工作性质上都和平民职业工作相似。为利于国际接轨,便于按照各医学专科来报告并归类武装部队人员的相关数据,应将此类人员归入'武装部队人员'。虽然不太可能获得武装部队人员相关的工作性质信息,但与平民工作性质应相似。各国在调整使用此分类时可能需要考虑采用哪种方法可以最适合自身情形和用户需求

续表

职业分类	ISCO代码	定义	职业分类举例如下	备注
其他未有分类的卫生服务提供者		本组别包含了不属于正式或非正式卫生人力，但提供卫生服务的其他未分类人员，包括如在基础医学教育当中提供临床服务的实习生和志愿者等	医学服务实习生、医院志愿者	

来源：摘录自国际劳工组织，国际职业分类标准：ISCO-08 (www.ilo.org/public/english/bureau/stat/isco/isco08/index.htm).

附录二　卫生人力资源全球战略：卫生人力 2030

引言

1. 2014 年 5 月，第六十七届世界卫生大会通过 WHA67.24 号决议"累西腓卫生人力资源政治宣言的后续事宜：继续对全民健康覆盖作出承诺"。在该决议第 4(2) 段，会员国要求 WHO 总干事（WHO）制定和提交一项新的卫生人力资源全球战略（HRH），供第六十九届世界卫生大会审议。

2. 为制定全球战略草案，会员国和 WHO 代管的伙伴关系全球卫生人力联盟委员会的成员机构自 2013 年底启动了磋商进程。来自所有 WHO 区域的 200 多名专家协助巩固了有关促进全民健康覆盖（UHC）的全面卫生人力市场框架的证据。2015 年 2 月发表了综合论文，为全球战略的初稿提供了参考。

3. 2015 年 3 月启动了对初稿的广泛磋商进程。通过磋商获得了会员国和相关支持者团体的意见，例如民间社会和卫生保健专业团体。磋商进程还从 WHO 区域委员会的讨论、技术磋商、在线论坛以及为会员国常驻联合国日内瓦办事处代表团举行的吹风会、第 138 届执行委员会的会上交流以及 2016 年 3 月最后一轮的书面意见交换获益。来自该磋商进程的反馈和指导体现在全球战略草案中，该战略还与有关以人为本的综合卫生服务框架草案 2 相协调，并从后者获得了依据。

4.《卫生人力资源全球战略：卫生人力 2030》主要针对会员国的计划和政策制订人员，但其内容对卫生人力领域所有相关攸关利益方都有价值，包括公共和私营部门雇主、专业协会、教育和培训机构、工会、双边和多边发展伙伴、国际组织和民间社会。

5. 从整篇文件可以认识到，全民健康覆盖概念在世界各国和各区域可能有不同内涵。特别在 WHO 美洲区域办事处，全民健康覆盖是更广泛的普遍获得卫生保健概念的一部分。

卫生人力资源全球战略:卫生人力 2030——摘要

愿景	通过在加强了的卫生体系中确保公平获得卫生工作者的服务,加快朝着实现全民健康覆盖和联合国可持续发展目标取得进展			
总目标	进行充分投资,加强卫生体系,并在国家、区域和全球层面实施有效政策,确保卫生人力的可获得性、可及性、可接受性和质量,从而改善健康和社会经济发展结果			
原则	• 促进享有可获得最高健康标准的**权利** • 提供以人为本,没有污名和歧视的综合卫生服务 • 培育获得赋权并积极参与的社区 • 坚持所有卫生工作者的人身、就业和专业**权利**,包括安全体面的工作环境和免受各种歧视、强迫和暴力的自由 • 消除基于**性别**的暴力、歧视和骚扰 • 根据国家重点促进国际合作和团结 • 确保招聘行为合乎伦理,与《世界卫生组织全球卫生人员国际招聘行为守则》的规定一致 • 动员并保持政治和财政承诺,促进各部门和不同支持者群体之间的相互包容和合作 • 促进**创新和使用证据**			
目标	1. 通过有关卫生人力资源的知证政策,优化卫生人力队伍的绩效、质量和影响,促进健康生活和福祉、有效的全民健康覆盖以及各层级的恢复力和加强卫生系统	2. 对卫生人力资源的投资,要结合卫生系统和人口当前和未来需求,并考虑劳动力市场动态协调和教育政策解决卫生人员缺额的问题,并改进卫生工作人员的分布,以便促进健康结果、社会福利,创造就业和经济增长方面的最大改进	3. 建设次国家、国家、地区和国际层面的机构能力,对公共政策的管理和卫生人力资源行动进行有效的领导和治理	4. 加强卫生人力资源数据,监测并确保对各国和地区战略以及全球战略的实施进行问责
全球里程碑 (到 2020 年)	• 所有国家建立包容性机构机制协调跨部门卫生人力议程 • 所有国家建立卫生人力资源部门,负责政策和计划的制订和监测 • 所有国家建立监管机制,促进患者安全和对私营部门的充分监督 • 所有国家建立对卫生培训机构进行认证的机制 • 所有国家都在建立跟踪卫生人力资源存量、分布、教育、分布、流动、需求、能力和薪酬情况的卫生人力登记簿上取得进展 • 所有国家都在通过国家卫生人力账户分享卫生人力资源数据方面取得进展,并每年向 WHO 秘书处提交核心指标数据 • 所有双边和多边机构都在加强卫生人力评估和信息交流			
全球里程碑 (到 2030 年)	• 所有国家都在朝着将获得卫生工作者方面的不公平减少一半取得进展 • 所有国家都在朝着提高医学、护理和其他相关卫生专业人员培训机构的课程完成率方面取得进展 • 所有国家都实施《世界卫生组织全球卫生人员国际招聘行为守则》,在朝着将对外国培训的卫生专业人员的依赖减半取得进展 • 所有双边和多边机构都在增加用于教育、就业、性别和卫生领域的官方发展援助方面的合力,支持各国卫生就业和经济增长重点 • 作为联合国可持续发展目标伙伴,减少获得卫生服务存在的障碍,通过开展工作在卫生和社会护理领域创造、填补并保持至少 1 000 万个新的全职岗位,以便解决服务不足人口的需求 • 作为联合国可持续发展目标伙伴,在朝着实现目标 3c 的增加医疗资金和卫生工作者招聘、培养、培训和留用方面取得进展			

续表

世界卫生组织秘书处支持实施战略的核心活动	制定规范性指导文件;制定业务研究议程,以确定循证政策方案;促进分享最佳实践;提供有关卫生人力教育的技术合作,优化不同类型卫生工作者的执业范围、循证部署和留用策略、性别主流化、可获得性、可及性、可接受性、覆盖面、质量控制和提升绩效方法,包括加强公共监管	就卫生人力规划和预测、卫生系统的需求、教育政策、卫生人力市场分析以及国家卫生人力资源战略成本核算提供规范性指导文件和技术合作,并促进分析最佳实践；加强有关那些宏观经济和供资政策有助于对卫生人力资源进行更有战略针对性的更多投资证据,并促进这些政策得到采纳	提供技术合作和能力建设,发展在卫生人力资源政策、计划制定和管理领域的核心能力,着力点是卫生系统需求；通过促进利益攸关方国际网络培育对全球卫生人力资源议程的有效协调、统一和问责；系统地评估世界卫生大会和区域委员会上提交的技术或政策建议的卫生人力影响；提供技术合作,发展卫生系统和卫生人力的资质,包括管理突发事件和灾害风险的能力	在常规和突发事件情况下,对卫生人力资源有关的工具、指南和数据库的用途、开发的支持、加强和更新进行审查；促进各国就一套最低限度卫生人力资源核心指标向秘书处进行年度报告,以便对全球战略进行监测和问责；支持国家建立和提高国家卫生人力数据的质量和完整性的标准；简化并整合WHO会员国面临的所有卫生人力资源相关报告要求；调整、综合卫生人力资源全球战略中的目标并将其监测与正在出现的联合国可持续发展目标问责框架联系起来；建立机制,为起草和提交有关保护卫生工作者的报告收集数据,该报告汇集和分析会员国的经验并向相关的利益攸关方将要采取的行动提出建议,包括适当的预防措施

6. 只有有了卫生工作者,卫生系统才能运转;扩大卫生服务覆盖和实现享有可获得的最高卫生标准的权利,取决于卫生工作者提供的服务、可获得、可及性性、可接受性和高质量服务。仅保证卫生工作者数量还不够,只有当他们公平分布并且人民有机会得到他们的服务,只有当他们具备提供符合且适合人民社会文化预期的高质量服务所需的能力以及只有他们得到了卫生系统的足够的支持,理论上的覆盖才会转化为有效服务覆盖。但是,不同社会经济发展水平的国家在不同程度上面临人力教育、部署、留用和绩效方面的难题。除非伴随涉及卫生人力能力的变革性努力,否则2015年后可持续发展议程的卫生重点,如终结艾滋病、结核病和疟疾,实现大幅度降低孕产妇死亡率,扩大接受外科的服务,终结可预防的新生儿和五岁以下儿童死亡,减少非传染性疾病造成的过早死亡,促进精神卫生;诊治慢性疾病和保证全民健康覆盖,都将停留在理想抱负的层面上,除非有配套战略,作出努力对卫生人力进行改革。处于或刚刚经历武装冲突以及自然或人为灾害的这些国家、接受难民的国家以及在气候变化面前脆弱的国家都应考虑并加以处理面临的卫生人力的具体挑战。此外,每个会员国都应当有能力,有效地降低灾害风险,实施防备措施以及履行他们在《国际卫生条例(2005)》中所承担的义务。这就要求具备技能熟练、经过培训且得到支持的卫生人力。

7. 卫生人力在建设社区和卫生系统的恢复能力方面可以发挥重要作用以应对自然或人

为危害以及与环、技术和生物相关的危害和风险引发的灾难。这些事件造成的健康后果常常是灾难性的,包括大量人员死亡、受伤、患病和残疾。这类事件造成卫生工作者伤亡、卫生设施遭到破坏、卫生规划中断以及临床服务超负荷,因而干扰了提供卫生服务。投资于卫生人力、改善卫生服务覆盖及突发事件和灾害风险管理不仅有助于建设卫生系统的恢复力、加强卫生安全,而且可以减少卫生的脆弱性并提供预防、防范、应对突发事件以及从突发事件中恢复所需的人力资源。需要更关注整个卫生人力在突发事件中发挥的各种作用,例如在为人员配备要求做计划时(包括应对突发事件的扩增能力),培训和保护以及让他们参与防范和应对和适应卫生领域气候变化的措施。

8. 虽然已经取得重要进展,但仍需要为卫生人力议程积聚政治意愿和筹措资源,使该议程成为加强和适当资助卫生系统的更广泛努力的一部分。过去在卫生人力开发方面作出的努力已经产生重要成果,有很多例子表明,那些成功应对了卫生人力挑战的国家都改善了健康结局。此外,总体上,对于存在相关数据的大多数国家而言,卫生人力的可获得性正得到改善,虽然这种改善的速度往往不足以与人口增长相匹配。

但总体而言,取得进步的速度还不够快,或是进步的程度也不够深。人员短缺、技能结构不平衡、分布不均、跨专业合作存在障碍、资源利用效率不高、工作条件差、性别分布不平衡、卫生人力数据有限等问题都仍然存在;同时卫生人力的老龄化在很多情况下又都使情况进一步复杂化。回顾过去实施国家、区域和全球战略和框架的努力,主要的挑战是如何动员政治意愿和财政资源在更长时间范围内促进卫生系统以及作为其重要组成部分的卫生人力。

9. 卫生人力对于今后几十年实现卫生和更广泛发展目标至关重要。联合国大会(UNGA)已通过一套新的 2016—2030 年可持续发展目标(SDGs)。这些可持续发展目标继2000—2015 年千年发展目标之后呼吁全世界人民和领导人采取行动,确保所有人享有有尊严的生活。卫生人力支撑建议的卫生目标,并且有自己的具体目标 3c,即"大幅加强发展中国家,尤其是最不发达国家和小岛屿发展中国家的卫生筹资,增加其卫生工作者的招聘、培养、培训和留用"。2014 年,世界卫生大会认识到,只有通过在全球卫生人力方面进行实质性和战略性投资,才能实现卫生目标及其 13 个具体目标,包括重新关注公平和全民健康覆盖。在 WHA67.24 号决议中,会员国要求 WHO 总干事拟定卫生人力资源全球战略并将其提交2016 年 5 月第六十九届世界卫生大会。

10. 从全球看,卫生人力投资比人们通常假定的要少,这降低了卫生人力和卫生系统的可持续性。一些国家对卫生工作者的教育和培训方面的投资长期不足,教育战略与卫生系统和人口需求之间的不匹配,造成持续存在短缺。使问题更为复杂的是,很难向农村、偏远和服务不足地区部署本国培训的卫生工作者。短缺和分布不均的挑战也助推全球劳动力流动以及对来自低资源环境的卫生工作者的国际招聘。在一些国家,除教育投资严重不足外,特别是在缺医少药的地区,供应能力和由财政空间决定的基于市场的需求之间以及需求和人口需要之间的不平衡导致在加强了的卫生系统中享有卫生工作者提供的服务面临挑战,甚至卫生工作者失业和主要卫生需求得不到满足两种现象并存的悖论。

11. 能够应对 21 世纪重点的、强大有效的卫生人力的基础在于实现卫生工作者的供量和技能与现在和未来的人口需求相匹配。卫生人力做好准备和回应突发事件和疫情方面也可发挥重要作用,特别是采取这样的办法,参加国家级卫生突发事件管理体系,地方领导和提供服务。在全世界,不断变化的流行病学形势和人口结构都在增加非传染性疾病和慢性病对卫生系统的负担。在这一过程中,要逐步转向以患者为本的诊疗、以社区为基础的卫生服务和个性化的长期护理的需求。因此,对全球卫生人力的需求预计会大幅增加。同时,新兴经济体正处于卫生资源总量增加的经济过渡期以及上亿潜在新人加入活跃劳动力大军的人口结构过渡期。要有具备必要数量、质量和相关性的卫生人力,有关教育和卫生人力市场的政策和供资决定就要与这些不断变化的需求相协调。

12. 持续的卫生人力挑战加上这些更广泛的宏观趋势要求全球社会重新评估过去战略的有效性并改变卫生工作者的计划、教育、部署、管理和报酬方式的范式。既需要在变革方面取得进展,也需要更有效地使用现有卫生工作者。通过以下措施有可能做到这两点:采用包容性诊疗模式,涵盖促进、预防、治疗、康复和姑息服务;调整卫生系统使之遵循以团队诊疗为基础的合作性初级保健方法;充分发挥技术创新的潜能。同时,在卫生人力方面进行急需的投资和改革,以创造合格就业机会,特别是为妇女和年轻人创造机会。这些前景给出了一个前所未有的机会,可以设计和实施一个既弥补卫生系统在公平和覆盖方面的不足又释放经济增长潜力的卫生人力战略。要实现这一潜能,就要为有效实施这一议程动员政治意愿和建设机构和人力能力。

13. 到 2030 年,所有社区均能在无羞辱和歧视的情况下,普遍获得卫生工作者的服务这一愿景需要在国家、区域和全球层面采纳有效的政策并进行适当投资处理未得到满足的需求。在现实中,未来几十年满足日益增加的需求,处理现有差距并应对预期的逆转需要扩大服务,其增加规模比以往估计的都大。据 WHO 和世界银行的预测显示,到 2030 年全球要创造大约 4000 万个新的卫生社会护理的工作岗位,需要新增加 1800 万卫生工作者,主要是在低资源环境下,实现确保人人享有健康生活所需的广泛卫生服务项目的即高标准又有效的覆盖。

14. 应采取哪些措施处理卫生人力瓶颈问题久已为人所知,现在有史上最好的证据显示该怎么做到。WHO《卫生人力资源全球战略:卫生人力 2030》(草案)仔细考虑了卫生人力开发的不同方面哪些是可行的新证据和最佳做法。这些方面包括评估、计划制订和教育、全面管理、留用、激励措施和生产率;多种 WHO 的工具和指南可在这些领域支持政策的制定、实施和评估。全球战略以综合方式处理了这些方面的问题,以便激励和为政府各相关部门和所有重要利益攸关方,在国家一级为计划者和决策者,在地区一级和全球一级为国际社会在其采取准确的行动时提供依据。考虑到卫生人力资源开发的跨部门性质和潜在影响,全球战略的目的不仅仅是推动发展国家卫生和卫生人力资源战略,而且也是促进各国采纳更广泛的社会经济发展框架。

15. 鉴于卫生人力资源是使许多服务提供优先事项成为可能,本战略补充并加强一系列 WHO 和联合国拟定的相关战略。本战略特别重申《世界卫生组织全球卫生人员国际招聘行为守则》(以下简称《守则》)的重要性。《守则》呼吁各国努力利用本国卫生人力资源,满足他们的需求,在落实更合乎伦理、更公平的国际招聘做法开展合作,并尊重移徙卫生工作者的权利;这项战略依据的基础是相关的地区战略和框架,例如多伦多行动呼吁和非洲卫生人力资源路线图;本战略为联合国秘书长按照联大第 70/183 号决议 18 设立的卫生就业和经济增长高级别委员会开展其工作提供了一个基础。战略还支持联合国《妇女、儿童和青少年健康全球战略》的目标和原则、WHO《以人为本的综合卫生服务战略》、每个新生儿行动计划、计划生育 2020 行动的目标、消除新增艾滋病毒感染全球计划、正在制定的联合国艾滋病规划署 2016—2021 年战略、预防和控制非传染性疾病全球行动计划、WHO 残疾行动计划,联合国大会关于全球卫生和外交政策的 69/132 号决议以及 2015—2030 年仙台减灾框架。

16. 这是一个跨领域议程,是实现提供所有优先事项服务覆盖率目标的关键路径。它不仅影响更为人所知的助产士、护士和医生等类型卫生工作者,而且影响从社区到专科的所有卫生工作者,包括但不仅限于社区和中层工作者、牙科医生和口腔卫生专业人员、听力保健和眼保健工作者、实验室技师、生物医学工程师、药剂师、理疗师和按摩师、公共卫生专业人员和健康管理人员、供应链管理人员以及其他相关卫生专业人员和支持性工作人员。战略认识到,卫生人力的多样性是一个可资利用的机会,采取的办法是,加强探讨社会问责的合作方式、跨专业教育和实践以及卫生和社会服务人力的更紧密结合,以便改进老龄人口的长期护理。

17. 卫生人力资源全球战略简述,WHO 会员国的政策方案、WHO 秘书处的责任和给利益攸关方的建议,如何:

(1) 优化卫生人力以加快推进实现全民健康覆盖和可持续发展目标(目标 1)。

(2) 理解卫生系统的未来需要并为其做好准备,利用卫生人力市场的增长,实现创造就业和经济增长的最大化(目标 2)。

(3) 建设实施本议程的机构能力(目标 3)。

(4) 加强卫生人力资源数据以监测和确保实施国家战略和全球战略的问责(目标 4)。

以下各部分详细描述各项目标。

目标 1:通过有关卫生人力资源的知证政策优化卫生人力队伍的绩效、质量和影响,促进健康生活和福祉、有效的全民健康覆盖、恢复力以及加强各层级的卫生系统。

里程碑:

1.1:到 2020 年,所有国家均已建立对卫生培训机构进行认证的机制。

1.2:到 2030 年,所有国家如有可能将在卫生工作者不公平待遇减半方面取得进展。

1.3:到 2030 年,所有国家如有可能将在提高医学、护理和其他相关卫生专业人员培训机构的课程完成率方面取得进展。

18. 要处理人口对可持续发展目标和全民健康覆盖的需求,就要尽可能充分利用有限资源,并确保通过采纳并实施符合各级国家卫生系统情况的循证卫生人力政策以战略方式使用该有限资源。当前卫生人力赤字和不平衡的挑战持续存在,再加上人口老龄化和流行病学形势变化,就要有一个新的当代议程和前所未有的雄心。要更符合人口需求并同时提高成本效益,就要认识到以人为本的综合保健服务可以受益于初级保健机构提供以团队为基础的诊疗服务。该方式可以利用不同类型卫生工作者通过密切协作和执业范围更为合理的安排所作出的潜在贡献,且需要卫生工作者在他们各自专业范围中的操作同时避免其技能使用不足。例如,护理方面的做法已被证实是适合于人口和患者的需求的,并在向脆弱和难于接触到人口提供服务方面尤为成功。同样,助产方面的做法所具有的潜力,可为性、生殖、生育和新生儿健康服务提供 87% 所需要的护理。实现这一议程需要以下措施:通过更有效、更高效的战略和卫生人力教育的适当监管;使技能组合更可持续、反应更灵敏;利用教育和部署社区和中层卫生工作者的机会;改进部署战略、改善工作条件;激励制度;加强社会问责;跨专业合作;持续的专业发展机会和针对不同性别需求的职业发展路径以便加强改善绩效的能力和积极性。

19. 可以通过加强国家机构的能力,设计并实施更有效卫生人力战略和适当法规,大幅度提高效率。存在确保更有效、更高效地利用资源并更好地匹配社区需求的主要机会。实现这一目标所要采取的方法是,提供以人为本的健康护理模式和采用适合初级卫生保健的多样且可持续的技能结构,并支持通过各级护理与社会服务人力建立有效联系和转诊。同样,可以通过改善卫生人力资源管理制度、改善卫生人力资源工作条件及通过利用与私营非营利、志愿和独立部门的合作与支持使绩效和生产率大幅度提高成为可能。应监管这些部门,并细化激励措施以促进其运转和服务提供情况与公共部门卫生目标更为协调一致。要提高这方面的效率需要具备实施、评估和改进卫生人力资源计划、教育、监管和管理政策的机构能力。

WHO 会员国的政策方案

20. 大多数本章及后文章节建议的政策方案具有广泛相关性,可供处于各种不同社会经济发展水平的国家考虑实施。对有些国家特别相关的政策方案作了明确说明。考虑到各国情况可能随着时间推移发生变化,而一个国家的社会经济条件也并不总是直接反映其卫生人力政策状况,这一区分并不是严格的。此外,类似的卫生人力和卫生系统的挑战可能会出现在不同环境下,尽管其对供资、就业和劳动力市场动态的影响依各国情况会有不同影响。最终,政策方案的相关性和适用性必须由每个 WHO 会员国决定并且这些政策方案要根据人口、教育政策和卫生系统的要求,包括在突发事件期间的情况,按照本国具体情况来制定。同样,WHO 秘书处的责任是与支持会员国提出的要求相关的。

在所有国家要考虑的政策方案

21. 将卫生人力资源计划作为国家长期卫生战略和更广泛发展战略的一部分加强其内容和实施,以便加强卫生系统,确保卫生、教育、就业、性别、移徙、发展合作和财政政策之间的一贯性。各相关部委(卫生、劳动、教育、财政等)、专业协会、工会、民间社会、雇主、私营部门、地方政府和其他支持者团体之间的跨部门对话和协调将有助于此。计划的制订应考虑整体卫生人力需求,而不是将每个专业分别对待。这种综合方法必须考虑人口和卫生系统的需求,调整投资数额、有关招收学员的教育政策,如有必要,调整激励机制。这需要处理普遍性的劳动力市场失灵,例如卫生工作者短缺、分布不合理以及失业和卫生需求得不到满足的现象同时存在。卫生人力资源的开发是一个持续过程,需要定期评估结果和反馈,以便为确定和调整重点提供依据。

22. 促进所有环境下的体面工作条件。卫生部、公务员制度委员会和雇主应采用对性别敏感的就业条件、薪酬和非财务激励措施。它们应相互合作,确保卫生工作者的职业安全与卫生,公平待遇、基于工作表现的职业发展计划和积极的执业环境,以便确保有效的发展和留用卫生工作者并使他们有充足积极性提供高质量诊疗服务并与患者建立积极关系。应消除在培训、招聘和就业期间以及在工作场所的基于性别的歧视、暴力和骚扰。特别重要的是,要保障公共部门的规章和惯例适用于卫生工作者的恰当的激励机制、工作条件和职业结构,具有适当的灵活性和自主性。

23. 确保有效利用可获得的资源。全球所有卫生支出的 20%～40% 都浪费了,很大程度上是由于卫生人力低效及治理和监督责任薄弱。应建立问责制度,提高卫生和卫生人力资源支出的效率。除了采取诸如提高岗前培训完成率和从工资单上消除"幽灵工作者"等措施外,关键是要以适当的、具有成本效益的和公平人口卫生方法提供以社区为基础、以人为本的综合诊疗服务。这就需要实施具备适当且可持续的技能结构的卫生保健服务提供模式,以便公平地满足人口卫生需求。因此,卫生系统应使市场力量和人口预期与初级卫生保健、需求、全民享有卫生保健及提供以人为本的综合卫生服务相协调,这些服务应得到向二级和专科诊疗有效转诊制度的支持并避免过度医疗和不必要的干预。有必要调整和纠正专科医生和全科医生、高级医生、护理和助产人员以及其他中层和社区卫生工作者的配置和供应。需要有扶持性的公共政策管理工作,正式承认这些职位类型,并使之能够充分发挥作用。需要在卫生保健人力方面制订适当的计划和教育战略,激励措施以及进行适当投资,包括全科医生和家庭医生方面,以便提供以社区为基础、以人为本的、持续、公平的和综合性的服务。

24. 在扩大卫生工作者教育方面采取变革策略。公共和私营部门在卫生人力教育方面的投资应与人口需要和卫生系统需求相联系。教育战略应将对培训师的投资确定为重点,这方面有很好的证据表明社会回报率很高。重点也应是对课程进行定向以平衡为国际市场培训人才的压力以及培养出能够满足本地需求的专业人员,促进技术、职业教育和社会责任方法,以改善卫生工作者的地理分布。需要以协调方法将卫生人力资源计划的制订和教育结合起来,包括充足的且性别平衡的来自农村和偏远地区的合格受训人员,并鼓励跨专业教育和合作的做法。应通过国家政策确定教育标准和供资,并对其进行监督;如果高等教育和卫生部门相互合作实施以基于能力的学习为基础的变革教育议程,大幅度提高卫生人力的质量是可能的。该方法应使卫生工作者掌握技能,当用在跨专业团队内以合作方式有效开展工作,掌握对有关健康问题社会决定因素进行有效干预的知识和在公共卫生方面的专家知识。它必须包括流行病防范和应对,以推动全球卫生安全议程和实施《国际卫生条例(2005)》。教育机构的社会使命提供了一个机会,培养卫生工作者的公共服务伦理、专业价值观和对社会负责态度,这是提供回应当地需求和人们期盼的受尊重的诊疗服务所必需的。应特别注意弱势群体的需要,例如儿童、青少年和残疾人;民族或从语言上占少数的人群及土著人群。还必须消除与性别、老龄、精神卫生、性和生殖卫生以及艾滋病毒和艾滋病和其他相关的歧视。在培训和投资方面,应考虑北南和南南合作以及建立公私伙伴关系的机会,最大限度的创造技术转让和互利的机会,最大限度地减少卫生人员国际迁徙带来的负面影响。这包括推进电子学习;应建立机制跟踪和管理对卫生工作者个人及其后续专业发展的教育投资。

25. 优化卫生工作者的积极性、满意度、留用、公平分布和绩效。虽然城市化趋势和远程医疗潜力可能在某些情况下减少卫生工作者地理分布不均的严重挑战,但在大部分环境下,获得卫生工作者服务的机会仍很不公平。"体面就业"议程需要改善卫生工作者绩效和公平分布的战略。此类对性别敏感的吸引和留用综合一揽子政策包括:工作稳定性、工作量可控、支持性监督和组织管理、继续教育和专业发展机会、强化职业发展路径(包括酌情确定轮换方案)、家庭和生活方式激励、艰苦津贴、住房和教育津贴和补助、足够设施和工作工具,以及改善职业安全与卫生的措施,包括免于任何种类暴力、歧视和骚扰的工作环境。在某一国家的具体情况下采用具体措施应考虑措施的成本效益和可持续性,并辅以雇员满意度调查并根据卫生工作者反馈调整工作条件。要确保公平部署卫生工作者,关键是从农村和缺医少药地区选择接受培训人员、在这些地区提供培训、采取财政和非财政激励措施、实施监管措施或对服务提供进行重组。

26. 但凡可行并具有成本效益,应利用信息通信技术(ICT)机会。新的信息通信技术工具特别是对电子学习、电子健康记录、远程医疗、临床决策工具、专业人员之间的联系以及专业人员和患者之间的联系、供应链管理、绩效管理和反馈环、患者安全、服务质量控制和促进患者自主权方面尤为相关的。需要新的专业资质、技能和能力,以便充分利用信息通信技术的潜能解决提供卫生保健服务的问题。应制定标准并建立认证程序,以便认证通过包括电子学习在内的混合方法确保培训的质量;还应建立为提供移动卫生保健服务(移动卫生保健)和遵守保密要求,处理卫生人力数据的适当法规。

27. 在社区层面建设更强的恢复力和自立能力。通过改善患者和服务提供者之间的关系,使他们参与作出共同决定和选择。在提高健康素养方面进行投资,赋予患者及其家庭以知识和技能;这将鼓励他们成为卫生系统中的重要利益攸关方和财富,并积极合作,参与创造诊疗服务和高质的护理保险,而不是服务的消极接受者。卫生工作者应具备社会文化技能,成为有更多赋权的社区和有更快速反应的卫生系统之间的有效纽带。

28. 加强国内卫生人力的突发事件和灾害风险管理能力,促进更大的恢复力和卫生护理反应能力。打造卫生系统进行发展并利用国家卫生人力在风险评估、预防、防范、应对和恢复方面的能力。为卫生人力提供资源、培训和设备,并使其参与到地方、国家和国际层面有关各种类型突发事件的政策和行动中来。

29. 加强和促进医疗和卫生人员的安全和保护。通过联合国大会的 69/132 号决议,适当时,会员国经与相关的国际组织和非国家行为方合作,已经采取了措施,开发了有效的预防措施,加强和促进了医疗和卫生人员的安全和保护,并且尊重他们各自的职业道德准则,包括不仅仅限于以下各方面:

(1)明确和普遍承认医疗和卫生人员身份和标识的定义和标准,以及他们的交通运输工具和设施;

（2）为医疗和卫生人员、国家雇员和普通人口提供具体和适当的教育措施；

（3）为医疗和卫生人员的人身保护以及他们的交通运输和设施采取适当措施；

（4）其他适当措施,例如凡有正当理由可运用国家的法律框架,有效处理反对医疗和卫生人员的暴力行为；

（5）搜集妨碍、威胁和对卫生工作者进行人身攻击的信息。

在一些国家根据国情应考虑的政策方案

30. 通过认可培训学校和向卫生工作者颁发认证文凭,加强教育机构及其全体教员的能力和质量。这应该能够满足目前和未来的教育要求,以响应人口健康需要和不断变化的临床实践。在一些情况下,这可能意味着需要通过联合教育和卫生计划机制重新设计卫生人力吸收人才的方法。在一些国家,尤其有必要与教育部合作并重新关注中小学教育并加强学科学的教学。这种重新调整过的重点也应可以确保一批数量足够、性别平衡的合格高中毕业生,是整体人口的基本特征和分布的反映,以便进入卫生培训规划,目的是改善卫生人力的分布和加强以人为本的方法。卫生培训机构的全体教员,从保有足够数量的教员方面而言,以及提高并更新他们的能力,利用新课程设置和培训方法进行教学并独立领导研究活动方面都不失是一个重大的投资领域。

31. 确保目前可以预见到的卫生资源总额增加带来具有成本 - 效益的资源分配。具体而言,将部署具备广泛技能的卫生工作者组成的跨专业初级保健团队确定为重点,避免过度依赖专科医生和三级保健的陷阱和成本上升。这就需要具备多样且可持续的技能结构,利用以社区为基础的执业人员和在跨专业的初级护理团队的中层执业人员向穷人和边缘化人群提供服务的潜力。在许多环境下,制定国家政策,在凡有卫生工作者的地方,将在社区工作的卫生执业人员纳入卫生系统,可以使这类人员从适当系统的支持中受益并可在综合初级保健团队内更有效地工作,而这一趋势在一些国家已经出现。应协调国家和国际伙伴对扩大这些类别卫生工作者的支持,并使之与国家政策和系统相协调。在一些情况下,初级卫生保健团队需要确定与传统治疗师和从业人员进行有效合作的战略。

32. 通过一揽子公平、正式的就业条件,在扶持型的且对性别敏感的工作环境下,优化卫生人力的绩效,包括向卫生工作者提供清晰的职责说明和预期、指南、适当工作流程和性别平衡的机会以纠正能力差距、支持性反馈、解决集体性问题以及合适的工作环境和激励。此外,且非常关键的是,这一揽子条件应包括与技能和贡献相适应的公平工资、以及时和定期支付报酬为基本原则、精英奖励制度和职业发展机会。

33. 政府与专业委员会以及其他正规的部门合作采纳监管方法,这一监管方法要考虑透明度、问责制、比例平衡、连续性以及满足有针对性的人口需求。推行这一议程需要加强监管部门和认证部门的能力。监管机构在确保公共和私营部门的专业人员有能力和足够的经验并能坚持已通过的包含在监管和法律标准中的与操作和能力范围相关的标准中发挥核心作用;对建立和加强这些监管机构的国家应予以支持,以便在认证和颁发证书方面连续不断地提供最新情况。监管机构也应积极参与决策过程,改进标准和规则的制定和执行,并参与对公共和私营机构的毕业生基于实际能力的全国性资格的批准和重新批准的评估。为了避免利益冲突,政府、专业委员会和协会应创建适当的机制,在这方面两项职能之间没有明确的界定的情况下,将它们作为实践活动质量保证人的职能,为了公共卫生目标的利益,要与他们代表其成员利益的职能分开。

WHO 秘书处的责任

34. 根据会员国需求,拟定规范性指导文件,支持运筹研究以确定巡诊政策方案,并在会员国和相关的利益攸关方提出要求时提供技术合作的便利。这些责任可能涉及:卫生人力教育;卫生工作者的安全和保护的防护措施;优化不同类别卫生工作者的执业范围;循证部署和留用战略;性别问题主流化;可获得性、可及性和可接受性,质量控制和加强绩效方法,包括加强公共监管。

对其他利益攸关方和国际伙伴的建议

35. 教育机构调整其机构设置和教学方式,以响应变化的教育需求。这些应与国家认证制度、标准和需要相协调,并促进社会问责、跨专业教育和合作实践。鉴于私立教育机构数量增加,统一公共和私立培训机构的质量标准至关重要。公共和私立教育机构都需要克服招生和入学方面的性别歧视,并为国家教育和学生招收目标作出更多的贡献。

36. 专业委员会与政府进行合作,为提高卫生工作者的能力、素质和效率实施有效的监管规则。监管者应承担如下重要职能:保存有关卫生人力的实时登记簿;监督服务前教育规划的认证;落实机制,确保持续性的能力,包括对在岗教育提供者进行认证;以公平、透明的方式支持从业人员流动并同时保护公众;促进一系列与风险相称且高效、有效的行为和能力方法。政府、专业委员会和联合会应合作开发适当的任务,共担模式和跨专业合作,并确保牙科医生、助产士、护士、药剂师和医生以外的具有临床职能的各种类型卫生工作者也能够系统方的从认证和监管进程中获益。在各国监管机构之间交流经验有利于推广最佳做法。

目标2:将卫生人力资源的投资与人口当前和未来需求和卫生系统协调起来。与此同时,要考虑劳动力市场动态以及教育政策,解决卫生工作者短缺和改善分布问题以便能够在最大程度上促进健康结果、社会福利、创造就业和经济增长。

里程碑:

•2.1:到2030年,所有国家都将会对外国培训的卫生专业人员的依赖减半方面,实施《世界卫生组织全球卫生人员国际招聘行为守则》方面取得进展。

•2.2:到2030年,所有双边和多边机构都将会提升用于教育、就业、性别和卫生领域的官方发展援助方面的合力,支持各国卫生就业和经济增长重点。

•2.3:到2030年,可持续发展目标伙伴都将会在减少享受卫生服务存在的障碍方面取得进展,办法是开展工作,创造、填补并维持至少1000万个卫生和社会护理领域的新的全职岗位,解决缺医少药人口的需求。

•2.4:到2030年,联合国可持续发展目标的伙伴将会在目标3c方面取得进展,增加卫生人力的卫生供资、招聘、发展、培训和留用。

37. 今后几十年,由于人口和经济增长,再加上人口结构和流行病学变化,对全球卫生人力的需求和规模预计都将大幅度增长。卫生保健的提供也将发生本质变化,以便覆盖越来越多的患者服务,如社区护理。但是,在国家、次国家和全球层面,对卫生工作者的需要、需求和供给都存在严重的不匹配,导致卫生工作者的分布和部署不公平。在各个层面都能享有健康护理的目标,卫生工作者必须在各国乃至国内都能得到合理和公平的分布。在一些国家,按比例增加重要的活动和计划,实现可持续发展目标中与卫生相关目标的努力或许已被基于需求的大量卫生工作者的缺额所抵消。这种缺额反过来也会导致对中级和社区的卫生工作者的过度依赖和负担。同时,许多国家则经历短缺和过度供量的周期性摆动,努力在可负担性和可持续性约束下努力使卫生工作者的供量和需求相匹配。这些趋势有时因人口老龄化而恶化,往往导致卫生工作者工作不饱满和 / 或分布不均以及不成比例地招募在外国培训过的卫生人员。为了应对这些挑战,必须制定和执行对社会负责任的措施,全面加强卫生人力计划、供资、教育、监管和管理各个方面。

38. 需要公共部门干预措施,以重塑卫生工作者供量不足、部署不公平或积极性低和绩效差的问题。落实有利于实现 2015 年后阶段卫生目标的卫生人力资源议程将需要获得更多资源并且更高效地利用资源。卫生人力资源的国内支出在有相关数据的国家平均占政府卫生总支出的 33.6%;在许多国家,作出更大努力筹措国内资源既必要也是可能的,并且应该得到国家和全球层面适当宏观经济政策的支持。供资水平应把提高其他部门劳动生产率的潜力考虑在内,从而体现有效的卫生人力资源对本国经济的价值。但若干国家在未来几十年还将需要海外发展援助,既要确保适当财政空间也要加强卫生系统的治理,以便进行必要卫生人力资源投资,满足人口的需求和保障普遍享有护理服务。在这种情况下,应进行高级别政策对话,探索如何使(教育、就业、性别和卫生领域的)国际发展援助机制适合其目的,并使这些机制在卫生人力资源资本和经常性费用方面进行持续投资。

39. 有关卫生人力投资产生的更广泛社会经济影响的证据已经开始凸显。卫生保健就业对其他部门有引起增长的重大影响,加上卫生人力市场的预期增长的因素,这意味着在卫生保健教育和就业方面进行投资将越来越成为处于不同社会经济发展水平的各国在正规部门创造合格就业机会的一种战略。在保证卫生工作者权利,包括安全和体面的工作环境,免于所有形式的歧视、强迫和暴力方面也应如此。由于卫生人力的女性化趋势,这一机会很可能特别会为女性所利用。要充分利用这些机会,关键是消除阻止女性加入卫生人力或将她们限制在较低层次工作的更为普遍的社会障碍。这些障碍包括女性文盲率更高、工作场所的暴力和性骚扰、要求妇女获得男性家庭成员允许之后才能在居住地以外地点工作或接受培训的传统风俗、传统社会角色的期盼转变成家庭责任的更沉重的负担以及生命历程事件中有限的规定(如产假和陪产假)。

WHO 会员国的政策方案

所有国家

40. 建设计划能力,拟定或改进量化未来不同场景下卫生人力需要、需求和供应的卫生人力资源政策和战略。应开展这项工作,以便管理卫生人力市场并设计能够响应当前人口需求并预见未来期待的有效、高效政策。应从预计工作量的角度量化卫生人力资源,而不是按照人口或以设施为基础的规则量化。应对卫生人力资源计划进行成本核算并为其提供资金,应在实施过程中不断在以下方面调整该计划:

（1）估量的卫生工作者的数量、类别和素质需符合公共卫生目标和满足人口健康需求；

（2）提供足够量的和合理分布的且合的卫生工作者的能力（教育和有效的监管政策）；以及

（3）政府和劳动力市场招聘、部署和留用卫生工作者的能力（经济和财政能力以及人力部署、薪酬和通过财政和非财政战略留用）。

应以等同于全职为基础进行估算，而不是按简单的人头数，以便体现工作安排的灵活性（工作分担、兼职安排）；这对允许男性和女性卫生工作者获得机会平等并为此作出计划特别重要。

41. 催化有关卫生人力问题的多部门行动，促使财政、教育和劳动部门（或同等机构）提供所需的支持，与卫生部门合作并获得其提供的便利。这也将确保不同部门、支持者团体和利益攸关方与国家卫生人力战略和计划保持一致，争取有益条件创造就业、经济增长、社会福利和性别赋权，包括加强卫生系统。

42. 通过长期（10～15年）公共政策管理和战略在体面就业条件方面投资。此类战略应尊重男性工人和女性工人的权利，促进更好的工作环境，鼓励个人发展和事业有成，还包括至少提供生活工资（包括在社区的卫生工作人员）以及根据与体面劳动和经济发展有关的可持续发展目标提出的促进公平部署和留用的激励措施。这还包括制定措施和促进消除卫生工作者遭受的污名和歧视以及针对卫生工作者的污名和歧视。

在一些国家，根据其国情要考虑的政策方案

43. 在卫生工作者的教育和培训、招聘、部署和留用方面投资，通过国内培训的卫生工作者满足本国和次国家级需要。教育投资战略应与卫生系统和卫生人力市场当前和预期的需求相匹配，并考虑到在制定计划和教育战略方面与劳动力老龄化有关的挑战带来的影响。目的地国要减少对外国培训的卫生工作者的依赖以及减轻卫生人员的迁徙对发展中国家的卫生系统带来的负面影响，可以采用以下战略：

（1）增加国内卫生专业人员教育投资；

（2）使政府教育支出与就业机会相协调；

（3）采用创新融资机制，使地方实体和私营实体可以提供资金补充政府的卫生工作者培训补贴；

（4）不直接从卫生保健工作者占人口比例最低的国家直接雇用人员；

（5）鼓励采取更有成本效益的方式教育卫生专业人员回应人口的需求；

（6）为卫生团队规划更多样的技能组合；

（7）更充分利用不同类别卫生工作者的互补性，包括中层服务提供者。

44. 考虑各国内部加强技能和就业议程的机会。这可能包括使衰落经济部门和工业（例如制造业、农业）的工作人员获得新技能并被重新部署到卫生和社会护理部门，特别是培训期比较短、入门门槛相对较低的岗位和职责，但不能影响教育和诊疗服务质量。还应采取行动帮助刚获得资格的学生进入就业市场，特别是在经济衰退期间。

45. 增加投资，促进以市场为基础的卫生人力的需求和供应，并使其更贴合人口健康需要。这包括采取适当策略和激励措施在缺医少药地区部署卫生工作者。在许多国家，这将需要提高供应卫生工作者以满足经济增长，拉动的日益增加的国内需求的能力，同时控制成本增加。人们认识到，卫生工作者的国际移徙对来源国和目的地国的卫生系统都会带来互利。但是,教育和留用战略还是应该以将卫生工作者留在原籍国为目的,达到合理的地理分布。同时尊重个人流动权,并且与《世界卫生组织全球卫生人员国际招聘行为守则》的原则相一致。

46.为卫生人力资源从传统和创新来源筹措资金。这些来源包括总体预算、累进税、社会健康保险、专门指定用途资金和创新机制资金。这类向卫生部门划拨的充足资源应与更广泛国家卫生和社会保护议程协调一致。

47.在复杂的人道主义突发事件期间以及在冲突后的恢复阶段,必须建立能力有效的和公开的吸收和使用国内和国际的资源。在这些环境下,从发展伙伴获得的对卫生人力资源的支持应是可预见的和长期的。

48.人口稀少或分散的国家,例如小岛屿发展中国家,需要有创意的战略以克服其人口或地理结构带来的挑战。这些战略应促进加强在所有涉足领域中的机构的能力,并可包括:与其他国家建立长期伙伴关系以集中卫生人力教育、认证和监管需求(考虑到建立并运营本国卫生培训机构和/或监管当局的资本投资和经常性成本均很高);为负责在外围提供服务的卫生保健单位确定量身定做的人员简历;利用远程医学潜能补充初级卫生保健团队提供的服务;加强转诊系统的运行。

WHO 秘书处的责任

49.应会员国和相关的利益攸关方的要求,提供规范性的指导和为技术合作提供便利。根据这一目标,WHO 支持工作涵盖卫生人力规划和预测、教育政策、卫生系统的需求(考虑到与流行病的变化相关联的不断变化的人口需求),卫生人力市场分析、国家卫生人力资源战略成本核算以及对国内外卫生人力资源供资进行跟踪。WHO 认识到一些国家仍然需要外部援助,将向全球和区域金融机构、发展伙伴和全球卫生举措提供对卫生人力资源要求(以及卫生人力教育和就业的社会经济影响)的估计。这应该可以供通过有利于在卫生人力资源领域进行更多更有战略针对性投资的宏观经济和供资政策参考。为促进逐步向国家主导卫生人力资源政策和战略并为其提供资金过渡,WHO 还将支持会员国确定筹措足够国内资源并对其进行高效分配的方法。

对其他利益攸关方和国际伙伴的建议

50.国际货币基金组织、世界银行、区域开发银行和其他机构应认识到把卫生人力当作一个生产性部门进行投资。对卫生部门的投资有可能创造千百万个新就业机会并促进经济增长和更广泛的社会经济发展。这些机构可以利用该机会使其宏观经济政策适应允许对社会服务进行更多投资。

51.建立治理机制的全球卫生举措,是确保所有赠款和贷款均包括对卫生人力影响的评估。这涉及通过深思熟虑的战略和问责机制,具体规划制定的工作是如何在机构一级、组织和个人层面上,以及超越针对具体疾病的在职培训和激励措施为卫生人力资源能力建设作出贡献。应强调增加卫生人力资源领域的可持续投资和支持。按具体疾病规划招聘一般服务人员的做法削弱了卫生系统,应通过将这些疾病规划纳入初级卫生保健战略予以避免。

52.发展伙伴应使其卫生人力资源投资与国家部门计划所表达的协调的和长期的国家需要相一致。投资应坚持援助实效原则、国际卫生伙伴关系和相关行动及第三届发展筹资问题国际会议。这种支持应使教育、就业、性别平等和卫生与全国人力资源发展和加强卫生系统战略相一致。此外,全球卫生行动应重新调整其支持工作,以可持续方式加强卫生人力资源,包括考虑对一般服务人员的资本和经常性支出(包括工资)方面进行投资的可能性,并纠正目前优先关注对短期的、具体疾病的在职培训。在这方面,发展伙伴或可考虑建立多边供资设施,支持对卫生系统的国际投资,从而作为支持实现人权和可持续发展目标的各项目标。在继续宣传推动增加配给卫生人力资源的国内资金的同时,发展伙伴还应支持国家加强,凡有必要,征税能力。

53. 应鼓励相关机构建立机制跟踪卫生发展援助拨给卫生人力资源的比例变化。例如,经合组织和人道主义财务追踪系统应建立机制,决定卫生发展援助资金分配给卫生人力资源的比例,因为目前跟踪国际卫生援助流动情况的流程和数据要求做不到以可靠、一贯方式捕捉卫生人力投资数据。

54. 区域和次区域机构可以支持落实本议程的政治和财政承诺。非洲联盟、欧洲联盟、阿拉伯国家联盟、南美洲国家联盟和东南亚国家联盟可以发挥重要作用,促进社会经济结构和文化背景可比各国之间的政策对话和同行评议。他们还可以帮助形成并保持政治意愿,以支撑支持性投资和政策决定。

目标 3:建立次国家、国家、地区和国际层面的机构能力,对卫生人力资源行动进行有效的公共政策管理、领导和治理

里程碑:

3.1:到 2020 年,所有国家的包容性机构机制将到位,协调跨部门卫生人力议程。

3.2:到 2020 年,所有国家建立卫生人力资源部门,其职责是制定监测政策和计划。

3.3:到 2020 年,所有国家建立监管机制,促进患者安全和对私营部门的充分监督。

55. 要在各国实施全面卫生人力议程,需要有效治理并加强机构能力。虽然过去几十年取得了相当大进展,但卫生人力资源领域的进展还不够快,也不够深入。部分上,卫生人力开发是一个技术进程,需要计划、教育和管理领域的专业知识和将其植根于卫生系统长期愿景的能力。但它也是一个政治进程,有赖于不同部门和社会上各种支持者团体的意愿和实力以及政府进行协调工作的不同水平。同时,重要的挑战是:确保有效的跨部门治理和利益攸关方合作;加强技术能力;为当代卫生人力资源议程筹措财政资源。这要求政府首脑的政治意愿和问责。

56. 需要技术和管理能力,以便将政治意愿和决定转化为有效的实施。从国家到地方的公共卫生人力规划和管理必须是专业的,确保不同性别、种族和语言/民族的人群拥有平等机会。既需要能胜任的卫生专业人员,也需要能胜任的专业健康管理者、卫生人力资源科学家、计划制订者和决策者。这种拥有大量实证和信息的能力对于向政治领导人提供有力的证据和技术建议以及确保政策、标准和指南的有效实施和监督是必不可少。关键是,这种能力需要和问责机制一并建立并可以在适当的行政层面获得。在联邦制国家和以分散方式进行卫生人力管理的国家,需要在次国家级和地方建设能力、人力资本和机构的机制,包括培训在管理岗位上的人员。

57. 合适的全球卫生治理机制可以支持实施国家卫生人力资源议程。国家层面的政治承诺和行动是有效应对卫生人力挑战的基础。但是,一些卫生人力资源问题具有跨国性质,需要各国采取全球方式并致力于国际团结。其中包括创造并分享全球公共产品和证据;在需要时提供或筹措技术和财政援助;对卫生人力流动进行合乎伦理的管理和减少负面影响;以及评估全球卫生目标和决议对卫生人力资源的影响。

WHO 会员国的政策方案

所有国家

58. 确保所有国家都建立向卫生部高层领导(司长或常秘)报告的负责卫生人力资源问题的部门。该部门应该具备卫生人力资源政策、计划和治理、数据管理和报告等标准核心职能的能力、责任、供资并可对其问责。这些职能其中至少包括:宣传推动卫生人力资源开发;有效且负责任地筹措和使用资源;推动卫生工作者获得更好的工作条件、报酬制度和卫生工作者的职业结构;制定有关卫生工作者监管、提供服务和教育的政策、领导短期和长期卫生人力规划和开发;以一种合作的方式,确定有私营部门参与的适当战略;分析人力数据和劳动经济学;有效跟踪卫生工作者的国际流动,管理移徙流以扩大给来源国的效益;监测并评估卫生人力资源干预措施和趋势;与数据制作者和使用者建立联盟。

59. 树立将卫生人力资源作为可持续发展目标、全民健康覆盖和普遍获得卫生保健的重要组成部分进行投资的国家实例。应将这以国家实例作为基础,在必要法规及政策协调和监督机制支持下制定计划和预算,以筹措足够资金。有效实施国家人力议程需要从财政、教育和劳动主管部门以及公务员服务委员会、地方政府和私营部门获得支持,包括通过有说服力的卫生保健经济学和社会福利的辩论。各个国家应建立卫生人力资源治理和政策对话的国家级机制。这些机制应与例民间社会、公民、卫生工作者、卫生专业人员及其工会或联合会、监管机构、雇主组织、保险基金合作,泛利益攸关方拓宽卫生人力资源政策和战略的归属感和机构可持续性。

60. 加强卫生部和其他相关部门以及机构的技术和管理能力,以便拟定并实施有效的卫生人力资源政策、标准和指南。这将鼓励在流程、技术、组织服务和培训的实施方面的模式创新以及更有效的利用资源。

61. 确保公共卫生人力将发展努力与社会服务人力和更广泛社会决定因素相协调。这包括有机会获得住房、食物、教育、就业和当地环境条件。应对临床卫生人力进行健康问题的社会决定因素教育,并在他们的工作中促进该议程。

在一些国家,根据本国国情要考虑的政策方案

62. 使促进卫生人力教育和提供卫生保健的激励措施与公共卫生目标和人口需求一致。这包括,对可获得资金总额运用符合实际的预测,平衡老龄人口日益增加的需要和新的越来越昂贵的卫生技术;在地方发生成本效益时,采用新的干预措施。

63. 加强卫生人力教育、部署、留用和绩效管理的机构环境。在一些国家,这就要求建设人力和机构公共能力,设计、发展并为卫生工作者提供岗前培训和在职教育;发展卫生护理专业人员协会,支持与卫生工作者建立有效关系;设计有效的绩效管理和激励制度;发展与私营部门教育机构和卫生服务提供者的监管者的合作;在放权的情况下,这些职能或许可在次国家级或外围地区履行,因而需要在相应行政层面建立或加强这些能力。

64. 制定卫生人力资源开发的灵活方法必须符合每个国家的具体实际。毫无疑问,卫生人力资源是卫生系统发展和治理的一个方面,是国家应负的责任。履行其职责涉及方方面面行为方的多方利益攸关者伙伴关系,包括地方当局、国际机构、企业、民间社会组织、私营部门、基金会、慈善家和社会影响投资人、科学家、专业学者和个人。为了收到效益,卫生人力干预必须适当考虑每个国家的具体情况。

WHO 秘书处的责任

65. 根据会员国和相关的利益攸关方提出的要求,向他们提供技术支持和能力建设,以发展在卫生人力资源政策、计划制定、预测、资源筹措和管理领域的核心公共能力。开发国际承认的卫生人力资源政策和计划制定领域的研究生专业规划可以促进能力建设,聘请国际导师和利用专业网络支持实施人力科学。

66. 加强实施跨国卫生人力资源议程的全球能力。这可以通过国际卫生人力资源利益攸关方和行动者网络加强有效协调、结盟和问责来实现。WHO 将以全球卫生人力联盟存在十余年(2000—2016 年)积累的经验和成就,按照管理 WHO 与非国家行为者的约定的原则和政策,在本组织的各级支持建立卫生人力资源合作治理全球网络。该机制的目标是:保持高级别政治承诺;促进将全球卫生举措与本战略所列的卫生人力资源投资重点相协调;促进跨部门和多边的政策对话;鼓励与私营部门合作,进行有成本效益的、负有社会责任的和以人为本的干预;并促进与联合国系统监测可持续发展目标的进程建立有效联系的全球协调和相互问责。

67. 根据会员国和相关的利益攸关方提出的要求,提供技术支持,发展卫生系统和卫生人力管控突发事件和灾害风险的能力。提供该项支持将促进:评估突发事件之前、期间和之后的卫生人力资源的可获得性;将突发事件风险管控纳入相关政策、技术规划和有关人力开发、教育和培训;并支持规划和部署突发事件人员的协调机制。

对其他利益攸关方和国际伙伴的建议

68. 议会和民间社会应促进保持卫生人力资源议程的势头。这可以通过监督政府活动和监测绩效的问责机制以及推动支持公共和私营部门教育机构和雇主来实现。

69. 国际社会、发展伙伴和全球卫生行动应系统地审查其所审议和通过的任何卫生目标的卫生人力影响。作为这一工作的一部分,WHO 秘书处也应与其理事机构机制合作以便创造条件,在那方面使所有未来提交世界卫生大会和区域委员会的决议均包括对技术或政策建议的卫生人力影响进行评估。

70. 国际社会、发展伙伴和全球卫生活动与各国密切合作,在捐助者对改革的供资和机会是最巨大时,加强在后突发事件或后冲突恢复期,国家和次国家的公共机构和治理。一个协调的机制将对具体情况和干预取得共识,将所有的利益攸关方汇集在一起,由国家担负协调责任,以明确的能力建设目标进行干预。在这种环境下,如果干预针对的是分散的层级或更迅速地见证非国家的行为者以其按比例积累的成就和经验教训对干预的影响,那么这种对加强国内卫生人力的干预或许更有效。

目标 4：加强卫生人力资源数据，和各国战略、地区和全球战略的监督及问责

里程碑

4.1：到 2020 年，所有国家都将努力在建立跟踪卫生人力资源存量、分布、流动、需求、供应、能力和薪酬情况的卫生人力登记簿方面取得进展。

4.2：到 2020 年，所有国家都将努力在通过国家卫生人力账户分享卫生人力资源数据方面取得进展，并每年向 WHO 秘书处提交核心指标数据。

4.3：到 2020 年，所有双边和多边机构都将努力加强卫生人力评估和信息交流。

71. 需要提供更好的卫生人力资源数据和证据，这是在国家、地区和全球层面加强宣传、规划、决策、治理和问责工作的一项关键因素。从证据到政策的反馈环是有恢复力的卫生系统的一项基本特征。有恢复力的卫生系统具有总结经验教训，并适应不断变化的需求的能力。考虑到人口的需求，可靠的最新卫生人力信息、劳动力市场分析和审视事态发展，应可以为预测今后人力需求提供依据。这些预测有助于制定、实施和监测人力资源战略，评估其影响，并不断更新这些规划和战略。未来十年中，从证据到政策领域的工作有很大改进的潜力。技术创新、互联互通、互联网和刚开启的"大数据"时代提供了各种独特的机会，其特点体现在，在系统、患者和卫生工作者方面收集的数据的类型和数量急剧增加。这为改进数据和信息交流的质量，加强国家卫生系统提供了一个工具。

72. 2015 年后发展目标要求将治理、问责、可获得性、可及性和可接受性、质量和公平方面的公共议程与国家、地区和全球的卫生人力市场战略信息协调一致。需要大力推进在国际公共政策领域对卫生人力资源数据的需求和积极使用，并应促进在评估卫生人力对任何公共卫生目标的影响方面开展全球对话。这将进而激发对人力数据的需求和分析，尤其是与社会发展目标中卫生目标相联系的全球卫生行动和计划制订工作。促进开展与可持续发展目标下各项具体卫生目标和全民健康覆盖有关的。改进卫生人力资源信息架构和互用性可以为支持这些进程制定核心指标。应收集以下方面的数据：(公共和私营部门)卫生人力特征的概况；薪酬模式(多种来源，不限于公共部门的工资总额)；卫生工作者能力(例如，按各种专业和不同的卫生服务级别划分卫生工作者的作用)；绩效(系统化采集生产率和服务质量数据)；缺勤、旷工及其根源；人员流动状况(从农村流向城市，从公共部门流向私营部门，以及国际流动性)；对卫生工作者的袭击；以及卫生人力资源管理系统本身的绩效(补缺平均所需时间，教育和就业期间流失率，认证规划的结果等)。

73. 本战略包括一个用于评估其各项建议落实进展情况的问责框架。在国家级，应在国家卫生和发展战略及计划中列入最适合本国的政策方案。应将具体的卫生人力资源目标和指标纳入国家的这些卫生和发展政策、战略及发展框架，并加强多部门和多方机制，以落实从投入到影响等一系列环节重大的卫生人力资源干预措施和问责工作。现有的国家级卫生部门审查程序和机制应能定期评估国家卫生人力资源议程的进展情况。全球问责制将包括一项渐进实施国家卫生人力账户议程，由国家每年对照本战略四项目标确定的里程碑报告卫生人力资源核心指标数据。将简化会员国报告要求，逐步改进卫生人力资源数据，将监测本战略与《世界卫生组织全球卫生人员国际招聘行为守则》的战略、以卫生人力资源为重点的卫生大会其他决议以及各区域通过的战略性文件和决议有效结合起来。全球监测还将与可持续发展目标的问责框架相联和同步。

WHO 会员国的政策方案

所有国家

74. 投资于国家对卫生人力资源和卫生系统数据的分析能力。应遵循卫生人力资源数据标准化和互用性政策及指南,例如,WHO 最小数据集 70 给出的政策和指南以及国家卫生人力资源账户。国家或区域人力观察站以及类似或相关的机制可以是对此议程的一个有用的实施机制,并可以作为一个分享和推广最佳做法的平台。开拓各种机会进一步提高效率,采取的办法是,利用技术进步、互联互通和互联网,并针对卫生人力未来方面出现的各种新方法设计卫生人力数据的采集、收集和使用的系统。

75. 建立国家卫生人力登记簿,其中应登记合格的和从业的人员,而不是登记仅完成培训计划的人员。登记簿应逐步扩大最小数据集,列明公共部门和私营部门中卫生工作者存量、分布、流量、需求、供应能力和薪酬等一整套重要绩效指标。数据应按年龄、性别、种族或语言以及工作单位分类,这是了解卫生人力市场和设计有效政策解决方案的一个前提。在有些情况下,建立一个与工资总额挂钩的从业人力登记簿也可有利于消除幽灵工人的做法。还应建立各种系统,以便系统地收集和报告对卫生工作者袭击的数据。

76. 实施多项激励措施和政策,收集、报告、分析和使用可靠公正的人力数据,为增强透明度和问责制提供依据并使公众能够参与不同层次的决策。尤其是,国家应以标准化方式每年向 WHO 全球卫生观察站报告情况,以协助在国家级和次国家级收集和报告卫生人力数据。各国应投入资源,使他们具有分析和使用供当地决策的数据的能力。所有人力数据(遵守个人机密和相关数据保护法规)应视为全球公益项目,为了政府各部门、卫生保健专业协会和相关的利益攸关方的利益,应公开分享这些数据。

77. 在国家卫生或卫生人力资源战略中纳入本战略所列的有关政策方案并规定相应的监测和问责要求。不仅应实行国家级卫生人力资源问责制,而且还应建立基层卫生人力资源问责机制,利用社区和服务使用者的呼声和能力,以便根据反馈意见提高卫生服务和患者安全的质量。通过扶持型环境培育社会责任机制的发展。另外,在全球一级,各国应要求联合国秘书长办公室确保可持续发展目标问责制框架涵盖卫生人力资源目标和指标。

78. 加强卫生人力资源信息系统,并为此建立与更广泛卫生管理信息系统相称的必要人力资本,包括在突发事件和发生灾害期间利用这类系统的能力。还应加强有效利用数据与政策制定者和民间社会对话的能力。

在一些国家根据国情要考虑的政策方案

79. 加强卫生系统,采取的办法是,应用"大数据"方法进一步了解卫生人力,包括了解卫生人力规模、特点和绩效,查明缺口和加强卫生人力的可能性。在开展此方面工作时应遵循国家关于规范采集和使用个人信息的标准及法律框架,保障卫生工作者个人信息的绝对保密性和匿名性。

80. 采用信息通信技术方法,整理和存储卫生人力资源数据,借机实现"跨越",而不必像过去那样依靠大量资本建立基础设施。

WHO秘书处的责任

81. 支持开发和加强、审查效用和更新以及维护与日常和紧急情况的卫生人力资源的数据和证据有关的工具、指南和数据库。

82. 促进逐步实施国家卫生人力账户,支持各国加强和制定其卫生人力数据的质量和完整性的标准。提供更好的卫生人力资源证据将有助于建立全球电子报告系统,使国家能够每年报告一套最低限度的卫生人力核心指标数据,包括按性别、年龄和工作单位分列卫生人力培养、招聘、可获得性、构成、分布、费用和移徙等数据。

83. 简化和整合由WHO会员国提交卫生人力资源报告的所有要求。会员国在卫生人力资源年度报告中,将统一报告实施《世界卫生组织全球卫生人员国际招聘行为守则》;以卫生人力资源为重点的卫生大会其他决议以及卫生人力资源全球战略的进展情况。

84. 调整、整合和把监测全球战略所列各项目标与可持续发展目标的新问责框架以及其他联合国大会通过的决议衔接起来。例如,WHO应建立机制,为起草和提交有关保护卫生工作者的报告收集数据,并收集和分析了会员国的经验,为相关的利益攸关方采的取行动提出了建议,包括联合国大会关于全球卫生和外交政策第69/132决议号召采取的适当的预防性措施。

对其他利益攸关方和国际伙伴的建议

85. 国际劳工组织修订《国际标准职业分类》,更清晰划分卫生工作者和卫生专业。这将需要进一步修订定义,以反映卫生工作者的能力和所执行的任务。特别急需的是简化和理顺社区卫生工作者和其他类型社区级从业者的分类和命名。

86. 研究和学术机构弥补重点证据缺口。需要进一步研究的领域实例是:对双执业的有效监管方法,用于提高质量和绩效的策略,任务分工和技能分工的最佳体制和监管环境。此外,还需要利用经强化的卫生人力资源数据和衡量手段,评价卫生人力领域干预措施的影响,研究这些措施的成本效益和投资回报。决策者和利益攸关方早期参与制定研究重点可能有助于扩大和利用研究成果。

87. 专业协会和民间社会与研究机构合作,以促进在政策制定过程中了解和利用证据。这些有关机构的倡导、沟通和问责工作可以在弥合从证据到政策的缺口方面发挥重要作用。

88. 发展伙伴支持国家卫生人力资源数据收集、分析和利用,与国家卫生人力账户框架结合,改进计划制订工作和问责制。此外,应规定双边和多边机构需定期公布在其支持开展的行动中收集的卫生人力信息和证据。

附录三 卫生人员国际招聘行为守则

世界卫生组织全球卫生人员国际招聘行为守则

序言

WHO各会员国,

忆及WHA57.19号决议,世界卫生大会在其中要求总干事与所有相关合作伙伴协商,制定一份关于卫生人员国际招聘的自愿性行为守则；

响应第一次全球卫生人力资源论坛（坎帕拉，2008 年 3 月 2—7 日）通过的坎帕拉宣言，以及 2008 年和 2009 年的八国集团公报，鼓励 WHO 加快制定和通过 WHO 行为守则；

意识到卫生人员的全球短缺，并认识到足够的和可获得的卫生人力对一个综合性有效卫生系统和医疗服务的提供至关重要；

深切关注许多会员国中卫生人员的严重短缺，包括接受过高等教育和培训的卫生人员，对卫生系统绩效构成重大威胁并影响到这些国家实现千年发展目标和其他国际上商定的发展目标的能力；

强调《世界卫生组织全球卫生人员国际招聘行为守则》将是双边、国家、区域和全球应对卫生人员移徙和加强卫生系统挑战的核心组成部分，

因此：

会员国兹同意建议作为行动基础的以下条款。

第 1 条　目标

本守则的目标是：

（1）确立和促进符合伦理的卫生人员国际招聘自愿原则和规范，同时考虑到来源国、接受国和移徙卫生人员的权利、义务和期望；

（2）作为供会员国使用的参考，以便建立或改进卫生人员国际招聘所需的法律和机构框架；

（3）提供指导，可酌情用于制定和实施双边协定和其他国际法律文书；

（4）便利和促进符合伦理的卫生人员国际招聘相关事务的国际讨论，推动合作，将其作为加强卫生系统的组成部分，把重点尤其放在发展中国家。

第 2 条　性质和范围

2.1　守则是自愿性的。大力鼓励会员国和其他利益攸关方遵守守则。

2.2　守则在范围上是全球性的，意对会员国与各利益攸关方的合作提供指导，这包括卫生人员、招聘者、雇主、卫生专业组织、相关次区域、区域和全球组织（无论是公立部门还是私立部门，包括非政府组织）以及与卫生人员国际招聘有关的所有人。

2.3　守则提供适用于卫生人员国际招聘的伦理原则，以此加强发展中国家、经济转轨国家和小岛屿国家的卫生系统。

第 3 条　指导原则

3.1　所有人的健康是实现和平和安全的基础，健康取决于个人和国家的全面合作情况。各国政府对本国人民的健康负有责任，只有采取足够的卫生和社会措施才能得以实现。会员国在制定其国家卫生政策并酌情相互开展合作时，应当考虑到本守则。

3.2　着手解决卫生人力目前和预期的短缺问题对维护全球卫生至关重要。如招聘工作处理得当，卫生人员国际移徙对发展和加强卫生体系可作出重大贡献。但是，有必要制定

自愿性的国际原则,协调关于卫生人员国际招聘的国家政策,由此完善一个框架,公平地强化全球卫生系统,减轻卫生人员移徙对发展中国家卫生系统的消极影响,并保障卫生人员的权利。

3.3 应当考虑各国的特殊需求和特别情况,尤其是易受卫生人力短缺影响和/或实施本守则各项建议能力有限的发展中国家和经济转轨国家。发达国家应尽可能为发展中国家和经济转轨国家提供技术和财政援助,旨在加强其卫生系统,包括卫生人员发展。

3.4 会员国应考虑到来源国人民享有最高健康标准的权利,卫生人员依照可适用的法律离开任何国家的个人权利,以缓解移民对来源国卫生系统带来的不利影响,并使有利影响最大化。然而,本守则不应被解释为限制卫生人员依据可适用法律移徙到愿意接受并聘用他们的国家的自由。

3.5 卫生人员国际招聘应按照透明、公平和促进发展中国家卫生体系可持续性的原则。会员国应按照本国法律和作为缔约方签署的国际法律适用文书,促进和尊重关系到所有卫生人员的公正劳工守则。移徙卫生人员就业和待遇的所有方面不得有任何不合乎法律的差别。

3.6 会员国应尽可能创造一个可持续的卫生工作者队伍,建立有效的卫生人力规划、教育和培养以及留用策略,从而减少他们征聘移徙卫生人员的需求。加强卫生人力的政策和措施,应适合每个国家的具体情况,并应纳入到国家发展方案之内。

3.7 有效收集国家和国际有关卫生人员国际招聘的数据、研究和信息共享是实现本守则目标所需要的。

3.8 会员国应当促进卫生人员的双向移徙,以使来源国和接受国都可从获得的技能和知识中受益。

第4条 责任、权利和招聘行为

4.1 为了病人、卫生系统和全社会的利益,卫生人员、卫生专业组织、专业会社以及招聘者应设法与监管方、国家和地方当局充分合作。

4.2 招聘者和雇主应尽可能了解并考虑到卫生人员与其国家卫生系统尚存未解除的法律责任,例如公平合理的服务合同,并不试图聘用这类人员。卫生人员应对可能承担的合同义务保持公开和透明。

4.3 会员国及其他利益攸关方应认识到,符合伦理的国际招聘规范可为卫生人员提供机会,评估与就业职位相关的利益和风险,并作出及时和知情的决定。

4.4 会员国应在可适用法律的范围内尽可能确保招聘者和雇主在雇用移徙卫生人员时,遵守公平和公正的招聘和合同规范,避免移徙卫生人员成为非法或欺诈行为的受害对象。移徙卫生人员在与当地培训的卫生人员待遇平等的基础上,应依据资历、工作年限和专业责任程度等客观标准予以雇用、提升和酬报。招聘者和雇主应向移徙卫生人员提供关于所有卫生人员招聘职位的相关和准确信息。

4.5 会员国应在可适用的法律范围内,包括缔约国签署的相关国际法律文书,确保移徙卫生人员与当地培训的卫生人力资源在就业和工作条件的所有方面,享有同等的法律权利和责任。

4.6　会员国和其他利益攸关方应依照可适用的法律,采取措施确保移徙卫生人员在与当地培训的卫生人力待遇平等的基础上,享受加强专业教育、资历和事业发展的机会和奖励。应向所有移徙卫生人员提供适当的入门和指导介绍,使他们能够在接受国卫生系统内安全和有效地开展工作。

4.7　招聘者和雇主应当了解,本守则平等适用于招聘而来的临时或长期工作者。

第5条　卫生工作者发展和卫生系统可持续性

5.1　按照本守则第3条述及的指导原则,来源国和接受国的卫生系统都应从卫生人员国际移徙中获益。鼓励接受国与来源国开展合作,酌情维持并鼓励卫生人力资源发展和培训。会员国不应鼓励主动招聘来自那些严重短缺卫生工作者的发展中国家的卫生人员。

5.2　会员国在作出双边和/或区域和/或多边安排时应以本守则为指导,促进卫生人员国际招聘方面的国际合作和协调。通过采用适当措施,此类安排应考虑到发展中国家和经济转轨国家的需求。此类措施可包括提供有效和适当的技术援助,支持留用卫生人员,从社会和专业角度认可卫生人员,支持在来源国开展针对本国疾病情况的培训,在卫生设施之间结成姊妹关系,支持制定适当管理框架方面的能力建设,利用专科培训、技术和技能转让,以及支持移民回国,无论是临时的或长期的。

5.3　会员国应当认识到国家之间的专业交流以及国外工作和培训机会对本国卫生系统和卫生人员本身都具有价值。作为来源国和接受国的会员国都应鼓励和支持卫生人员为其祖国的利益使用在国外获得的工作经验。

5.4　由于卫生人力是可持久的卫生系统的核心,会员国应采取有效措施,根据每个国家(包括需求最大的地区)的特定情况,利用以证据为基础的卫生人力资源计划来培养、留用和维持卫生人力。所有会员国应努力利用自己的卫生人力资源,尽可能满足其本国卫生人员需要。

5.5　会员国应考虑强化教育机构,扩大卫生人员培训和开发创新课程,以满足当前卫生需求。会员国应采取措施以确保在公立和私立部门进行适当培训。

5.6　会员国应考虑制定和实施有效措施,旨在加强卫生系统、持续监测卫生劳务市场、开展所有利益攸关方间的协调工作,以顺应其人口卫生需求发展和保持可持久的卫生人力资源。会员国应采用多部门办法,在国家卫生和发展政策中处理这些问题。

5.7　会员国应考虑采取措施解决卫生人员地域分布不均的问题,支持他们留在服务不够到位的地区,例如通过采取教育措施、经济奖励、管制措施、社会和专业支持等。

第6条　数据收集和研究

6.1　会员国应认识到,制定有效的卫生人力政策和计划需要可靠的证据基础。

6.2　考虑到国家的卫生体系特点,鼓励会员国酌情建立或加强和保持卫生人员信息系统,包括卫生人力移徙及其对卫生系统的影响。鼓励会员国收集和分析数据,并将其转化为卫生人力资源有效政策和计划。

6.3　鼓励会员国建立或加强卫生人员移徙方面的研究规划,并通过国家、次国家、区域和国际层面的伙伴关系对此类研究规划进行协调。

6.4　鼓励 WHO 与有关国际组织和会员国合作,根据上文第 6.2 和 6.3 款,尽量确保生成和收集具有可比性的可靠数据,用于持续监测、分析和政策制定。

第 7 条　信息交换

7.1　鼓励会员国根据国家法律,通过公共部门、学术和研究机构、卫生专业组织以及次区域、区域和国际组织(无论是政府组织还是非政府组织),酌情促进建立或加强关于卫生人员国际移徙和卫生系统信息的国内和国际交换。

7.2　为了促进和便利交换本守则相关信息,每一会员国应在尽可能的范围内:

(a)逐步建立和维持一个卫生人员招聘和移徙相关法律和规定的最新数据库,其中还可包括实施这些法律和规定的信息;

(b)根据第 6.2 条,逐步建立和维持来自卫生人员信息系统的最新数据;

(c)在卫生大会通过本守则的两年内报告初步数据,随后每 3 年向 WHO 秘书处提供根据上文第(a)和(b)项规定收集的数据。

7.3　在国际联络问题上,每一会员国应酌情指定一个国家主管当局,负责卫生人员移徙和实施本守则相关信息的交换。指定此类主管当局的会员国应告知 WHO。应授权国家指定主管当局直接或根据国家法律或规定与其他会员国指定的国家主管当局以及与 WHO 秘书处和其他有关区域和国际组织联络,并根据上文第 7.2(c)项和第 9.1 条向 WHO 秘书处提交报告和其他信息。

7.4　应由 WHO 建立、维持和发行按上文第 7.3 款规定的国家指定主管当局登记册。

第 8 条　守则的实施

8.1　鼓励会员国与第 2.2 条规定的所有利益攸关方合作,并根据国家和次国家层面的责任对本守则加以宣传和实施。

8.2　鼓励会员国将本守则纳入到可适用的法律和政策之内。

8.3　鼓励会员国在决策过程中与本守则第 2.2 条所列各利益攸关方协商,并使他们参与卫生人员国际招聘相关的其他活动。

8.4　根据上文第 2.2 条,所有利益攸关方应努力单独和共同开展工作,以实现本守则的目标。所有利益攸关方应遵守本守则,无论他人是否有能力遵守守则。招聘者和雇主应充分合作遵守守则,并提倡守则体现的指导原则,无论会员国是否有能力实施守则。

8.5　根据法律责任,会员国应与有关利益攸关方一起工作,尽可能对经主管当局批准在其管辖范围内工作的所有招聘者进行登记,并定期更新该记录。

8.6　会员国应通过只使用那些遵守本守则指导原则的招聘机构,尽可能鼓励和提倡招聘机构的良好行为。

8.7　鼓励会员国对从面临卫生人员严重短缺国家进行主动国际招聘的规模给以关注

和评估,并评估双向移徙的范围和影响。

第9条　监测和机构安排

9.1　会员国应根据第7.2(c)条的规定,定期将采取的措施、取得的成果、遇到的困难和取得的教训一并写入单一报告中。

9.2　总干事应以国家指定主管当局根据第7.3条和第9.1款规定提交的定期报告和其他有关来源的报告为依据,审查本守则的实施情况,定期向世界卫生大会报告本守则在实现既定目标方面的实效性并提出改进建议。将根据第7.2(c)条提交该报告。

9.3　总干事应:

(a)支持第7条中规定的信息交换系统和国家指定主管当局网络;

(b)制定指南并提出建议,针对规范和程序以及本守则规定的联合规划和措施;

(c)保持与联合国、国际劳工组织、国际移民组织、其他有关区域和国际组织以及相关非政府组织的联络以支持本守则的实施。

9.4　WHO秘书处可考虑第2.2条所规定的各利益攸关方提交的本守则实施工作相关活动情况报告。

9.5　世界卫生大会应定期检查本守则的相关性和有效性。守则应视为一个动态文书,必须根据需要加以更新。

第10条　伙伴关系、技术合作和财政支持

10.1　会员国和其他利益攸关方应直接或通过有关国际机构开展合作,以加强他们落实本守则目标的能力。

10.2　鼓励国际组织、国际捐助机构、金融和发展机构和其他相关组织提供其技术和财政支持以协助实施本守则,并支持正在经历卫生人力严重短缺和/或实施本守则各项目标的能力有限的发展中国家和经济转轨国家加强卫生系统。应鼓励此类组织和其他实体与面临卫生人员严重短缺的国家合作,争取确保提供给疾病专项措施的资金用于加强卫生系统能力,包括卫生人员发展。

10.3　应鼓励会员国直接或通过与国家和地区组织、捐助组织及其他相关机构合作,向发展中国家或经济转轨国家提供技术援助和财政支持,旨在加强其卫生系统能力,包括这些国家卫生人员的发展。

附录四　WHO偏远和农村地区卫生人力留用指南

偏远和农村地区卫生人力留用指南

偏远和农村地区缺乏合格的卫生工作者,阻碍了很大一部分人口获取卫生服务。所有国家的决策者,无论其经济发展水平如何,都在努力实现卫生公平以满足群众卫生需求,特别是弱势群体和处境不利群体的健康需求。决策者面临的最复杂的挑战之一是确保偏远和

农村地区有足够数量的熟练、积极的卫生工作者,这对于改善卫生结果和提供有效的卫生服务至关重要。WHO 根据全球领导人、民间组织和会员国的要求制定了以下关于偏远和农村地区卫生人力留用的政策原则和建议:

一、偏远和农村地区吸引卫生人力的政策制定原则

(一)坚持健康平等原则

根据健康平等原则,所有公民应享有平等的健康机会。但是,许多国家在公民获取平等医疗方面存在较大差距。缺乏合格卫生人力是造成医疗不平等的主要原因之一。坚持健康平等原则有助于选择最有效的人力保留策略,并有助于减少采用健康不平等的方式分配可用资源。部分证据表明,农村人口的卫生需求更大,因此他们需要更高比例的卫生工作者。与在大城市工作的同行相比,农村卫生工作者更像是"通才",他们为农村居民提供更广泛的服务,承担的责任也更大。因此,在偏远和农村地区,需要"通才"类的卫生服务提供者。

(二)确保偏远和农村地区吸引政策成为国家卫生规划的一部分

确保在国家层面"保留偏远和农村地区卫生人才原则"的政策统一性和连贯性。国家卫生人力规划是国家卫生规划的重要组成部分,应该包括未来所需的卫生人力的数量和类型、扩大卫生人力的政策和战略、保留和激励卫生人力的战略、实施所有干预措施的成本等。任何卫生人力的保留策略都应与国家和地方卫生系统的结构、功能和现状联系起来,以便发挥协同作用并提高效率。例如,一个国家正在实施卫生设施改扩建,则可能有机会优先升级农村卫生设施并改善农村卫生工作环境。

(三)深入了解卫生人力现状及影响因素

在制定任何干预措施之前,必须对卫生人力有清晰深入的了解,包括总量、性别结构、区域结构、专业结构等。对卫生人力当前和未来需求进行全面分析能够确定供求因素之间的任何潜在失衡。例如,城市中是否有大量的失业医护人员、城乡卫生人力工资差距是否巨大等。从而可以制定适当的干预措施。同时,对影响卫生人力留在农村和偏远地区的决定性因素进行详细分析,是了解问题严重程度和制定适当干预措施的关键步骤。这些因素非常复杂,往往与个人、卫生系统特征、社会、经济和政治环境有关(附图 4-1)。因素之间的相互作用也很复杂,并且受到潜在动机,如宗教和文化等的强烈影响。

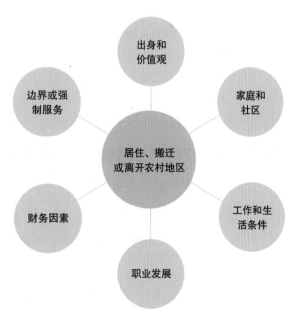

附图 4-1　决定搬迁、居住或离开农村地区的相关因素

（四）了解更广泛的背景

提高边远和农村地区卫生工作者的保留率带来了许多复杂的政策挑战，仅凭卫生部门无法单独解决。还必须了解保留率较低的国家情况，包括广泛的社会、经济和政治因素，以确保政策干预措施是基于每个国家的具体情况制定。政府和公务员制度改革可能对保留政策产生正面或负面影响，如在印度尼西亚，权力下放的后果之一是卫生人力信息系统崩溃，因为地方一级的决策者认为他们不再有义务将数据发送给上级单位，这对给农村卫生工作者定期支付财政奖励和监督产生了影响。提高偏远和农村地区教育水平和基础设施建设，可以提高卫生人力在偏远和农村地区获得卫生服务的机会。

（五）加强卫生人力管理系统建设

增强管理能力是任何保留策略的核心要求。偏远和农村保留策略必须以人力资源管理系统为基础，包括劳动力计划、招聘和聘用做法、工作条件和绩效管理等关键组成部分，以及能够执行这些职能的人力资源经理。许多国家的卫生人力资源管理非常薄弱，中央、地方和机构各级人力资源管理专业能力缺乏，成为了人力资源干预措施实施成功的主要障碍。组织能力也很重要，行政干预政策的突然变化可能导致规则和程序不明确，如可能导致津贴延迟发放，限制了干预措施的有效性。

（六）确保所有利益相关者始终参与

与任何类型的卫生系统或卫生人力政策一样，利益相关者是偏远和农村地区保留政策成功的关键因素。在确定和选择最合适的策略时，需要进行广泛的协商和协调。专业协会和其他相关决策者必须包括在政策设计、开发、实施、监测和评估过程中，以获得所有参与者的支持。

（七）评估和改进

为了从政策实施中汲取宝贵经验教训并建立证据基础，从一开始就进行监测和评估必不可少。监测和评估有助于确定实施过程中的挑战和局限性，评估实现目标的程度，并确定需要设计新的干预措施或重新设计修改现有干预措施的必要性。监测和评估应是设计阶段的一部分，并纳入实施计划中。此外，有必要继续对国家信息系统进行投资，以确保及时、准确地获得数据和信息，以供决策过程参考。

二、偏远和农村地区吸引卫生人力的建议——基于证据的建议

吸引偏远和农村地区卫生工作者留用的干预措施可分为四类，分别是教育、法规、经济刺激及个人和专业支持（附表4-1）。

附表4-1 偏远和农村地区吸引卫生人力措施分类

分类	举例
A 教育	A1 招收农村地区医学生
	A2 在城市以外地区开办医学院校
	A3 学习期间在农村地区实习

续表

分类	举例
A 教育	A4 课程设计与农村卫生需求相匹配
	A5 促进专业发展
B 法规	B1 扩大农村卫生工作者业务范围
	B2 培训不同类型工作者
	B3 强制性服务
	B4 对教育成本进行补偿
C 经济激励	C1 适当的经济激励
D 个人和专业支持	D1 更好的居住条件
	D2 安全和支持性的工作环境
	D3 促进城乡卫生工作者之间的互动
	D4 职业发展计划
	D5 发展专业网络
	D6 公众认可措施

（一）教育类措施

1. 招收农村地区学生（证据质量"中等"，推荐强度"较强"） 采取针对性的录取政策，将具有农村背景的学生纳入各种医学门类下的教育计划，以增加毕业生选择在农村地区实习的可能性。来自高、中、低收入国家的大量证据表明，农村背景增加了毕业生返回农村社区的机会。相关证据表明，他们将在这些领域执业至少 10 年。对美国医师行医地点的纵向研究发现，具有农村背景的医学生毕业后平均在农村地区继续执业 11～16 年。在南非，来自农村地区的医学生毕业后回农村执业的几率是城市医学生的三倍。

医学院的入学条件较高。因此若招收农村地区的中学生，需要在其中学阶段就加入相关的衔接课程。中国、泰国和越南是采用这种方法的一些国家。农村地区的学生在学习期间可能需要更多的经济援助，可能还需要更多的学术和社会支持。关于性别和种族关联的程度尚无定论。因此，将 A1、A2、A3 和 B4 捆绑在一起实施会更好。

2. 在城市以外地区开办医学院校（证据质量"低"，推荐强度"有条件"） 在首都和主要城市之外的地区开办医学院校，学生毕业后去农村地区工作的几率较大。来自高收入和低收入国家的大量观察性研究表明，与在城市地区的学校相比，位于农村地区的医学院可能会给农村地区培养更多的医生。例如，位于农村地区、提供全科医生培训、几乎没有联邦研究经费的美国公办院校培养了更多的乡村医生。刚果的一项研究表明，学校在农村地区的位置与在农村地区的就业密切相关。在中国进行的一项研究表明，农村医学学校比城市中心的学校培养更多的农村医生。

应该制定补充策略,例如远程教育和电子学习方法等,使更多农村居民不必去遥远的城市便可以获得教育机会。因此,A1、A2 和 A3 结合可能会产生更好的结果。关于在其他医疗机构开设医学院的优势正在显现,但是需要进一步研究其影响。越来越多证据表明,在卫生服务不足地区开办医学教育工作,可更好地满足卫生服务需求。

3. **学习期间在农村地区实习(证据质量"非常低",推荐强度"有条件")** 让医药卫生各专业的医学生在农村地区轮转,可能会对在农村地区就业产生积极影响。在三级医疗机构中,通常使用最新的技术和诊断工具对医学生进行培训,培训一旦完成,年轻的毕业生将失去依靠先进技术和工具无法获得应对健康状况的技能。在学习期间在农村地区进行临床实习是学生了解农村社区健康问题和服务条件的有效方式。研究表明,在农村社区实习影响了随后在这些地区进行就业的选择,即使对于医学背景的学生也是如此。同时,证据表明,在农村地区进行实习提高了这些医学生应对农村健康问题的能力。

以农村地区实践为主要内容的培训可以使卫生工作者在这些地方"扎根"并促进卫生网络的发展,可以提高民众对农村卫生的认识。该措施与 A1、A2 和 A4 在一起实施更好。本科学习期间接触农村实践的最佳持续实践尚不清楚,需要进一步研究。

4. **课程设计与农村卫生需求相匹配(证据质量"低",推荐程度"较强")** 对本科和研究生课程进行修订,纳入农村卫生相关主题,增强农村卫生专业人员的能力,提高他们的工作满意度和保留率。尽管没有直接证据表明课程改革可以提高农村留用率,但充分的支持性证据表明,以农村为导向的课程给年轻学生提供了在这些地区进行实践所需的技能和能力,有助于培养愿意并能够在农村地区工作的从业人员。此外,一些研究表明,技能培训,如产科、急诊医学、麻醉和手术方面的培训可以增强全科医生执业的信心,并使他们具备在农村执业的必要技能。澳大利亚一项小型研究表明,农村地区的学生在学习农村实践相关学科的成绩都要好于城市地区学生。

农村地区卫生工作者执业方式与城市地区截然不同。他们需要在没有复杂工具和设备的情况下进行临床评估和管理。因此在大型教学医院不太可能使得卫生工作者获得在农村地区执业必需的技能和能力。因此,确保在教育课程中反映农村环境非常重要,以全科或初级保健为重点的课程非常必要。

5. **促进专业发展(证据质量"低",推荐强度"有条件")** 设计继续教育和职业发展计划,可以满足农村卫生工作者的需求,支持他们的留任。获得继续教育和专业发展机会对于维持各地卫生工作者的能力、提高其绩效必不可少。但是,如果农村地区的卫生工作者前往城市执业将很难获得这些支持。关于继续教育计划对保留率影响的直接证据有限,但是有足够支持性证据表明,这些计划会改善农村卫生工作者的能力,使他们感觉自己像是专业医生队伍的一分子,增强了他们留在农村地区的意愿。

继续教育需要与职业发展(D4)联系起来实施。这些活动不仅用于知识获取和技能发展,还为农村卫生工作者提供了与其他从业人员互动和联系的途径。使用信息技术可以为更偏远的地区提供继续教育。

(二)法规类措施

1. **扩大农村卫生工作者业务范围(证据质量"非常低",推荐强度"有条件")** 扩大和规范农村和偏远地区实践范围,增加了潜在工作满意度,从而帮助人才招聘和保留。在农村和偏远地区执业的卫生工作者可能要经常提供超越他们正规培训的服务,因为没有更多其他的合格卫生工作者。在某些情况下,通过监管措施(法令等)认可这种事实上的执业范围,将增加农村和偏远地区获得卫生服务的机会,扩大了服务人口。目前的证据还不清楚扩大实践范围是否确实有助于挽留卫生工作者。但是,有证据表明扩大业务范围可以提高工作满意度。澳大利亚一项研究表明,允许开具处方的注册护士比其他护士工作满意度更高。

在卫生工作者绝对短缺的地区,扩大业务范围的卫生工作者可以提供至关重要的卫生服务。例如在没有医生的情况下,护士可以提供部分服务。卫生行政部门需要与监管机构、专业协会或其他机构合作,明确规定扩大范围的界限和准则。B1 通常与 B2 捆绑在一起实施。尽管人们已经认识到,扩大了工作范围的卫生工作者可以有效为偏远和农村地区作出贡献,但是如何能将卫生工作者尽可能地留下来还需要更多证据。

2. 更快培训不同类型卫生工作者以满足农村卫生需求(证据质量"低",推荐强度"有条件") 对不同类型的卫生工作者进行农村实践相关培训,以增加在农村和偏远地区执业的卫生工作者数量。许多国家正在使用不同类型的卫生工作者,以满足偏远和农村地区的人口卫生需求。例如,对撒哈拉以南非洲国家的调查发现,37 个国家中有 25 个国家的非医师临床活动活跃。因此非医师临床医生可以在扩大卫生人力方面发挥重要作用。有令人信服的证据表明,不同类型的卫生工作者可以改善卫生状况,许多国家依赖临床官员、卫生助理和其他类型的卫生工作者在偏远和农村地区提供医疗服务。

尽管在需要的国家和地区使用了不同类型的卫生工作者,但仍需要更多研究了解他们在偏远和农村地区的保留情况。

3. 充分利用强制性服务(证据质量"低",推荐强度"有条件") 确保在农村和边远地区对强制性服务的需求得到适当支持和激励,以增加在这些地区的卫生专业人员的招聘和留任。强制性服务被理解为在一定时期内必须在偏远地区强制部署卫生工作者,以确保在这些地区提供卫生服务。可以由政府强加,也可以与其他各种政策挂钩。例如,在获得执业资格证书之前,必须在边远地区服务一定时间,或者将其作为执业发展的先决条件。大约有70 个国家已经或正在使用强制性服务。持续时间因国家而异,从最短的 1 年到最长的 9 年不等,并且几乎涵盖了所有类型的卫生工作者。对厄瓜多尔和南非的研究表明,尽管医生对强制性服务提出了严重抱怨,但他们的确感到这种经验提高了他们的能力,总体是有益的。

实施强制性服务也面临挑战和风险。例如,在印度喀拉拉邦,医学毕业生需要进行三年的强制性服务,由此引发了持续不断的大规模罢工。同时,需要建立支持和管理系统以确保成功实施强制性服务,参与者必须在接受强制性服务之前做好适当准备。将强制性服务与其他类型的激励措施(A5 和 C1 相结合),并努力改善服务地点的工作和居住环境可能会产生更好的结果(D1 和 D2)。

4. 带有补偿性的强制安置(证据质量"低",推荐强度"有条件") 对在农村或偏远地区服务的卫生工作者提供奖学金、助学金或其他教育补贴,以增加人员的招聘。许多政府向医药卫生专业的学生提供奖学金、助学金或其他形式的补贴,以支付他们的教育和培训费用,并作为毕业后在偏远和农村地区执业若干年的条件。一项系统的综述分析了以农村地区医疗服务为回报的财政激励措施的有效性,其中 34 项评估了美国的计划,其余的评估了加拿大、日本、新西兰和南非的计划。在这些计划中,未来的卫生工作者与行政者签订合同,从中获取某种经济激励,作为交换,他们承诺在农村地区服务一段时间。

补偿性的强制安置似乎成功的安置了大量的卫生工作者去偏远和农村地区服务,有些甚至可以有效确保参与者在完成服务后,继续待在服务不足地区工作。该措施与 A1 结合可能会产生更大的影响。

(三)财政激励措施

适当的财政激励措施(证据质量"低",推荐强度"有条件")

可持续的财政激励措施,如津贴补贴、住房补助、免费交通、带薪休假等可以改善农村地区的保留率。部分研究指出,工资和津贴是影响卫生从业者决定留在偏远和农村地区的重要因素。财政激励措施被广泛用在边远和农村地区招聘和留用上,可以相对快速的实施。对财务激励措施精心设计并进行有效的评估非常少,且可用的证据建议结果不一。例如,在澳大利亚,为在偏远和农村地区长期执业建立了经济激励措施,5 年后成功保留了 65% 的医师。在尼日尔,在实施数年财政激励措施后,首都尼亚美以外医师的保留率并未有明显改变。

在实施财政激励措施之前,需要做大量的工作,以便使得激励措施必须与卫生工作者的需求和期望相匹配。在卫生人员盈余较多的国家,财政激励政策更具有成本效益,因为卫生人员就业不足和失业会使得他们更愿意去偏远和农村地区执业。在尼日尔,医生的短缺使得财政激励措施的效果非常微弱。与其相反,马里有大量失业的年轻医生,财政激励给他们去偏远和农村地区提供了很大的诱惑。财政激励政策的差异反映了劳动力市场的巨大差别。如果与其他干预措施相结合,可能会取得更好的效果,如 A1、B2、B3、D1 和 D2。

(四)个人和专业支持

1. 更好的生活条件(证据质量"低",推荐强度"较强") 改善卫生工作者及其家人生活条件,并投资于基础设施和服务,如卫生、电力、电信、学校等,这些因素有助于卫生工作者留在农村地区。没有直接证据表明改善农村卫生基础设施和生活条件有助于增加农村地区卫生工作者的保留率。但是,有足够的支持证据表明,良好的生活条件非常重要,有助于提高配偶就业机会,增加儿童接受良好教育的机会。一项针对南非的研究表明,住宿条件会影响其留在农村地区的留用。

改善农村基础设施是农村和边远地区整体经济发展的一部分,可以为所有经济活动创造更有吸引力的环境。

2. 安全和支持性的工作环境(证据质量"低",推荐强度"较强") 提供良好和安全的工作环境,包括适当的工作设备和用品,支持性监督和指导,使得职业更具有专业吸引力,可以增加偏远和农村地区招聘和保留人才。改善工作环境在多大程度上直接改善保留率并不清楚。但是,根据 Cochrane 的系统评价,在服务不足地区的专业发展、持续培训和健康管理是影响卫生工作者留任的重要因素。满意度调查的证据表明,卫生专业人员不愿意接受没有基本用品,如自来水、手套、基本药物、基本设备的工作岗位,因为这种功能失调的工作环境严重限制了他们正常执业。

改善工作环境可能会占用大量资源,但可以实现长远收益。支持性监督和指导同样需要对管理人员进行大量投资,如培训课程的设计和监督流程的培训,但也可以期待长远收益。

3. **促进城乡卫生工作者之间的互动(证据质量"低",推荐强度"较强")** 确定并作实施城乡卫生工作者之间的互动,使用远程医疗为农村地区卫生工作者提供更多支持,有助于偏远和农村地区卫生工作者的保留。专家团队定期拜访农村同行,可以提供协助性诊断,提高知识和技能。没有直接证据表明外联支持计划可以改善保留率。但是,观察研究有足够的证据表明此类措施可以提高农村卫生工作者的能力和工作满意度。

外联活动可以减少职业孤独感。实施外联支持活动,尤其是远程医疗计划需要占用大量财政资源。但是电信技术的进步可能使得成本迅速降低。

4. **设计职业发展计划(证据质量"低",推荐强度"较强")** 制订和支持农村卫生工作者职业发展计划,并为其提供高级职位,这样医护人员不必离开农村地区便可获得更好的发展。没有直接证据表明在农村地区建立职业阶梯可以提高其保留率,但是,调查显示,明确的职业前景是卫生工作者选择是否在偏远和农村地区执业的重要因素。

此类干预措施可以改善卫生工作者的士气和职业状况,进而提高工作动力、工作满意度和工作绩效。但是,在某些情况下,可能会受到专业团体或专家的反对。针对农村卫生工作者职业发展在其保留率方面的影响需要进一步进行研究。

5. **发展专业网络(证据质量"低",推荐强度"较强")** 支持专业网络发展,如建立农村卫生专业协会等,可以提高农村卫生工作者的士气和地位,减少农村服务提供者的职业隔离感。在农村地区,卫生工作者需要持续不断的专业培训和提升,专业隔离可能产生负面影响,因此需要在农村地区建立专业网络和学术活动。一些证据表明,农村专业协会可以增加农村卫生人才的保留。例如,在马里,年轻的医生进入专业协会后,其在农村地区的执业时间达到了 4 年,而没有进入的医生保留率较低。泰国的"乡村医生协会和基金会"同样对农村地区医生产生重要影响。除了专业协会外,还可以考虑其他类型的支持计划,如电话咨询、危机支持等,可以减少想离开农村地区的卫生从业者人数。

此措施与 A5、D1 和 D2 联合会产生更好的效果。某些国家需要财政和行政支持才能启动和维持专业发展协会,如果仅由会员费来支撑,可能会面临持续性的问题。

6. **公众认可措施(证据质量"低",推荐强度"较强")** 通过公众认可措施,如农村卫生日,国家或地方各级奖励或称号,可以提高农村地区卫生工作者的内在动力,进而保留农村卫生工作者。管理者、同龄人和公众认可是卫生工作者和其他工作者努力工作的主要推动因素之一。就农村卫生工作者而言,公众认可的证据主要来自于致力于服务农村的个人卫生工作者的案例研究。这些奖项是否可以使他们在农村地区保留更长时间很难说,但可以提高其工作满意度,有助于在偏远和农村地区的保留。

这种干预措施相对比较便宜,可能是提高农村卫生工作者认知度的重要步骤。重点关注农村卫生工作者的故事并进行发布,可能会激发卫生工作者或应届毕业生在农村地区工作。

附录五　WHO 社区健康工作者政策支持指南

加强社区健康工作者的政策支持指南

1978 年《阿拉木图宣言》以来，社区健康工作者（community health workers，CHWs）一直被认为是初级保健的重要组成部分。40 年后，有确切证据表明社区健康工作者在提供基本卫生服务和必要的急救服务方面发挥了关键作用。因此在阿斯塔纳会议上，WHO 发布了《优化社区健康工作者方案的卫生政策和系统支持指南》（以下简称《指南》）。《指南》的首要目标是负责国家和地方卫生人力政策和规划的决策者和规划人员，其次目标是支持、实施和研究社区健康工作者群体的利益相关者，包括：发展伙伴、资助结构、研究人员、社区健康工作者组织、社区健康工作者（CHWs）、社会组织、各利益攸关方和积极分子等。《指南》从加强 CHWs 的选择、教育、部署、管理、监督、职业发展、社区嵌入和系统支持等方面提出了15 条务实建议，敦促各国卫生决策者和管理人员参考建议并付诸实施，通过充分发挥 CHWs 的工作潜力，实现全面健康覆盖和可持续发展的卫生目标。这 15 条建议包括：

（一）选择适合的社区健康工作者

社区健康工作者选拔不仅是对候选人的正式资格进行筛选的过程，而且是对个人价值观和属性进行筛选的过程，包括工作经验、对社区服务的承诺和态度、领导能力、合作和适应能力、对社区工作的理解和从事社区工作的意愿等。选择标准应考虑可接受性、可行性，以及在当地环境下的适应性，并考虑最终用户的需求。在选择 CHWs 时，通常考虑的标准包括年龄、性别、识字率、教育程度、婚姻状况、地理位置等，相关建议有：

1. 受教育程度适合　CHWs 教育水平较高可以提高生产力和保健知识的获取，进而提高服务的效率和质量。在执行较困难的任务时，受教育程度较高的 CHWs 比受教育程度较低的 CHWs 得到的结果更积极。虽然较高的教育水平预示能有较高的工作效率和质量，但受教育程度较高的 CHWs 流失可能更多（由于更好、更多样化的工作机会）。同时对 CHWs 的教育水平进行过分限制可能会减少潜在候选人人数。在某些情况下，用能力测试（如识字和计算能力）代替教育水平可能更适合。严格采取教育程度的要求可能会限制了部分妇女加入 CHWs 的可能性。因此，CHWs 的最适合教育程度取决于其承担的任务的复杂性，依据不同项目选择不同教育程度的 CHWs 比较适合。

2. 选择目标社区的成员　CHWs 来源于目标社区非常重要，CHWs 的社区资格和在本社区的接受程度，是遴选 CHWs 的重要准则，无论是针对游牧社区、艾滋病毒携带者、不同种姓、宗教或文化信仰来说，来源于本社区都非常重要。

3. 年龄不应成为限制因素　没有证据年龄是 CHWs 的选择标准，在某些情况下，年龄可能是一项重要因素，但在何种项目下选择何种年龄的 CHWs 并不清楚。在理论上，教育年轻的 CHWs 可能有助于延长工作年限，但年轻 CHWs 的流动率也更高。通过以前生活经验获得的个人价值和能力比年龄更重要。因此，年龄不应成为 CHWs 选择的限制因素。

4. 鼓励男女平等，根据社会文化背景进行性别选择　从公平和权力的角度来看，必须避免基于性别的不公平歧视。应鼓励和扩大妇女参与 CHWs。在某些文化背景下,生殖、孕产妇、新生儿和儿童健康必须由女性提供者提供。在某些情况下,应根据当地的社会文化背景和 CHWs 的预期作用对性别作出选择。

5.反对以婚姻状况作为选择标准　使用这一标准可能限制了招聘潜力,而且婚姻标准是一种无理歧视,侵犯了人权和劳工权力。因此,强烈建议反对以婚姻状况作为选择标准。

(二)岗前培训时长适宜

WHO 建议使用以下标准来确定 CHWs 岗前培训的时间:一是 CHWs 的工作范围、预期职责和角色;二是确保高质量完成交付任务所需的能力;三是 CHWs 本身的知识和能力水平,如某些情况下,需要提供一些初步的识字和算术训练,弥补初级教育的缺失;四是 CHWs 所在的社会、经济和地理环境,如来自偏远地区 CHWs 获得的机会有限,可能需要较长的初始培训时间;五是培训机构的培训能力;六是实践条件。

岗前培训会影响 CHWs 工作的有效性。培训不足可能导致 CHWs 缺乏对健康进行管理能力。目前,对 CHWs 的培训时长从几个小时到几年不等。根据相关文献,培训时间与 CHWs 对疾病筛查和诊断的能力呈现正相关。较长的培训时长可以提高培训者的知识和技能,但培训成本过高,不切实际,且在某些情况下,长时间的培训也并非必要。CHWs 的范围和作用各不相同,因此在全球层面来确定最低服务前培训时间并不合适。附表 5-1 列入了部分国家培训时长实例:

附表 5-1　部分国家 CHWs 岗前培训实例

国家	CHWs 名称	CHWs 职责	岗前培训时间
埃塞俄比亚	社区健康推广者	疾病预防、健康促进、常见病诊断和治疗、转诊、行为改变沟通、行政职责(保存健康档案、组织社区服务、管理基本医疗用品)	12 个月(30% 的理论、70% 的实践)
莫桑比克	*Agentes polivalentes elementares*(葡萄牙语)	疾病预防、健康促进、营养和疫苗接种监测、常见病诊断和治疗、转诊、计划生育、妊娠和新生儿随访、艾滋病和结核病药物依从性、健康数据报告	4 个月(50% 的理论、50% 的实践)
巴基斯坦	妇女保健工作者	初级卫生保健服务、生殖、产妇、新生儿、儿童和青少年保健、在各个流域发展建立社区中的妇女团体和卫生委员会	15 个月(20% 的理论、80% 的实践)

(三)岗前培训课程适宜

根据 WHO 的建议,CHWs 的岗前培训课程应该包括以下内容:一是促进和预防服务,确定家庭健康、社会需求及风险;二是转诊、与初级保健团队中其他卫生工作者的合作、患者追踪、社区疾病监测、健康数据的收集、分析和使用;三是社会和环境方面的健康决定因素;

四是提供心理社会支持；五是保密、沟通、社区动员等人际关系技能；六是个人安全；七是符合角色预期和执业范围的诊断、治疗和护理。

　　对于不同CHWs来说，虽然其角色和所需能力不同，但岗前培训课程设置中增加具体能力和技能可以提高CHWs在执行任务时的能力和表现。对文献进行搜集发现，在CHWs培训中增加技术能力、社会能力（如交流和咨询技巧等）、保密能力、解决问题的技巧、社会和政治因素等也是非常重要。但是，由于CHWs在各国之间的称谓、组成和作用都大不相同，因此，不可能制定标准化的CHWs岗前培训课程。有些国家更强调生殖、产妇、新生儿和儿童健康主要能力，而有些国家则要求更全面，如集中于预防和促进干预、诊断和治疗能力等。因此，CHWs岗前培训课程应以本国要求为指导，同时参考WHO建议的国际最佳做法。除了确定培训内容适宜外，还应注意师资质量、培训材料、培训基础设施等软硬件设施。各国CHWs岗前培训内容见附表5-2。

附表5-2　各国CHWs岗前培训内容

国家	临床、诊断和治疗	疾病预防、健康促进和康复	咨询、激励和转诊技巧	社区动员	管理和行政
孟加拉国	治疗10种基本疾病：贫血、感冒、腹泻、痢疾、发烧、甲状腺肿、肠虫、藓、疥疮、口炎；结核的观察和治疗；分娩和新生儿复苏；记录产科史、观察分娩过程、检查新生儿、记录分娩结果；新生儿视觉训练；儿童肺炎管理	计划生育、防止砷中毒、碘盐使用、妇女破伤风毒素免疫、儿童生长监测、母乳喂养、儿童护理、个人卫生	为新生儿的母亲和护理人员提供咨询、鼓励母乳喂养、母乳喂养技巧咨询、产前产后咨询、语言能力	鼓励群众回归家庭、寻求关爱	
不丹	急诊和小病的急救治疗	疫情通报、计划生育健康教育	转诊服务	免疫推广、社区发展活动	
巴西	使用口服补液盐治疗腹泻、肺炎管理、生长监测；产前保健：实验室检查、临床检查、母乳喂养、补铁	促进母乳喂养、健康家庭实践		家访、社会动员、搭建家庭与卫生服务的桥梁	数据收集：人口统计、流行病学统计、家庭社会信息
布基纳法索	分娩、无菌操作、简单产科操作				
冈比亚	家庭分娩、产前和产后护理	疟疾的药物预防	转诊		
加纳	产前产后护理				
危地马拉	产科并发症检测	教育妇女识别怀孕中的危险信号	鼓励女性做产前检查、对产科并发症进行转诊		

续表

国家	临床、诊断和治疗	疾病预防、健康促进和康复	咨询、激励和转诊技巧	社区动员	管理和行政
印度	产前产后护理、提供待产包、破伤风类毒素免疫、初级卫生保健服务	计划生育服务	营养咨询、新生儿评估和转诊、高危妊娠鉴定	社区动员、家访和户籍登记	
伊朗	妇幼保健	计划生育、病例发现、环境卫生、执业卫生	疾病随访		
肯尼亚	使用简化的儿童疾病综合管理指导方针针对疟疾、肺炎、腹泻／脱水进行分类和同时治疗	促进计划生育、免疫和艾滋病毒预防			
马来西亚		简单的卫生程序、清洁和基本的营养教育			
马里	对所有年龄患者进行抗疟治疗、口服补锌治疗儿童腹泻、阿莫西林治疗儿童肺炎、无并发症治疗急性营养不良、提供避孕措施	疾病预防、健康促进和计划生育咨询	为呼吸困难、抽搐等急性严重症状提供转诊服务;为产前、产后和新生儿提供监测和转诊服务	社区动员、与社区志愿者联络、支持大规模分发运动(蚊帐、除虫)	
尼泊尔	补充铁剂和叶酸、驱虫和疫苗接种、识别危险限号、分娩护理、紧急产科护理、基本新生儿护理	健康教育			
巴基斯坦		产妇安全、怀孕危险迹象教育		提高对包括生殖健康在内的初级卫生保健的认识	
秘鲁	腹泻和肺炎的病例管理		转诊	绘制人口图,识别和跟踪有幼儿和孕妇的家庭	
乌干达	抗疟疾治疗、口服补锌治疗腹泻、阿莫西林治疗肺炎、新生儿筛查和急性营养不良	疾病预防、健康促进和计划生育咨询	为呼吸困难、抽搐等急性严重症状提供转诊服务;为产前、产后和新生儿提供监测和转诊服务	社区动员、与社区志愿者联络、支持大规模分发运动(蚊帐、除虫)	在集水区登记住户,支持和参与乡村健康
约旦西岸,加沙地带和巴勒斯坦	巴氏涂片及乳房检查	避孕,乳腺癌和宫颈癌的认识和预防	为少胎产妇量身定做咨询和服务	产后家访	

（四）岗前培训模式灵活多变

WHO 建议使用以下模式为 CHWs 提供岗前培训：①培训内容应注重理论和实践之间的平衡，优先注重实践经验；②培训方式应平衡面对面学习和在线学习，优先使用面对面学习，辅以在线学习；③培训地点尽可能优先安排社区内或社区附近；④提供符合本国语言习惯的培训材料，提高受训者知识和技能的获取；⑤提供积极的培训环境；⑥考虑可行的跨专业培训方法。

为了满足社区的各种需求，CHWs 必须具备与其角色相关的所需的核心能力。CHWs 的培训有几种方法，包括短期课程、长期课程和远程学习，授课方式可使用面对面的课堂教学及在线学习。虽然在线学习受到网速、地理环境（是否接入 web 门户网站）等的影响，但已经越来越多的用来培训卫生人力。通过对在南非、美国和伊朗进行的研究进行分析发现：对 CHWs 采取不同的培训方法（邮寄培训材料、面对面课堂教育和在线培训）进行培训，培训结果没有显示出差异。文献还显示：一次性的理论培训和基于讨论的培训，对于增加培训者的知识帮助有限，而且通常这些培训对于实际技能的提高无效。在线学习只能作为传统教学方式的补充，而不是替代。

各国需要考虑各种因素，如受训者的文化程度等，在其范围内确定理论和实践培训的比例；动态教学方法和多媒体资源的使用可以使培训更有吸引力，且更有效。培训师资最好包括其他卫生技术人员，以便培训完成后将 CHWs 整合为多学科初级卫生保健小组的成员。积极和有益的学习环境的重要性无论怎么强调都不为过，积极的学习环境包括：学员的安全、对学员尊重、教师态度积极、注意少数群体或脆弱群体人员受训的具体要求、有足够的基础设施和培训人员、为培训编制培训材料、培训材料符合学员的语言能力和要求。

（五）对完成培训的 CHWs 进行正式的能力认证

WHO 建议对完成培训的 CHWs 进行正式的能力认证。高质量医疗服务的关键是劳动力符合一定标准。这就意味着对不同卫生服务岗位的教育标准、最低能力、专业角色、工作范围、职责和任务进行明确，而认证对这些达到预定标准的人提供正式认可。CHWs 认证的要求因国家而异。在许多情况下，CHWs 被认定为"社区志愿者"，并在没有任何明确认证机制的情况下，随意的提供社区服务。与此同时，有些国家有 CHWs 认证的标准和程序。

从 CHWs 的角度看，认证的优势包括：增加工作的自尊感、积极性、获得其他卫生工作者的尊重；从机构的角度看，认证是能力的证明，可以减少重复培训，并且可以作为机构进一步深造录取人员的标准。同时，认证还可以使 CHWs 的工作合法化；从公民和社区的角度看，正式的认证可以保护公众免受不当护理造成的伤害。

为了降低 CHWs 的退学率，应为在培训结束时通过结业考核并取得结业证书的 CHWs 学生制定明确的聘任及调配策略。尽管证书在理论上可能会带来负面影响（如通过限制被授权的 CHWs 的数量，从而限制了患者和居民对社区卫生服务的获取），但是在许多情况下，证书可以提高 CHWs 的能力，进而提高患者和居民的安全。

在一些国家，认证是获得实践授权的必要条件，以及获得正式合约、薪酬和职业发展机会的途径。对于经过了较长岗前教育时间的教育工作者来说，证书非常重要。应通过认证提升教育机构培训的内容和质量，以改善和协调 CHWs 的能力，提高服务质量，促进

CHWs 的职业流动和晋升。应投入足够的人力和物力确保认证流程正规有序,能够公平反映 CHWs 的知识和技能。

(六)对 CHWs 进行支持性的监管

WHO 建议对 CHWs 进行支持性监管应该遵循以下要求:一是监管比例适当;二是确保监管者接受了充分的培训;三是对 CHWs 进行指导和训练;四是对社区卫生服务的提供、社区卫生服务的绩效和社区反馈等信息进行收集;五是优先改善监管质量。

国际证据表明,对 CHWs 进行充分监督可以提高初级卫生保健的绩效。监管必须与其他职能相结合,如同行支持、在职培训和持续专业发展等。监管可由专职监管员或其他卫生工作者执行。监管者应对卫生服务的技术含量、如何提高护理质量由全面的了解。在选择监管者时应注意考虑性别因素,如以男性 CHWs 为主的监管者选择女性不合适,可能会强化性别障碍,限制监管的有效性和可接受度。对监管的质量和结果应该进行定期评估。

(七)为 CHWs 提供适宜薪酬

WHO 建议,根据工作需要、工作复杂性、工作时间、培训时间等,为 CHWs 提供相应薪酬。在不同环境中探索使用财务激励和非财务激励措施进行组合,以提高卫生服务的提供质量,结果取得了不同程度的成功。激励措施可以提高员工积极性、减少流失率,提高服务质量。一般来说,财务激励的接受度较高。

(八)与 CHWs 签订书面协议

WHO 建议,应与受薪的 CHWs 签订一份包含职责、工作条件、薪酬和员工权力的书面协议。由于 CHWs 的工作地点介于社区和卫生机构之间,其在卫生系统中的角色和身份例来不明确。但是 CHWs 在卫生服务方面的重要性和影响已经被普遍接受。因此,与 CHWs 签订书面协议可以明确的确定 CHWs 应该履行的责任和享有的权力。同时,书面协议可以成为将 CHWs 正式纳入卫生保健系统的工具。协议有助于激励和促进 CHWs 的工作稳定性,并提高职业保护。此外,正式协议为专业发展奠定了基础,因为协议一般会要求或鼓励雇主支持工人进行专业发展并对此进行监督。

在签署书面协议时应注意:书面协议只适用于受薪的 CHWs,对于志愿者的工作是非强制性的,因此签署书面协议不符合自愿工作原则。

(九)为 CHWs 提供职业晋升机会

WHO 建议,应为 CHWs 提供职业晋升机会。为卫生工作者提供职业晋升机会被视为激励和留住员工的良好做法。由于 CHWs 的教育程度、资历、角色等各不相同,因此为其提供的职业晋升机会也各有不同。职业晋升机会一开始就应该设计到相关 CHWs 方案中,在设计方案时应考虑职业晋升面临的法律和监管上的障碍。

(十)确定所需 CHWs 数量

WHO 建议在 CHWs 项目中使用以下标准确定所需 CHWs 数量:一是基于流行病学和预期服务需求计算的工作量;二是目标人群所需的服务频率;三是 CHWs 提供的服务性质及所需服务时间;四是 CHWs 每周工作时间(除了培训、行政等之外的工作时间);五是地理状况(包括人口密度、到诊所的距离、不同家庭之间的距离);六是气候状况;七是交通成本和可及性;八是卫生工作者安全;九是服务人口流动性;十是人力和物力支持状况。

工作力量过大是导致 CHWs 表现不佳突出原因。文献证据表明：一方面过度的工作符合会导致 CHWs 积极性下降,进而影响工作绩效;另一方面,在不显著影响工作绩效的情况下,将额外的工作整合到现有 CHWs 工作指责中可以改善健康结果。

(十一)促使 CHWs 收集并使用实践数据

WHO 建议:应培训 CHWs 使用移动卫生设备对其所提供的服务进行记录、对相关数据进行收集并使用。数据收集和使用是改进卫生服务质量的重要部分,在事件中,收集 CHWs 实践产生的数据有以下几个目的:①对卫生服务的提供进行监督,以便及时调整并改进服务需求;②帮助找到符合本社区的解决方案;③通过数据对 CHWs 的服务进行监管,促进知识和技能的积累。

CHWs 参与数据收集过程可以降低缺勤率、提高服务质量、改善卫生系统功能、增加知识积累、提升 CHWs 的自我效能感和自尊心、提高工作效率。但是同时,参与数据收集可能进一步加大 CHWs 的工作负担、数据没有充分理解和利用可能会产生数据收集疲劳、保密数据存在安全风险、当数据与绩效和薪酬相联系时可能会存在虚报或超报。

大多数国家没有 CHWs 数据收集系统。可靠的数据收集需要特定的技能,应在岗前培训是进行相关内容的培训。此外,对数据收集的要求包括:尽量只收集最小数量的数据、数据的收集应该标准化、数据收集与其他活动应保持适当平衡。利用移动卫生设备对数据进行收集时还应注意移动电话的可持续访问、移动网络的覆盖、数据收集软件的开发、患者的隐私等问题。

(十二)明确 CHWs 的类型

WHO 建议:采取卫生服务交付模型,将 CHWs 作为初级卫生保健团队的一部分进行组合。根据人口健康需要、文化背景和劳动力配置等因素,在选择特定任务时对 CHWs 的种类进行选择。

多学科、跨专业的团队合作是保障初级卫生保健服务的有效提供的重要途径。在运作良好的团队中,有必要根据相关角色和任务进行工作分配。对 CHWs 的角色和类型进行定义应该成为整个卫生系统和卫生人力规划的一部分。在卫生人力需求和评估基础上,对 CHWs 进行分类更合适。对 CHWs 的角色和类型进行定义是一项重要的规划职能。

(十三)社区参与 CHWs 项目

WHO 建议在实施 CHWs 项目时应采用以下社区参与策略:①在项目实施之前与社区领导进行充分沟通;②让社区参与 CHWs 的选择;③社区对监督 CHWs 负有责任;④社区有权对 CHWs 活动进行选择和优先级设置;⑤CHWs 项目应以社区结构为基础展开;⑥社区代表参与 CHWs 项目的计划、预算和决策过程。

越来越多的决策者认识到社区参与是卫生规划的重要组成部分。"社区"一词可指生活在特定地理区域的一般人口,或需要针对性帮助的特定人口。社区参与措施已被视为可以在一系列健康相关目标方面发挥作用,如提高弱势群体的健康行为、提高健康素养、实现弱势群体的自我效能感和社会支持感等。

但是,对社区缺乏标准和公认的定义(包括在城市环境中社区应该包含哪些内容),以及社区活动的涵盖范围不明,对广泛实施社区参与带来了挑战,这进一步又为评估不同背景下社区参与的效果带来了挑战。社区参与策略附见表 5-3。

附表 5-3　社区参与策略

项目开展前与社区充分沟通
在项目实施前与社区领导进行充分沟通
与社区领导召开相关会议,提高对社区参与重要性的认识
社区参与 CHWs 的遴选
社区参与 CHWs 遴选标准的制定
提名社区成员担任 CHWs 职位
社区领导参与 CHWs 的遴选和聘用
社区参与 CHWs 培训
社区成员参与 CHWs 培训
社区成员参与 CHWs 项目实施
将社区作为 CHWs 的干预成员
社区领导参与 CHWs 活动
社区参与 CHWs 项目的评估和监管
社区参与 CHWs 项目的决策、质量改进和评估
成立社区健康委员会,负责 CHWs 项目的监管

大量证据表明,社区参与是 CHWs 保留、激励、问责等的重要促成因素,最终决定了 CHWs 工作的可接受性。

(十四)动员社区资源

WHO 建议应通过以下方式调动更广泛的社区卫生资源:①确定优先卫生和社会问题,并与社区携手制订和实施相应的行动计划;②动员和协调不同利益相关者、不同部门和社会组织等本地资源,以解决优先卫生问题;③促进社区对常规干预措施公开评估,并促进社区对评估的结果进行传播;④加强社区与卫生服务机构之间的联系。

CHWs 通常是他们所服务社区的成员,因此对所在社区的文化和语言有深入的了解,故此 CHWs 可以动员社区和额外资源,采取行动解决社区面临的卫生问题,从而充当变革的推动者。社区动员是提高社区意识、盘活社区资源、引起社区领导重视的过程。长期以来,社区动员一直被认识是改善健康结果的关键战略。CHWs 在调动社区卫生资源方面极具潜力。

(十五)物资供应充足

WHO 建议应采用以下战略确保 CHWs 项目在实施范围的所需物资供应充足、质量合格、存贮得当、废物管理合规:①建立完整的物资供应链;②召集物资监督、补偿、工作环境、培训和反馈等质量改进会议;③对不同的供应链建立移动医疗支持端。

有效的供应链是 CHWs 提供有效服务的条件之一。供应链会成为影响 CHWs 获取基本物资和药物的瓶颈,使弱势人群面临进一步风险。即使药物采取集中供应,社区一级也可能经常缺货。改进药物供应链管理的策略包括:①对药物供应量进行适当的监管,如监管员定期审查 CHWs 登记册和交叉审核药物库存,以确保药物定期和充分供应;②提供较为准确的药物需求清单,这样就可以为 CHWs 提供准确可靠的药物补给;③定期报告药物库存,CHWs 每月按时提交药报告可以及时得到药物补充;④发挥诊断工作的作用,可以改善药物补给。

有证据表明,移动医疗支持端对 CHWs 起到了很好的支持作用,可以增强药物供应链管理,使得 CHWs 之间共享药物成为可能。同时,移动医疗支持端对于记录药物副作用、确认计量等都有帮助。

附录六　坎帕拉宣言和全球行动议程

卫生工作者为人人　人人为卫生工作者

坎帕拉宣言和全球行动议程

宣言

我们是 2008 年 3 月 2—7 日在坎帕拉举行的第一次全球卫生热力资源论坛的参加者,代表不同的政府、多边、双边和学术机构、民间社会、私立部门及卫生工作者专业协会和工会;

承认享受最高而能获致之健康标准为人人基本权力之一;

认识到必要立即采取行动,解决日益严重的全球卫生人力危机,其中包括全球短缺提供基本卫生保健所需的 400 多万名卫生工作者;

认识到艾滋病毒/艾滋病对卫生系统和卫生人力有破坏性的影响,这加剧了全球由传染性疾病和非传染性疾病、事故和伤害及其他健康问题造成的已有沉重负担的影响,并拖延了实现与卫生有关的千年发展目标的进程;

认识到在有效的卫生系统外,还有其他健康决定因素;

认识到我们是在全球和国家领导人为解决这一危机作出的现有承诺基础之上开展工作,并非常希望和坚定地看到立即采取的紧急行动;

现呼吁:

1. 政府领导人提供指导,解决卫生工作者危机问题,让所有利益攸关方参与其中,并为这种进程提供政治动力。

2. 双边和多边发展伙伴的领导人提供协调一致的支持,以制定和实施国家综合卫生人力战略和计划。

3. 各国政府确定适当的卫生人力技能配置,制定协调一致的政策,包括通过公私伙伴关系,迅速大量增加社区和中级卫生工作者,同时也解决需要更多训练有素的专业工作人员问题。

4. 各国政府制定严格的卫生工作者教育和培训资格认证制度,辅之以在卫生工作者及其专业组织的密切合作下制定的严格监管框架。

5. 各国政府、民间社会、私立部门和专业组织加强所有层面的领导力和管理能力。

6. 各国政府确保提供适当的激励措施和有利的安全工作环境,有效地留住与公平分配卫生工作者队伍。

7. 在认识到卫生工作者移徙这一现实以及兼具积极和消极影响的同时,各国制定适当的机制,形成有利于留住人员的卫生人力市场。WHO加快卫生人员国际招聘行为守则的谈判工作。

8. 所有国家共同努力,解决当前和预期的全球卫生人力短缺问题。较富裕的国家高度重视并提供充足的资金,在自己的国家内培训和招聘足够的卫生人员。

9. 随着国际机构放松对各国筹资行为的宏观经济限制,各国政府增加卫生人力方面的自有筹资。

10. 多边和双边发展伙伴提供可靠的、持续的并且足够的财政支持,立即履行有关卫生和发展的现有承诺。

11. 各国建立卫生人力信息系统,提高数据管理的研究和开发能力,以便形成以证据为基础进行决策的制度化,并加强共同学习。

12. 全球卫生人力联盟监测本《坎帕拉宣言和全球行动议程》的执行情况,并在两年内再次举行论坛,报告和评估进展情况。

全球行动议程

一、宗旨和方针

本全球行动议程指导全球、区域和国家协调应对全世界范围内卫生工作者短缺和分配不均问题所采取的初步措施,努力实现优质卫生保健的普及并改善卫生结果。目的在于团结和加强为解决这一危机采取重要有效行动所需的政治意愿和承诺,并协调所有各级利益攸关方围绕解决方案作出的努力。

本议程的基础是高层政策制定者旨在动员全世界的集体知识和资源扭转这一危机的努力方面已经作出的承诺。

致力于本议程的每个人都认同"世界各地的所有人民应可以在健全的卫生系统内获及技术熟练、积极进取、各方支持的卫生工作者"。

大多数国家(富国和穷国)的卫生工作者严重短缺问题正在危害健康改善方面业已取得的进展,并威胁到今后的进展。

我们面临的卫生人力挑战不能留给各自国家,也不能推给国际机构。随着需要大幅增加对卫生人力的投资,作为建立卫生系统的部分努力和行动,全球和国家政策环境必须创造必要的空间,多方利益攸关方借此可以根据证据、创新、团结和共同问责制,同心协力采取有效行动。

本全球行动议程围绕六项相互关联的基本战略,以以往的行动和承诺为基础。本议程综合了具体突出的各项挑战以及反映规划、培训、配置和留用的基本连续性的变革的必要性。目的在于将政治意愿、承诺、领导力和伙伴关系转化为有效的行动。

六项相互关联的战略是:

1. 针对卫生人力解决方案,建立协调一致的国家和全球领导。

2. 确保具备基于证据和共同学习的知情应对能力。

3. 相应增加卫生工作者的教育和培训。

4. 保留一支适于工作、反应敏捷和公平分配的卫生工作队伍。

5. 管理国际卫生人力市场的压力及其对迁徙的影响。

6. 争取更多并且更具成效的卫生人力投资。

将在每个战略项下介绍选定的部分重点行动。将根据各国国情开展这些行动,以及旨在支持有效国家对策的区域和全球行动。

各国召集所有利益攸关方在卫生人力方面按照商定意见作出全国性努力,以此作为应对更广泛卫生系统需求措施的一部分。基于公共部门、私立部门和民间社会行动者的共同讨论和共同承诺,这一努力也将反映存在竞争的国家和国际力量之间形成的谅解,而国家和国际力量将影响这些国家确保所有人民获得适当卫生保健的能力。

在对商定的全国性努力提供外部支持方面,将围绕国家重点事项与旨在增进财政和技术资源的全球倡议和国际伙伴关系提供的帮助进行协调。因此,对商定重点事项的应对措施代表着共同承诺,除其他外,这与支持实现千年发展目标的许多倡议和相应增进获得艾滋病毒预防、治疗、关爱和支持的全球承诺有关。

最后,全球行动议程的一个重要组成部分是将这些战略结合起来,形成一个利益攸关方相关群体的共同问责制平台。这个平台将加快整体进展,查明和克服障碍,建立基于证据和透明度的共同知识和学习的基础。

全球卫生人力联盟和区域卫生人力网络将交流信息和证据,召集所有利益攸关方进行讨论,并吸引公众关注重大挑战和结果。

二、行动战略

1. 针对卫生人力解决方案,建立协调一致的国家和全球领导　卫生人力危机要求在各级建立杰出的领导,注重解决方案和推动结果,提请关注全球所有妨碍获及卫生工作者的问题。需要大大提高诸如卫生、教育、贸易、金融、劳动和当地政府等政府部门之间的协调性。代表所有利益攸关方的领导人应进行公开讨论,找出关键差距,确定其原因并决定适当的解决方案,包括在国家、区域和全球各级。然后,它们需采取行动。

(1)政府领导人、卫生部部长和其他国家领导人将承诺"世界各地的所有人民应可以在健全的卫生系统内获及技术熟练、积极进取、各方支持的卫生工作者"。他们将努力找出各部门之间在政策一致性方面的差距和其他妨碍国家政策和战略有效性的壁垒。它们将得到旨在在地方、全国、区域和全球范围内促进卫生人力议程的扶持性法律和政策框架的支持。

（2）政府最高层与得到其他有关部长支持的卫生部部长以及卫生工作者、民间社会和其他利益攸关方一道，将领导制定、实施和评价具有成本估价的综合性卫生计划，该计划从中期和长期角度具体满足卫生人力战略的需求，并作为对商定的全国性努力的共同承诺的基础。

（3）专业协会、工会、学术和研究机构及私立部门的领导人将审查自身的规划带来的影响，以及如何才能更好地促进全体人民以及卫生工作者。他们将提出可以采取的切实步骤，解决关键性差距和不平衡问题。

（4）多边和国际机构领导人以及外部资金和合作伙伴将围绕克服卫生工作者获及限制问题提高对其必要性的关注度和紧迫性认识。为此，任何为加强卫生系统提供服务的伙伴关系和千年发展目标必须对国家行动计划的发展、实施与评价带来支持，以增进和改善卫生人力。

（5）所有利益攸关方将同意建立对自身的行动相互负责的可维持机制并进行合作。它们将遵守人权原则，诸如平等、相互尊重和参与，并支持人人享有卫生保健的构想。

2. 确保具备基于证据和共同学习的知情应对能力　虽然各国政府越来越积极地制订和实施有关卫生工作者的有效政策、计划和规划，但是它们的努力受到严重缺乏能力带来的限制，即无法根据高质量的国别基线数据、信息和分析制定计划。各国也需要获得信息并作出分析，处理影响卫生工作者工作条件的全球政策性问题。

（1）多边机构、发展合作伙伴、学术机构、公私部门的行动者和民间社会将相应增加对国家及区域级卫生人力政策和管理的能力建设的投资，并促进各国之间的合作，尤其是南南合作。它们还将促进这些国家的研究人员更好地获及创新和全球知识网络。

（2）各国将合作开发学术水平高、能力强的次区域和区域中心及网络，建立数据和证据库，支持与政策有关的分析和研究，促进跨国共同学习，包括通过卫生部交流技术专门知识。

（3）国内公私学术机构将加强卫生人力政策研究、教育和培训方面的合作，支持建立证据库并履行对商定的国家卫生人力计划作出的承诺。鼓励学术机构进行区域和国际交流，包括南南合作和南北合作。

（4）各国将制定统一指标，加强统计能力，为劳动力市场分析、政策制定和卫生人力管理奠定较好基础，将健全的监测和评价框架纳入到商定的国家卫生人力计划之内。

3. 相应增加卫生工作者的教育和培训　要使卫生人力得到必要增强，必须大规模扩大教育和培训，这将要求各国和国际社会采取协调一致的行动和承诺。除了大量增加长期专款资金外，需要新的和创新的教育和培训办法。正在形成新的证据，证明可以做些什么来迅速有效地扩大卫生工作者的教育和培训。

（1）卫生、教育和公共服务／劳动部各部部长以及公立和私立教育机构领导人将决定适合各国的完整与适当的卫生工作者技能配置。他们将制定协调一致的政策，商定采取的步骤，满足至少 10 年规划范畴内的当前、中期和长期需要。这些努力将与国家卫生工作重点保持一致，作为卫生服务的一个必要组成部分加以迅速执行，同时与减少工作人员和学生流失的规划保持一致。

（2）所有利益攸关方都将当前重点放在扩大与各自国家有关的教育和培训方面,增加社区和中级卫生工作者,以及高技能工作人员。各国将强调社区和立足团队的培训以及其他创新方法,并与服务的提供相联系。

（3）各国政府将建立服务质量标准、教育和培训的认证制度、公立和私立教育的适当监管框架及其各国的进度指标。这项工作将在专业组织密切合作下进行。

（4）各国政府将与公私学术和培训机构共同探索创新和务实的办法,开发和利用新的和现有的教员、基础设施和伙伴关系,使教育、培训和研究能力均衡地并且显著地得到提高。相应增加教育和培训将与卫生人力信息系统相关联,并将运用系统方法进行质量监测和改善。

（5）人员扩大工作的主要重点应该是任职前教育。然而,在职培训也应是教育和培训计划的必要组成部分,这类培训以卫生工作者不必脱产的方式进行。培训计划也应与专业成长相联系。目前有太多的资源用于在职培训,应转变方向,重新制定任职前课程,列入现行在职培训的大部分内容,以便可以最大限度地减少在职培训,并更好地保持工作流程。

（6）多边和国际机构、全球倡议、发展伙伴和私立部门将把其卫生规划的大量可预测的一部分投资,用于根据国家重点加以强化的卫生人力教育和培训,其中包括技术支持、区域和南南及南北合作。

4. 保留一支适于工作、反应敏捷和公平分配的卫生工作队伍　在服务提供、管理和支持中留住技术熟练的卫生工作者并公平地进行分配对确保所有人可以获得优质服务至关重要。财政和非财政激励措施都会影响工作者采取富有成效和高效的行动的积极性、能力和意愿,以及他们留在工作岗位的意愿。

要使所有人保持可获得性必须重视国家卫生人力的总体分布,并对需要形成一个更为有效管理与更为便利的公共、非营利和私立服务的配置问题加以重视。许多国家的卫生人力资料不足阻碍了分析工作和采取具有良好针对性的行动,抑制了对留用和获得性的监测。这种信息差距对规划、培训和部署及管理的根本统一性具有破坏性影响。

（1）各国政府确保采取适当的激励措施并提供有利的安全工作环境,以便有效留用和公平分配卫生工作者队伍。

（2）卫生部与学术机构合作,促进和支持在公共卫生部门培养足够数量的各级有效管理人员,这些人员可以落实经过精心设计并且内容协调的综合留用战略。各国卫生部将在高层设立专门机构,如规划卫生人力政策战略方向、将政策与卫生需求、服务提供目标、教育和培训相联系及确保部门间协调等方面的各主管职位。

（3）卫生部在其他部委的支持下与专业协会、工会、雇主、民间社会和发展伙伴合作,积极开发和检验创新办法,包括可持续的和可接受的财政和非财政激励措施,以实现更公平地分配并留住积极进取的卫生工作者。

（4）卫生专业人员在各国政府、民间社会和国际社会的支持下,将建立强有力的国家、区域和国际机构,比如各专业协会,将提供奖学金、进行同行监督、促进职业作风和帮助建立稳定的参与式关系作为谈判和对话的框架。雇主将确保实施和定期审查工作人员绩效管理系统。

（5）各国卫生部与行政管理部门一起与专业协会、工会和民间社会进行对话，举行利益攸关方例会，讨论和监测有关留用、工作和病人满意度、专业和社会承认、关于获及卫生工作者的数据、公私混合以及社区和非卫生行动者的扶持作用等问题。

（6）国际机构和合作伙伴、私立部门、学术机构和民间社会在与各国建立的伙伴关系中，将对与卫生工作者留用有关的国家政策作出响应，包括以可预见的和长期的财政支持和创新方法增进人员留用和分配。它们将确保自己的招聘政策是基于共同的价值观和道德守则，统一各国政府和捐助者资助的各服务机构之间的工资政策，透明地共享关于其规划与自身存在对该国卫生人力产生影响的信息。

5. 管理国际卫生人力市场的压力及其对迁徙的影响　较贫穷国家受到的影响最为严重，它们原已稀缺的卫生人力向条件更好、工资更高的国家流失。卫生部门面临日益激烈的跨国竞争压力。其中包括富国国家卫生系统不断增长的需求，以及卫生服务中日益增长的贸易和私立商业化投资。在这种情况下，有必要设法稳定卫生劳动力市场，减少卫生专业人员流动性高带来的不利影响，从而增进人员留用。

人人有权离开任何国家，包括离开他们自己的国家，去寻找更好的机会，但各国规定了用公共资源培养的卫生工作者应尽的义务。

（1）政府将监测各国卫生人力的流入和流出，透明地提供这些数据，并利用这些信息为作出政策和管理决定提供资料。

（2）WHO 将加快卫生人员国际招聘行为守则的谈判工作。此守则应是各国、区域和卫生专业人员进行协定谈判的工具。目的地国家应承诺支持和加强本国和来源国卫生工作者的教育和培训，与商定的行为守则保持一致。还应采取行动发挥卫生工作者移民社群未经挖掘的潜力，改善来源国的卫生服务。

（3）所有国家将共同努力，解决当前和预期的全球卫生工作者短缺问题。较富裕的国家将高度重视从自己的国家培训和招募足够的卫生人员，并提供充足的资金。

（4）支持各国政府制定协调一致的政策并建设有关贸易协定对卫生人力流动性所造成影响的分析能力。政府内外的利益攸关方磋商机制将为这方面工作提供资料。

（5）利益攸关方将测试和评估国际卫生人力市场中的创新措施，协助解决留用问题。

6. 争取更多并且更具成效的卫生人力投资　许多国家同时存在卫生人力的整体投资不足以及投资效率低下问题。这些问题必须一并加以解决，以使提高可获得性过程中所需的追加投资更加富有产出和效果。必须采取以证据为基础的良好做法，以便建立财政基础，用来制定更好的留用政策、确定工资最高限额和合同安排、对人员进行公平部署、利用捐助者的援助并以可持续的方式改善卫生工作队伍能力，以及制定可对良好表现加以奖赏的薪酬机制。

各国需要当作国家首要重点，认真分配与重新分配新的和现有的国内外资源，承诺向卫生人力计划提供可预期的资金。这包括对工资上限和公务员雇用安排作出分析，并在其成为改进可获得性的主要障碍时加以解决。

（1）适当比例的卫生部门的资金将用于卫生人力。为此，所有国家将迅速采取行动履行现有的卫生和发展资助承诺,如2001年的《阿布贾宣言》承诺,宣言的签署国拨出至少15%的国家预算用以加强卫生部门,以及经合组织国家的《蒙特雷共识》规定,签署国承诺至少拨出国内生产总值的0.7%用于官方发展援助。

(2)全球卫生倡议、世界银行、双边捐助者和其他合作伙伴将在对卫生部门的综合支持中,提供及时、可预见、经过有效协调并符合国家重点的资金。这类资金将大大有助于并足以缓解资金短缺,避免各国无法充分实施卫生人力计划。

(3)国际和区域金融机构将解决增加投资所需的财政空间问题,以满足卫生人力需求。这将包括对宏观经济条件进行国别分析,而这些条件会影响工资上限、卫生支出,并制约实现卫生部门确立的重点需求所必需的公务员聘用安排。这些机构将承担并及时研究和分析增加卫生和教育支出的方式。

(4)各国政府将考虑在国家发展战略规定的公务部门缩编情况下,对卫生部门加以豁免。卫生部通过以影响留用和卫生工作者业绩的证据为基础制订经过成本估价的卫生人力计划,建立令投资更富有成效的条件,以此增强加大支出的理由。

(5)卫生部与其他利益攸关方合作,利用公私伙伴关系并寻求卫生人力发展领域的创新做法,致力于增进了解私立部门的卫生人力,并探索如何利用这些卫生人力的优势,为国家战略计划的目标和具体目标作出贡献。

(6)卫生部将与伙伴一起制定财务风险分担机制(如医疗保险制度)和基于绩效的融资计划,提供社会保障并提高效率,这些机制和计划可以对卫生人力和卫生系统发展的补充带来更可预见、更富有成效的资金。

三、共同学习和共同问责制平台

全球行动议程的主要目的是确立一种认识,即解决国家级卫生人力危机是国家、区域和全球各级所有利益攸关方的共同责任。与之相关的目的还在于形成承诺,以便及时采取行动。

全球卫生人力联盟和其他机构将传播应对卫生人力危机的良好做法。全球行动议程建议对信息、数据和研究加以改进,这种改进是合作伙伴、利益攸关方、国家和区域之间形成问责制的基础。

国家级多方利益攸关方行动:监测关键差距的解决方案

将在国家一级开展行动和问责制,将全球议程的六项战略转化为卫生人力计划。这些计划将与应对重点卫生规划的国家卫生战略保持一致,并与国家艾滋病毒/艾滋病应对措施的部门间挑战保持一致。

每个国家的利益攸关方将共同确定在短期、中期和长期内解决的关键差距,将对所有相关利益攸关方明确参与的共同行动作出切实承诺。同时具有监测进展情况的基准数据、时限和商定措施。

将从对卫生人力和所有人可以获及技术熟练的卫生工作者的影响方面,具体分析和监测全球倡议和各国卫生系统以及特定疾病干预措施的外部支持规划。

将向所有利益攸关方提供此类分析和信息,并通过双年度会议交流经验。

进行区域和全球监测，积累知识和影响政策

全球卫生人力联盟连同国家和区域合作伙伴，将加快制定卫生系统内国家基本基线信息和卫生人力资源基准监测的共同框架，而 WHO 则为牵头规范性机构。该框架也将研究全球和区域政策对国家卫生人力问题解决方案的影响。

国家对解决卫生人力危机进展的监测将成为区域和全球监测及评价的基础。

区域监测应通过区域政府间机构和观察站开展，可以利用国家报告形成的战略信息对区域性政策讨论施加影响，并提请全球关注区域特定问题。

全球监测和评价将以国家和区域报告为基础，着重形成战略信息，用于政策对话、知识交流和学习。为了保持各利益攸关方存有的兴趣，并保持其多样性带来的益处，将利用不同的高级别论坛来影响全球政策决定和行动。

监测利益攸关方贡献的协调方面取得的进展

每个利益攸关方群体将确定针对该群体的有效应对措施所面临的特定障碍，这将影响到国家、区域和全球各级的行动。每个群体将致力于分享关于克服这些障碍所取得进展的信息。将特别注意监测：

- 公私捐助者和基金会、全球伙伴关系和倡议所做努力的协调情况；
- 公私医学院、学术机构和培训中心之间的合作；
- 专业协会对改革和必要监管作出的贡献；
- 民间社会作为消费者、倡导者和供应者具有的作用；
- 招聘道德守则的适当遵守情况以及为公平和团结作出的贡献。

独立分析、监测和评估

鼓励学术机构和民间社会进行独立的分析、监测和评价。这些信息将通过同行审评、对话和显而易见的出版物进行交流，并将用于积累知识，影响政策及做法。

全球卫生人力联盟的作用

全球卫生人力联盟将发挥促进者和全球召集人作用，使不同的利益攸关方汇聚在一起进行学习、对活、宣传并联合采取行动。

全球卫生人力联盟将促进建立机制，使监测和问责制的不同要素结合在一起，以便阐明国家、区域和全球各级采取的卫生人力措施之间的联系，并交流这些措施带来的结果。联盟还将记录资金流动和所采取的政策措施，同时说明各类扶持政策加上对新资源和现有资源的有效分配，如何在实际工作中改善卫生系统并增进结果的。

此外，全球卫生人力联盟将通过在全球和国家政策中列入卫生人力观点、建立知识库和共同学习良好做法，确定推进全球卫生人力议程的关键战略机遇。

全球卫生人力联盟将与区域网络或联盟合作并支持其发挥作用，进一步加强区域集体运动。全球卫生人力联盟将每两年汇编一份现状报告，其中第一份报告将提交第二次全球卫生人力资源论坛。

附录七 累西腓卫生人力资源政治宣言

关于健康人力资源的累西腓政治宣言：对全民健康覆盖的新承诺

1. 我们，各国政府代表、多边、双边、学术机构、民间社会、私立部门和卫生工作者专业协会于 2013 年 11 月 10—13 日在巴西累西腓第三届全球卫生人力资源论坛会面，总结了自 2011 年第二届全球卫生人力资源论坛以来取得的进展及面临的持续挑战，重申有关卫生人力资源的共同愿景和决心，并通过本宣言。

***

2. 享有最高健康标准是每个人的权力之一，不分种族、宗教、政治信仰、经济或社会状况。疾病是脆弱和贫困的根本原因之一，而贫困、不平等、社会排斥等又进一步加剧了健康不良。健康人群和运转良好的国家卫生系统是公正、包容、可持续发展的根本。要实现卫生目标，就需要在国际、区域、国家和地方采取协调一致的行动。在实现诸如千年发展目标之类的健康目标方面，卫生人力资源发挥着不可或缺的作用。

3. 在全球和国家层面，卫生人力发展取得了令人鼓舞的进展。在过去十年中，人们越来越认识到卫生人力资源的至关重要性，这一点在政府间机构的众多决议和联合国认可的全球行动计划中得到了体现。这些都为卫生人力资源行动及认识到卫生人力资源的重要性提供了任务授权、循证依据和政策框架。

4. 我们重申《坎帕拉宣言及全球行动议程》以及 WHO《全球卫生人员国际招聘行为守则》的重要性，认识到必须根据新的发展情况修订这些承诺，争取实现全面健康覆盖。

5. 我们特别注意到联合国大会、联合国经济及社会理事会、世界卫生大会和国际劳工大会的有关决议；联合国全球妇女和儿童战略；以及非传染性疾病和艾滋病毒／艾滋病全球行动计划。这些工具和技术指导是宣言的坚实基础。

6. 但是挑战依然存在：对卫生人力资源的投资仍然很低；卫生工作者的供需仍旧不平衡；对单个问题的不协调干预通常会削弱整个卫生人力资源规划；有效的政策实施仍然不平衡不充分。导致产生以下仍然需要关注的问题：卫生人力的严重短缺、分配和绩效仍在存在缺陷、性别失衡及卫生工作者工作环境较差等。

7. 除了应对当前的挑战外，我们认识到，未来的卫生人力需求也将受到不断变化的疾病负担的影响，人口老龄化、非传染性疾病的预防、治疗和护理需求增大、科技进步、社会广泛发展和宏观经济因素等可能会限制公共部门的预算，但同时也会为卫生投资创造新的机会。

8. 卫生人力资源议题超越了国界：地域分布不均、国际迁徙等对高、中、低收入国家都造成了影响，在某些情况下甚至阻碍了基本卫生服务的提供和全民健康覆盖。鉴于卫生服务在公民与政府之间的关系中的核心作用，有效解决这些问题，可以加强社会凝聚力、加速社会和经济发展。

9. 特别是过去几十年中,卫生人员的国际移徙达到了前所未有的水平。根据 WHO《全球卫生人员国际招聘行为守则》,以有效和合乎道德的方式解决这个问题确实是全球共同的优先事项。

10. 在接受全民健康覆盖这一更广泛的目标时,我们面临的集体挑战是在解决现有差距的同时,预期未来需要采取的变革性行动。这需要根据不断发展的人口和流行病学动态规划和投资卫生人力资源,并利用创新战略和技术发挥卫生人力教育和管理中的潜力。迈向全民健康覆盖必须使得各级卫生服务提供者全部参与进来。这就需要对参与者进行必要的培训、更新规范其实践的政策和法规,扩大服务范围并将其纳入规划中。

呼吁采取行动

11. 作为领导人,我们致力于实现全民健康覆盖,并认识到我们需要更多的卫生人力来实现这一目标。

12. 因此,我们致力于在各级,特别是在国家层面,制定宏伟的卫生人力发展规划,并敦促所有利益攸关方和国际社会在各级提供支持并促进必要的合作,共同努力实现宏伟目标——"在强大的卫生系统中,每个地方都可以找到熟练、积极的卫生工作者"。

在国家层面

13. 认识到需要不断应对卫生人力资源带来的挑战,认识到政府的领导作用和主要责任,特别是作为人力资源教育培养系统和卫生劳动力市场的管理者和监管者,应与卫生领域外的利益攸关方和部门进行合作,包括:

教育、金融、人力、公务员等,在卫生人力资源协调和规划中,我们致力于:

• 营造符合公私营部门、民间社会、学术界、工会、专业协会和卫生工作者代表在内的其他利益相关者共同愿景的包容性环境;

• 以《全球卫生人员国际招聘行为守则》为指导,通过加强对卫生人力资源卫生系统和卫生人力的投资,加强人员健康水平。

14. 认识到需要在卫生人力资源领域取得更大的进步。我们同意根据国情和需求采取以下措施,同时承认技术合作和能力建设的重要性:

• 采用系统的方法制定预算充足、资金投入充足的可持续卫生人力战略和规划,并进行实施和监测;

• 增强卫生人力资源信息系统建设,加强卫生人力资源预测中的劳动力市场分析,并将基于需求的规划和预测与创新性做法联系起来;

• 通过变革性的教育方法、提供持续的专业发展机会等提高卫生人力资源的技能;

• 优先发展初级卫生保健人员,以提高获取卫生服务的公平性;

• 促进所有卫生工作者在教育、发展、管理和职业发展方面的平等机会,消除基于性别、种族或其他任何方面的歧视;

• 在明确的问责机制和透明的实施流程下,通过下放权力来加强卫生人力资源管理;

• 通过创新、有效和有针对性的管理方法和激励措施提高卫生人力的绩效;

• 改善卫生人力的分配和保留;

• 实施超前研究和循证实践,通过加强数据收集、增强信息系统等手段,实现卫生人力资源投入的回报最大化;并

• 利用创新性的方法,如技术推广和使用等,有效平衡不同类型卫生人力之间的任务分担。

在国际层面

15. 国家的承诺和行动是任何有效对策的基础。但是,一些卫生人力资源挑战和问题是跨国的,需要以全球承诺为基础的全球方法。特别是《全球卫生人力国际招聘守则》。在这方面,我们将根据《工作总规划》和《2014—2015 年规划预算》,共同努力为 WHO 提供充足的资金,以促进《全球卫生人力国际招聘守则》的有效实施。

16. 认识到各国政府对人民的健康负有责任,只有通过提供适当的健康和社会措施才能实现。我们,作为国际社会的一员,在全球团结的鼓舞下,承诺通过对机构、组织和个人进行适当投资,以便解决那些由于资源有限而影响国家投资能力的情况。支持促进全民健康覆盖并享有最高标准健康的权力。

17. 我们邀请国家伙伴将其支持和发展援助的重点放在能力建设上,包括制定适当的监管框架、获得专门的培训、技术和技能转让、加强教育机构建设及对卫生劳动力市场进行持续监测。

18. 我们致力于解决跨国问题,并通过加强全球卫生人力资源管理机制加强卫生系统:①宣传良好做法及其证据;②加强所有国家的数据收集;③促进多国家、多学科的研究和知识交流;④在需要时提供动员或技术援助;⑤当需要更多公共部门干预和融资时,确定存在的差距,并加强问责机制;⑥促进和支持《全球卫生人员国际招聘守则》的实施,以及各国及合作伙伴对卫生人力资源和全民健康覆盖的承诺。

19. 我们承诺通过双边、分区域和区域安排以及其他方式共同努力,参考《全球卫生人员国际招聘行为守则》,更好的管理国际卫生人员移徙。

20. 我们呼吁联合国会员国确保在 2015 年后的发展议程中适当考虑将卫生人力资源发展和全民健康覆盖作为优先重点。

21. 我们敦促所有利益攸关方合作实现在累西腓所作的卫生人力资源承诺。

22. 我们认识到 WHO 的领导作用,包括在卫生人力资源方面的领导作用。回顾 WHA63.16 在这方面赋予的任务,请 WHO 在第六十七届世界卫生大会期间,考虑将该宣言纳入其中。

我们对巴西政府主办第三届全球卫生人力资源论坛表示感谢,我们建议在世界卫生大会和 WHO 执行委员会上讨论该宣言的内容。

附录八　都柏林卫生人力资源宣言

都柏林卫生人力资源宣言:建设未来卫生工作者队伍

"从这里出发,到达更远的彼岸"——谢默斯·希尼

我们,代表政府以及各个部门和机构的主要利益攸关方,代表学术界、民间社会、雇主群体、基金会、卫生保健专业协会和工会以及青年人,相聚于爱尔兰都柏林第四届全球卫生人力资源论坛,我们:

1. 深受 2030 年可持续发展议程的宏伟蓝图的鼓舞,该议程提出了不让任何一个人掉队的愿景,以及 17 项密不可分的目标和 169 项具体目标;

2. 注意到 2030 年可持续发展目标议程的整体性带来了契机,使我们可酌情通过与联合国秘书长的增强妇女经济权能高级别小组和人道主义筹资问题高级别小组、全球教育机会融资国际委员会,全球商业与可持续发展委员会,联合国为青年创造体面工作机会全球倡议以及安全、有序和正常移民全球契约之间的重要协同作用,应对长期以来不断加剧的卫生人力挑战;

3. 承认世界银行集团和国际货币基金组织正在日益提出证据表明,对人力资本进行投资可加快经济增长,所有国家都将因拥有健康和受过良好教育的人力资源而受益,这些人力资源具备从事富有成效和成就感的工作所必需的知识和技能。对卫生和社会人力资源作出战略投资对我们的共同繁荣尤其重要。我们认识到必须并在发展中国家,特别是在最不发达国家和小岛屿发展中国家大幅增加卫生筹资并招聘、发展、培训和留用卫生人力资源;

4. 申明我们的承诺,要加速推进卫生系统强化工作,这是每个国家实现包括全民健康覆盖在内的可持续发展目标的必经之路,我们要努力实现共同的愿景,即在更强大的卫生系统中公平提供卫生服务,确保人们有权享有可达到的最高健康标准并实现全球卫生安全;

5. 强调以最佳方式组织和分配合格的卫生和社会人力资源并为其创造有利条件,特别是在农村和卫生服务不足地区,对于加强卫生系统的绩效和适应能力至关重要;

6. 提请注意迫切需要作出有力,协调和变革性的投资,以解决卫生工作者的供应、经济上对卫生工作者的需求以及人群对卫生工作者的需求之间日益加剧的不匹配问题。据预测表明,到 2030 年将新增 4000 万个卫生工作岗位,但主要分布在中高收入和高收入国家,同时根据需求预计,同期内将短缺 1800 万名卫生工作者,以低收入和中低收入国家的缺口最为显著;

7. 认识到强有力的变革行动以前三届全球卫生人力资源论坛以及重要的 WHO 规范文书和指南为基础,重申《坎帕拉全球行动宣言和议程》《曼谷成果声明》《累西腓卫生人力资源政治宣言》《世界卫生组织全球卫生人员国际招聘行为守则》(WHA63.16 号决议)以及《世界卫生组织关于改进和扩大卫生人员教育和培训的指南》(WHA66.23 号决议)继续具有重

要意义;

8. 承认 21 世纪的卫生挑战与人口学,流行病学和技术方面的变革有关,将需要根据国家确定的优先事项,建立一支注重健康促进,疾病预防和以人为本的社区卫生服务及个性化长期护理的卫生人力队伍;

9. 欢迎并赞赏自巴西累西腓第三届全球论坛以来取得的重大进展,从技术和政治两个层面推进了全球卫生人力议程,包括对卫生人力市场有了更全面的了解,正如下列证据所示:

(1)第 67 届世界卫生大会通过了关于"累西腓卫生人力资源政治宣言的后续事宜"的 WHA67.24 号决议;

(2)通过了联合国大会 A/RES/69/132 号决议,其中强烈谴责一切袭击医务和保健人员的行为,并敦促各国制定有效措施,促进这类人员的安全和保护;

(3)通过了联合国安全理事会 2286 号决议,其中要求武装冲突所有各方都全面履行国际法规定的义务并敦促各国和武装冲突所有各方制定有效措施防止和处理针对医护人员和人道主义人员的暴力、袭击和威胁行为;

(4)《世界卫生组织全球行为守则》五年审查的结论指出,守则是相关、有效、有价值和合法的,而守则第二轮国家报告在质量、数量和地域多样性方面的提高则进一步证明了这一点(卫生大会文件 A68/32 和 A69/37);

(5)世界卫生大会通过了关于落实可持续发展目标的决议(WHA69.11 号决议);

(6)制定并通过了《卫生人力资源全球战略:卫生人力 2030》(WHA69.19 号决议),其愿景、四项目标、政策方案以及到 2020 年和 2030 年的全球里程碑,包括呼吁逐步落实国家卫生人力账户以支持国家政策和计划的制定,同时注意到正在就卫生工作者的贡献形成政治共识,公认卫生工作者能帮助改善健康结局、促进经济增长、支持实施《国际卫生条例(2005)》并推动实现全球卫生安全;

(7)联合国秘书长卫生领域就业和经济增长高级别委员会的报告强调了增加和改革对卫生和社会人力的投资有益于所有可持续发展目标(包括可持续发展目标:①消除贫困,可持续发展目标。③良好健康与福祉,可持续发展目标。④优质教育,可持续发展目标。⑤性别平等,以及可持续发展目标。⑧体面工作和经济增长),并确定了十条建议和五项立即行动。随后联合国大会通过了决议,敦促其会员国审议高级别委员会的建议,包括制定部门间计划以及进一步投资发展教育和创造体面就业机会(联大 A/RES/71/159 号决议);

(8)《20 国集团卫生部长柏林宣言》支持通过旨在落实高级别委员会建议的 WHO、劳工组织、经合组织《五年行动计划》,并支持投资建设和维持技能娴熟且积极肯干的卫生人力队伍,作为运转良好且具有适应能力的卫生系统不可或缺的一部分。此外,《20 国集团领导人宣言:塑造联动世界》呼吁采取合作行动加强全球卫生系统,包括要特别关注发展卫生人力资源,以此促进更广泛的繁荣与福祉;

(9)第 70 届世界卫生大会通过了劳工组织、经合组织和 WHO 的《五年行动计划》(WHA70.6 号决议),旨在协调和推进跨部门实施《全球战略》和高级别委员会的建议与行动,同时卫生大会决议敦促 WHO 会员国在这方面采取行动,强调投资发展卫生和社会人力将

产生乘数效应,可促进包容性经济增长并可有益于整个可持续发展目标议程;

(10)2016 年 5 月成立了全球卫生人力网络并设在 WHO 内部,以此集结多部门和多利益攸关方的力量,主要通过促进信息交流和对话等方式,推动协调一致地支持《全球战略》和高级别委员会的建议和立即行动;

10. 注意到第 69 届和第 70 届世界卫生大会邀请各部门、区域和国家的利益攸关方参与支持《全球战略》以及高级别委员会的建议和立即行动的实施工作;

11. 认识到扩大和改革卫生人力投资可带来巨大社会经济效益,重申《全球战略》及其愿景、目标和里程碑,承诺采取协调一致的跨部门和多方利益攸关方行动,以支持实施《全球战略》、高级别委员会的建议以及《世界卫生组织全球行为守则》,包括酌情增加投资以便努力改革卫生人力教育并在卫生部门创造体面就业机会,尤其要注重妇女和青年人;

12. 欢迎并赞赏 WHO、劳工组织、经合组织启动了"致力于健康"规划,注意到设立了相关的开发署多伙伴信托基金,并表示支持为国家主导的重点事项和实施《全球战略》及高级别委员会的建议提供协调的催化资金;

13. 还欢迎启动国际卫生工作者流动平台,通过加强证据、分析、知识交流和政策行动,包括加强《世界卫生组织全球行为守则》及其实施工作,从不断增加和日益复杂的卫生人力流动中最大限度实现互惠互利并减少不利影响;

14. 按照劳工组织、经合组织和 WHO《五年行动计划》的宗旨,重申必须在国家和国际层面建立、衡量和报告关于卫生人力资源的承诺和里程碑,作为推进共同的全球卫生人力资源议程的重要机制;

15. 申明为推进《卫生人力资源全球战略》的实施工作,需要各国对有关所有卫生岗位的数量和分布情况的数据进行分类,以帮助预测对卫生工作者的需求;

16. 认识到在复杂的人道主义紧急情况和长期危机等非正常环境中,专门从事临床工作的人道主义人员以及卫生人员面临着特殊的挑战,同时进一步认识到需要量身定制策略以便于这些环境中的计划制订、教育、部署、留用和员工绩效管理;

17. 呼吁所有相关利益攸关方在社会问责制、卫生人力教育、技能和就业方面协调一致,以满足重点人群的需求,包括可继续支持实施《世界卫生组织关于改进和扩大卫生人员教育和培训的指南》《卫生人力资源全球战略》和"致力于健康"规划;

18. 呼吁所有相关利益攸关方支持逐步落实国家卫生人力账户,以促进在证据基础上制定政策和计划,推动劳动力市场转型和卫生就业;

19. 我们承认在脆弱国家和受冲突影响地区提供卫生服务面临特殊的挑战,这些环境中的卫生系统往往受到损害并且装备不足难以应对挑战。此外,冲突地区的医务人员和设施日益受到袭击。鉴于联合国安全理事会 2286 号决议(2016 年)和联大 A/RES/69/132 号决议以及联大 A/71/129 号决议,我们强烈谴责针对医务人员和设施的暴力、袭击和威胁行为,这违反国际人道主义法,并对有关国家的平民百姓和卫生保健系统以及邻近地区造成长期后果。因此,我们承诺要捍卫国际人道主义法以改善安全和保障;

20. 呼吁全球卫生人力网络与学术机构和民间社会合作,酌情跟踪《全球战略》及其里程碑,高级别委员会的建议和立即行动,"致力于健康"规划和可交付成果,以及《世界卫生

组织全球守则》的实施进展,并通过各自的治理程序进行报告,此外还将向第五届全球卫生人力资源全球论坛报告进展情况;

21. 敦促 WHO 通过制定规范性指导,提供技术合作以及促进有效的跨国协调,调整和问责来加强对卫生人力资源的治理和领导,以便加快部门间对《全球战略》的实施工作,努力实现其总体目标;

22. 敦促各国政府和所有相关利益攸关方优先重视加强卫生系统,包括确保卫生人力队伍具备充分的技能并享有适足的报酬;

23. 呼吁所有相关利益攸关方加强合作,扩大和改革对卫生和社会工作者队伍的投资,尤其注重向妇女赋权和推动青年人就业;

24. 感谢爱尔兰卫生部、外交贸易部、爱尔兰医疗服务管理署、全球卫生人力网络、都柏林圣三一学院和 WHO 共同组办了这一具有里程碑意义的活动。

（张光鹏　任之光　武　宁　任　静　张　敏）